父母必读 养育系列图书

Your Newborn: Head to Toe

0~12个月
宝贝健康从头到脚

[美]卡拉·泛米莲·纳特松 著　　崔玉涛 译

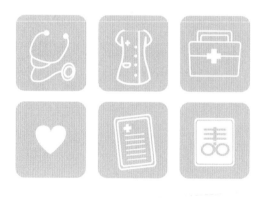

U0301980

北京出版集团公司
北京出版社

著作权合同登记号

图字：01-2015-2970

This edition published by arrangement with Little, Brown, and Company, New York, New York, USA. All rights reserved.

Copyright © Chinese translation, Beijing Publishing Group Limited 2015

2015中文版专有权属于北京出版集团公司，未经书面许可，不得翻印或以任何形式和方法使用本书中的任何内容和图片。

图书在版编目（CIP）数据

0~12个月宝贝健康从头到脚 ／（美）纳特松著；崔玉涛译. — 北京：北京出版社，2015.8

ISBN 978-7-200-11507-9

Ⅰ.①0… Ⅱ.①纳… ②崔… Ⅲ.①婴幼儿—保健—基本知识 Ⅳ.①R174

中国版本图书馆CIP数据核字（2015）第181668号

0~12个月宝贝健康从头到脚

0~12 GE YUE BAOBEI JIANKANG CONG TOU DAO JIAO

［美］卡拉·泛米莲·纳特松　著

崔玉涛　译

*

北 京 出 版 集 团 公 司
北 京 出 版 社　出版

（北京北三环中路6号）

邮政编码：100120

网　　　址：www.bph.com.cn

北 京 出 版 集 团 公 司 总 发 行
新 华 书 店 经 销
北 京 华 联 印 刷 有 限 公 司 印 刷

*

720毫米×1000毫米　16开本　20印张　285千字
2015年8月第1版　2019年1月第4次印刷

ISBN 978-7-200-11507-9

定价：39.80元

质量监督电话：010-58572393

　　刚做医生的时候，我特别喜欢用医学术语和医学逻辑向家长解释孩子的病情，其目的是使家长尽可能"准确"地了解孩子当时的状况。有时在自己非常"得意"的时候，却发现家长仿佛还在云雾中徘徊。这使我发现，通过医生似乎完美准确的解释之后，家长不但没有更加明白、更加了解孩子的病情，反而更加疑惑、更加担心、更加恐惧了。随着工作实践的积累，随着不断与家长的接触，我逐渐掌握了向家长解释孩子病情的技巧，在拥有专业医学知识的自己和没有任何医学背景的家长之间找到了一种"实用"的沟通方式。

　　在与小病人的接触中，在与家长的交流中，特别是治愈孩子身体的疾病后，我的工作逐渐得到众多家长的认可。在得到认可的同时，家长希望我能帮助他们解除孩子更多与健康有关的小问题。有时也可以说，解决家长更多的忧虑。这些小问题虽与婴儿健康有关，却涉及面极广。这些处于正常与疾病之间的众多"小问题"，却经常使我手足无措。"正常"与"异常"、"有病"与"无病"这些词汇已不能解释所有的问题。而目前，国内出版的很多关于婴幼儿健康方面的书籍，多是以婴幼儿疾病作为主线，却忽略了对于家长十分关心的非疾病性问题的解释。

　　在一次前往美国参加会议的偶然机会，我意外地从当地书店发现了这本书。读着读着我突然间受到了很大的触动，觉得应该把此书翻译成中文，与中国的医生共享，与中国的家长分享，以便更好地解除家长心中的疑惑和担忧。

为了实现这个心愿，我想到了我的老朋友——《父母必读》杂志。多年来，这个具有专业背景的团队一直支持我为众多的家长解释他们最关心的儿童健康与医疗问题。我对这本杂志的办刊理念和她们的敬业精神非常了解。同时，我也相信将这本书加入"父母必读养育系列图书"，一定能使更多的家长从中受益。

本书的作者也是一名儿科医生，这本书的很多问题和解答都来自于她的医疗工作实践。因此，本书不仅适用于广大的中国家长，也适用于中国的儿科医生，特别适用于儿童保健部门的医学工作人员。虽然书中有些理念带有西方的色彩，但不会影响大家对婴幼儿常见问题的理解。

在此，衷心希望本书能够解除家长积存多时的烦恼和担忧，同时也希望能够帮助与儿童健康相关的工作人员共同帮助家长判断和解决孩子可能或已经出现的问题。

在此，衷心祝愿我们的下一代健康茁壮成长。

2005年11月28日

　　10年后再次翻译、修订此书，不仅是为了把以前的工作再次呈现给大家，更主要的是再度唤起社会和家庭，唤起每一位父母，唤起每一位儿童工作者，全面且客观地认识和了解婴儿。用发展的眼光看待婴儿，尊重婴儿生长和发育，正确认识可能和已经出现的问题，合理理解和适宜解决，而不是一味地快速纠正和治疗。尊重婴儿，为他们的未来奠定坚实的基石。

北京和睦家医院 儿科主任
北京崔玉涛儿童健康管理中心有限公司 董事长、首席健康官
2015年5月20日 于北京

致谢

Acknowledgements

没有美国加利福尼亚州圣莫尼卡市第十街儿童中心的众多伙伴们的鼎力相助，本书不可能得以完成。他们是我真正的良师益友。

很多医生花费了他们的宝贵时间，协助我撰写这本书。在此应该特别感谢丹·戴嘎多、理查德·厄雷克、安妮·梵恩、凯瑟琳·富勒、希瑟·富勒恩、威廉·哈侬、罗伯特·克莱蒙、大卫·克拉森、特理·克瑞科润、韦德·欧哈得、詹尼弗·赖特黛攸、迪克西·理查兹、塞恩·泰尔和肯尼斯·赖特。

当然，如果没有医院和诊所护士们的帮助，我会至今也不知如何着手撰写此书。护士们以她们的聪明才智教会我很多书本上学不到的知识。我衷心感谢第十街儿童中心和圣·约翰医院的护士小姐们。

另外，很多父母，既是无私的投稿人，又是本书的忠实读者。在此，衷心地感谢他们，特别是简和约翰·马斯夫妇、艾米·施海尔夫和丽·海尔门等。

在此，还要感谢我的3个兄弟，他们给我带来了3种迥然不同的灵感；感谢我亲爱的妈妈，教我如何在没有任何指南书籍的情况下去做该做的事情。非常感谢他们给予我的关爱和支持。最后，还要感谢我的丈夫——保罗。他是我的编辑、我的同事、我最好的朋友、我的灵感的源泉。谢谢你们！

卡拉·泛米莲·纳特松

导言
Preface

　　每当看到新生命的降临，都如同遇到了一次奇迹。为了适应这个世界，婴儿会令人惊异地快速完成从狭小、温暖水池内的被动生活，向喂养、哭闹、呼吸的主动生活的转变。出生后头几周乃至头几个月的婴儿常会遇到令家长担心的问题，比如，古怪的皮疹，恍惚的目光，奇异的脚形，等等。

　　作为一名儿科医生，我享有这样的殊荣：与成千上万的家长和新生儿分享着他们的生活。我的工作是帮助家长解决他们孩子从出生至青春期所遇到的常见和不常见的医学问题，从预防接种到嗓子痛，乃至耳部感染。本书就婴儿出生后头几小时、头几周和头几个月中最常遇到的健康问题进行了详细的阐述。本书依据孩子的身体部位，分别介绍各部位的工作方式；而不是像以往那样，分为正常问题和疾病两大部分。本书所采用的这种根据身体部位的分类方法，可以帮助家长更好地预防和治疗常见的婴儿疾病。书中，我不仅建议家长什么时候应当与医生联系，而且还阐明了为什么健康护理人员的帮助是必需的。

　　我经常被问及的问题不仅各式各样，而且无穷无尽。一位妈妈可能关心孩子的发育问题；另一位就可能关心如何正确调教孩子；再一位关心的是怎样才能使孩子睡整夜觉……所有家长向儿科医生请教的都是关于孩子的健康问题。虽然家长可以通过多种信息渠道了解育儿技巧和孩子的生长规律，但是一旦孩子出现了不舒服的时候，他们所能做的唯一的事情即是看儿科医生。我之所以写这本书，就是受众多家长的建议，将实用的信息变成书存放于书架上，以备孩子出现健康问题时使用。直到现在，我也没有找到一本特别写给家长的、关于婴儿健康的书。

在做儿科医生的经历中，我发现很多家长希望就很多问题得到医生明确的解释和建议。但我也发现这种希望很容易在医生诊室或医院内受到"压制"。家长告诉我，在给孩子看病的过程中，听着医生对孩子情况的解释，就忘记了大部分，甚至忘记了全部自己想要问的问题。即使他们在看医生的头天晚上已准备了所有问题的清单，当看病结束时仍然会忘记就这些问题进行咨询。本书希望能够克服这种"压制"，通过清晰、合理的思路，向家长解释医生是如何就特殊问题给予建议的。本书试图回答家长们想知道的很多问题，并不意味着想代替医生的建议，而是作为家长与医生交流的纽带。

贯穿整本书的思路就是给予家长"路标"式的指导。其中用黑体标明的医学名词就是为了帮助家长能够听懂医生在看病时使用的术语。第2部分中每节的题目是根据1岁内婴儿特有的问题而设计的。虽然，其中的一些问题也适于1岁后的孩子，但本书重点集中在出生至生后12个月的婴儿。

《0~12个月宝贝健康从头到脚》这本书实际上出自遍及全美国的成千上万个家庭。无论在电话里、办公室内，还是医院中，正是无数的家庭教会我如何正确护理孩子。十分幸运的是，我把这些经验写成了书。它能帮助家长解决宝贝从头到脚可能出现的问题。

卡拉·泛米莲·纳特松

目录
Contents

第1部分　在产院　　　　　　　　　　　　**1**

第1章　分娩胎儿的方式　　　　　　　　2

　　经阴道分娩　　　　　　　　　　　3

　　剖宫产分娩　　　　　　　　　　　4

第2章　分娩前胎宝宝常见问题　　　　　6

　　脐带绕颈　　　　　　　　　　　　7

　　子宫内出现胎粪　　　　　　　　　8

　　临产时妈妈出现发热　　　　　　　9

　　分娩时妈妈使用了麻醉药　　　　　11

　　过期产儿　　　　　　　　　　　　12

第3章　新生儿问题　　　　　　　　　　14

　　新生儿出生状况的评分　　　　　　15

　　巨大儿　　　　　　　　　　　　　16

　　小样儿　　　　　　　　　　　　　19

　　早产儿　　　　　　　　　　　　　20

第2部分　从头到脚了解婴儿　　27

第4章　皮肤颜色和纹理　　28

皮疹：中毒性红斑、婴儿痤疮和粟粒疹　　29

鹳吻痕（天使之吻）　　31

胎记　　32

血管瘤　　33

葡萄酒斑　　36

胎痣　　38

干皮肤（湿疹）　　40

尿布疹　　44

黄染（黄疸）　　48

第5章　头形　　54

尖头——颅骨塑形　　55

扁头或偏头　　57

枕秃　　59

囟门　　60

第6章　眼睛　　63

散视　　64

对眼　　65

眼睛分泌物和红眼睛　　69

角膜擦伤　　73

第7章　耳朵　　75

耳部小窝和皮赘　　76

外耳卷曲　　78

揪耳朵　　79

第8章　鼻子　　82

鼻塞和打鼾　　83

第9章 口腔 87

  舌系带过短 88

  鹅口疮 90

  吸吮小疱 92

  出牙 94

第10章 颈部 98

  斜颈 99

  气道狭窄和喉鸣 101

  颈部皮褶 106

第11章 胸廓和肺部 110

  呼吸困难和喘息 111

  乳房小结 117

  胸廓形态异常 119

  胸廓上骨性凸起——剑突 121

第12章 肚脐 123

  脐带未脱 124

  脐窝内黏性分泌物 125

  肚脐发红——脐炎 128

  脐疝 130

  肚脐色素沉着 133

第13章 胃肠道 134

  新生儿体重丢失和重获 135

  过度喂养 141

  正常变异大便 145

  便秘 147

  腹泻 152

  大便带血 156

  反流 159

溢奶、呕吐和幽门狭窄 164

生长障碍 168

第14章 髋部 172

关节出声和脱位 173

第15章 膀胱和泌尿道 178

粉红色尿 179

红色尿 180

结晶尿 183

尿路感染 184

第16章 阴茎和阴囊 189

包皮环切 190

阴茎和包皮相关的问题 192

睾丸未降 194

疝气 196

阴囊肿胀 199

睾丸扭转 201

第17章 外阴 204

外阴肿胀 205

阴道分泌物 206

阴道皮赘 208

阴唇粘连 209

第18章 下背部和肛门 212

肛裂 213

骶尾部小凹、小坑和多毛 215

第19章 下肢 219

罗圈腿 220

畸形脚 222

第20章　神经系统　225

　　阵挛性发作和惊厥　226

第21章　全身问题　230

　　发热　231

　　哭闹不止　237

　　脱水　240

　　睡眠　245

　　皮肤发青　249

第3部分　常见检查和疫苗接种　255

第22章　化验和X线检查　256

　　胆红素的测定　257

　　血培养　258

　　血气分析　259

　　全血细胞计数　260

　　计算机X线体层扫描　262

　　库姆斯试验　263

　　电解质测定　264

　　血糖检测　265

　　核磁共振成像　266

　　脉搏血氧饱和度　267

　　脑脊液穿刺检查　268

　　超声波检查　269

　　尿常规　270

　　尿培养　271

　　X线检查　272

第23章　婴儿出生后就需接受的检测和治疗　273

　　强制性检测　274

选择性扩展检测　　　　　　276

听力筛查　　　　　　　　　277

注射维生素K　　　　　　　278

抗生素眼膏的应用　　　　　279

第24章　疫苗　　　　　　　281

白喉、破伤风、百日咳联合疫苗　283

B型嗜血流感杆菌疫苗　　　285

甲型肝炎疫苗　　　　　　　286

乙型肝炎疫苗　　　　　　　288

流感疫苗　　　　　　　　　290

麻疹、腮腺炎、风疹联合疫苗　291

肺炎球菌结合疫苗　　　　　293

脊髓灰质炎疫苗　　　　　　295

水痘疫苗　　　　　　　　　296

相关资料　　　　　　　　　**299**

第 **1** 部分

在产院

第1章

分娩胎儿的方式

分娩胎儿有2种方式: 经阴道分娩和剖宫产分娩。在经阴道分娩过程中, 绝大多数胎儿是经过产道被挤压而出的; 但有时无论妈妈怎样用力, 孩子就是不能被顺利挤压而出, 此时医生就会借助产钳或胎头吸引器进行助产。

在剖宫产分娩过程中, 医生首先切开妈妈的子宫, 再将胎儿从妈妈的子宫内取出。有些剖宫产是事先计划好的, 有些则是紧急决定的。

不论哪种分娩方式, 婴儿都会面临一些挑战。本章就是从婴儿的角度出发, 介绍不同分娩方式对婴儿可能造成的影响。

经阴道分娩

经阴道分娩不一定就能将胎儿自然地挤压出来。如果胎儿滞留于产道内，产科医生会采用一些工具帮助妈妈将胎儿娩出，不一定非要实施剖宫产。最常用的两种工具是胎头负压吸引器和产钳。

胎头负压吸引器　胎头负压吸引器是一种大如苹果的塑料碗。圆顶屋形状的主体嵌有可充气的囊性边缘。如果胎儿头顶已到达阴道口，但身体还不能顺利被娩出，产科医生就会将胎头负压吸引器扣在胎儿头上。连接于胎头负压吸引器顶端的负压泵会产生一定负压，以使碗状的吸引器紧贴于胎儿头皮上。胎头负压吸引器一旦放置成功，产科医生就会与妈妈的宫缩同步地向外拉孩子。胎头负压吸引器经常可以协助妈妈将胎儿娩出。

由于胎头负压吸引器能产生很大的负压吸引效果，可引起婴儿头部肿胀。这种肿胀通常不会影响颅骨内部的脑组织，只局限于浅表部位——主要累及头皮或颅骨。头部形成表面不平的明显凸起，一般1~2天即可消失。个别时候，头皮静脉被撕破，胎头负压吸引器附着的部位会出现大范围的瘀斑。肿胀和瘀斑的变化非常神速，待婴儿即将离院回家时，受损部位通常已恢复正常。

还有极少数病例，胎头负压吸引器导致较大的静脉撕裂，形成**"帽状腱膜下出血"**。由于破损血管导致的出血可进入包绕颅骨的较大空隙内，因此这种损伤还是具有一定的危险性。几天，甚至几小时内，就可出现明显的血液丢失。帽状腱膜下出血可引起婴儿黄疸，严重者可引起休克。万幸的是，绝大多数病例最终的结果还是不错的。

产钳　产钳就是一种金属钳。产科医生用它夹住胎儿头的两侧，通过牵拉帮助胎儿从阴道娩出。与胎头负压吸引器一样，当胎儿头部到达阴道口，而身体不能继续被娩出时，就可使用产钳助产。产科医生用产钳先轻轻夹住胎儿的头部，与妈妈的宫缩同步，向外抻拉胎儿。妈妈与医生共同努力将胎儿经阴道娩出。

在抻拉胎儿的过程中，产钳可能擦伤胎儿头部两侧皮肤。通常损伤的是鬓角部位。擦伤通常于几天内自行恢复。如果产钳挤压了颜面侧面的特殊部位，可刺激通往眼、嘴的神经。一旦神经受损，就会出现受损同侧的眼皮闭合困难及口角下垂。医学上将这种现象称为**"贝尔麻痹"**。大多数病例显示，几天后受损的神经即可恢复正常，也就是说贝尔麻痹消失。

剖宫产分娩

剖宫产是一种采用外科方法分娩胎儿的方式。具有下列原因才需实施剖宫产：胎儿胎位不正——胎儿的双脚首先进入产道，即臀位；胎儿本身太大，不可能经阴道分娩；或妈妈患有一些疾病需要剖宫产。当分娩过程停滞，或母亲、胎儿健康处于危险中时，通常采用急诊剖宫产。除了剖宫产的原因外，出生后头几小时至几天的剖宫产婴儿与经阴道分娩的婴儿只有两点不同。

首先，经剖宫产出生的婴儿肺内液体量要比经阴道分娩的婴儿稍多。当肺内存有液体时，婴儿必须用更大的力气才能吸入空气，所以表现出呻吟或呼吸加速。胎儿出生前还在子宫内生长发育时，肺内充满了羊水。这个阶段的胎儿不需要吸入空气，所以不会出现呼吸问题。胎儿一旦离开母体，液体应快速排出肺外，以保证肺能有效地工作。以前，医生认为经阴道分娩可以将胎儿肺内的多余液体挤压出去；现在发现并非如此。实际上，经阴道分娩可刺激母亲和胎儿体内产生**内啡肽**，这是一种可减轻分娩疼痛的化学物质。内啡肽还可清除胎儿肺内的液体。所以，没有事先经过产道分娩过程，特别是择期实施剖宫产出生的婴儿，其肺内容易存有过多的液体。如果肺内液体过多，可导致婴儿呼吸费力，医学上称为**"新生儿湿肺"**。

再者，剖宫产出生的婴儿在出生头几小时至几天内有可能处于嗜睡状态。这是母亲在实施剖宫产过程中使用了麻醉药的缘故(详细叙述可见第2章中的"分娩时妈妈使用了麻醉药")。

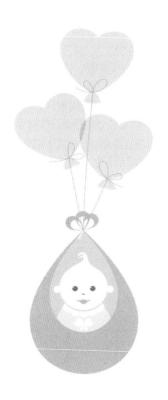

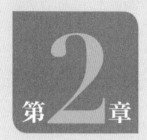

第2章

分娩前胎宝宝常见问题

十月怀胎，一朝分娩，但越是临近分娩，孕妈妈越是不能掉以轻心。因为此时，孕妈妈和胎宝宝要共同面对诸如胎宝宝脐带绕颈、出生前胎宝宝即排便等临近分娩时比较常见的问题。

脐带是连接胎盘和胎宝宝的纽带，随着分娩过程的进展，脐带必然会被越拉越紧，因此对胎宝宝颈部的束缚也就逐渐加剧。如果胎宝宝由于脐带绕颈出现严重窘迫，则需要实施紧急剖宫产。但多数胎宝宝的脐带足够长，不会造成脐带过紧，可继续正常经阴道分娩。

有些胎宝宝在出生前就在孕妈妈的子宫内排便了，被胎粪包绕的胎宝宝一旦出生，他的第一次呼吸就会将储于口腔内的胎粪吸入到肺内，这容易引起婴儿出现呼吸困难，此时，产科医生或儿科医生会立即采取相应措施清除婴儿口、鼻腔内的胎粪样液体并密切观察婴儿呼吸困难的程度。

脐带绕颈

　　脐带是连接胎盘和胎儿间的一根很长、移动性很大的纽带。一端固定于胎盘上，另一端与胎儿相连。如果胎儿在母亲子宫内翻滚、打转，可以导致脐带盘转、对折、甚至打结。通常情况下，脐带不仅可以旋紧，而且还可自行松解。正要分娩时脐带缠绕了婴儿的身体，而且婴儿又很快进入了产道或者经剖宫产将婴儿拉出时，脐带有可能被拉紧。绝大多数情况是脐带会缠绕于胎儿颈部，对颈部产生束缚，医学上称之为**脐带绕颈**。

　　虽然子宫内的脐带缠绕了胎儿的颈部，但只要脐带内的血流没有中断，氧的供应就能维持，通常情况下胎儿也就不会出现异常表现。这是因为出生之前的胎儿不需要用肺进行呼吸。随着胎儿进入产道，麻烦就会到来。由于脐带的一端是附着于胎盘上，因此随着分娩过程的进展，脐带必然会被越拉越紧。脐带对胎儿颈部的束缚也就逐渐加剧。脐带还可变得扭绞，不能再维持正常的血流传给胎儿。这些情况一旦发生，放在妈妈腹部的监护装置就能提示胎儿出现了窘迫。严重的病例需要实施紧急剖宫产。大多数胎儿的脐带足够长，不会造成脐带过紧，还可继续正常的经阴道分娩。这样的胎儿往往不会出现明显的异常。

　　如果发现脐带绕颈，当胎儿头刚被娩出时，产科医生就会将缠绕于颈部的脐带松脱，以至身体的其他部位能被顺利娩出。很多脐带绕颈的胎儿出生时面部有些发青，但大多于数分钟内转变为正常颜色。

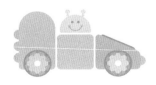

子宫内出现胎粪

随着胎儿的生长，肠道逐渐发育，肠腔内也逐渐收集了一些废物。废物的成分有衰老的细胞、胎儿吞噬的羊水和发育中的肠道所产生的一些物质等。婴儿出生后头几次大便所排出的就是10个月来积在肠道中的废物。医学上将这些稠厚、黑绿色的排泄物称为**胎粪**。

绝大多数婴儿在出生后头24小时内开始排胎粪，然而，有些却在出生前就已排便了。这主要见于子宫内出现窘迫的胎儿，比如子宫内缺氧等。有些过期产的婴儿，由于肠道早已开始了工作，也会出现这种情况。总体来说，超过34孕周的胎儿都有能力将胎粪排到子宫内。

在子宫内已经排便的胎儿必然将被胎粪包绕，胎粪附着于皮肤上，甚至进入口腔内。婴儿一旦出生，他的第一次呼吸就会将储于口腔内的胎粪吸入到肺内。强劲的呼吸将黏稠的胎粪吸到肺内，必然引起婴儿出现呼吸困难。有些婴儿的肺在子宫内就已开始具有了扩张和收缩的动作，胎粪在婴儿出生之前就已被吸到肺内。

所以，发现羊水已被染绿，即提示胎儿在子宫内已排胎粪。这样的婴儿出生后，产科医生会立即用手持的吸引管抽吸婴儿口、鼻腔内的液体。如果胎粪稀薄，儿科医生就允许婴儿开始呼吸了，同时密切观察婴儿呼吸困难的程度。如果胎粪黏稠，儿科医生就要探查婴儿口腔深部，有时还要将吸管通过口腔插入肺内进行吸引，力求吸出肺脏开口处的胎粪。处理完后，才允许婴儿开始呼吸，事后还要将胃内容物清理干净。

清理胎粪的过程是为了预防**胎粪吸入综合征**的出现。当胎粪被吸到肺内深处，可以阻塞气道，干扰氧气进入体内；还可污染肺脏，成为感染的滋生地。如果胎儿已将胎粪排到了子宫内，应对其实施密切观察。如果婴儿出生后出现呼吸困难，应常规进行胸部X线检查。同时还要进行脉搏血氧饱和度的测定，以了解婴儿体内氧合水平(详见第22章"化验和X线检查")。假如婴儿氧合水平低或呼吸明显困难，就要将其留在婴儿室或新生儿加强护理中心进行观察和治疗。有些婴儿可能会接受经鼻导管或呼吸道的氧气疗法。这些技术将在第21章介绍"皮肤发青"时阐述。婴儿存在胎粪吸入的症状，就应进行抗生素治疗，以预防肺炎的进一步进展。

临产时妈妈出现发热

临近分娩时，妈妈的体温经常有些升高。正常体温应该是37℃(98.6℉)，可以有上下0.5℃的波动范围。分娩中或分娩后妈妈的体温超过38℃(100.4℉)才应认为出现发热。

引起发热的原因有很多。实际上，缓解分娩过程疼痛的硬膜外麻醉本身就可以引起发热。有时，是由于硬膜外麻醉中使用的药物所致；有时，则是硬膜外麻醉本身的刺激所致。有研究表明，硬膜外麻醉持续4~6小时以上时，分娩期间发热的机会就明显增加。硬膜外麻醉引起的发热通常为低热，只有个别病例才会出现高热。

另一引起发热的原因即是感染。与其他病人一样，分娩的妈妈也会出现感冒，而且更容易患泌尿系感染或鼻窦炎。子宫本身也可出现感染；胎盘或羊水的感染称为**绒毛膜羊膜炎**。这类感染非常令人担忧，因为感染很容易传播给胎儿。

最后，发热还可能是分娩本身引起机体应激所致。机体应激过程中所释放的化学物质可以引起体温升高。

由于发热的原因不同，给妈妈和胎儿可能带来的危险也不同。绒毛膜羊膜炎对母子双方都十分危险。感染起自于子宫内，可播散到妈妈的血液或胎儿的体内。绒毛膜羊膜炎可引起胎儿早产。

患有绒毛膜羊膜炎的妈妈分娩的胎儿情况比较危重，血液感染形成菌血症；肺内感染形成肺炎；甚至大脑周围液体感染形成脑膜炎。所以，无论妈妈在分娩前、分娩中或分娩后出现高热，都要根据感染来源，实施强有力的抗生素治疗。所选择的抗生素应通过静脉途径给予。如果抗生素于分娩前4小时即开始应用的话，抗生素即可进入到胎儿的血液中，防止感染的播散。如果抗生素没有于分娩前4小时开始应用或分娩前就没有应用的话，生后就要确定婴儿是否需要治疗。在给婴儿治疗前，应取血检测全血细胞计数和血培养，以确定婴儿是否存在感染的征象。测定结果怀疑婴儿存在感染，就开始应用抗生素，直到确诊结果出来再进行调整。这些相关的检查将在第22章内进行介绍。

也许这样做有些多余，特别是发热由硬膜外麻醉或分娩应激所致时，但是安全总比造成任何遗憾为好。大家要记住，婴儿经常不表现出明显的症状，病情就会变得很重，而且发展速度非常快，所以，治疗婴儿的感染要尽早。新生儿遇到严重感染时，可表现出发热、无精打采、过度兴奋、喂养困难或低血氧水平等。医学上将机体出现的这些改变称为**败血症**。败血症可发生于不同的年龄阶段，由多种感染所致(婴儿出现发热和败血症的详细内容参见第21章内容)。

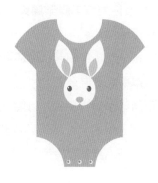

分娩时妈妈使用了麻醉药

许多妈妈在分娩时都选用了麻醉药。到目前为止，分娩时使用麻醉药的主要方式是小剂量的**静脉麻醉剂**或**硬膜外麻醉**。硬膜外麻醉是一种将麻醉药物通过腰部注入脊髓周围的一种方法。注入的药物会麻痹通往子宫和产道的神经，致使孕妇在分娩时舒服很多。但是，药物也可影响到通往骨盆和下肢肌肉的神经。一些孕妇因此感到下肢运动困难或分娩婴儿时不能很好地用力。有些研究表明，硬膜外麻醉的实施增加了胎头吸引、产钳助产或剖宫产的机会。为了将下肢和骨盆的影响效应降至最小，现在主张联合用药。其实就是减少每种药物使用的剂量，以使分娩过程中肌肉能够保持本身的力量。

需剖宫产的妈妈经常要接受硬膜外麻醉。接受硬膜外麻醉的妈妈不会感觉到刀割痛。硬膜外麻醉可以自下而上产生一麻醉平面。使用的药物越多，麻醉面就越高。需实施剖宫产的妈妈，其麻醉面应控制在腰部以下。手术过程中，妈妈神志清醒，并了解整个过程的进展。极少数情况下，才需实施急诊剖宫产。在此情况下，麻醉则通过脊髓、静脉或联合途径实施。整个分娩过程，妈妈都是处于睡眠中。

分娩期间使用的麻醉药可以进入妈妈的血液，当然就可以通过胎盘进入婴儿的血液内。当妈妈感受到麻醉药的副作用时，婴儿多多少少也有所表现。对妈妈来说，最常见的副作用为肌肉麻痹，行走、排尿困难；另外，还有皮肤瘙痒、恶心、呕吐、发热或寒战等表现。

最近，医生才弄清麻醉药对婴儿的副作用。妈妈分娩时使用的麻醉药剂量过大，可致有些婴儿出生后处于嗜睡状态。随着药物在体内的代谢，婴儿会毫不费力地苏醒过来。婴儿的昏睡期可能会持续6~24小时，此期间婴儿对喂养毫无兴趣。如果分娩期间妈妈使用了麻醉药，有些婴儿出生后需要进行密切监测。连在婴儿头上的头皮电极与监护仪相连，监测婴儿的生命体征。监测本是个良性过程，但粘贴头皮电极的头皮局部可能出现破溃，甚至感染。有报告显示，接受硬膜外麻醉的妈妈分娩的婴儿可能会出现呼吸困难。其原因可能是剂量过大抑制了婴儿的呼吸。这种情况发生的机会很少，而且随着药物在婴儿体内的代谢，婴儿状况会恢复正常。

还有，前面关于"临产时妈妈出现发热"中叙述道，硬膜外麻醉可增加分娩前、分娩中及分娩后妈妈发热的可能。如果妈妈此时出现发热，就有可能出现胎盘和羊水感染。如果分娩前4小时妈妈没有接受抗生素的治疗，婴儿出生后就应进行血液检查或出生后头几天接受抗生素的治疗，以确保婴儿不受到感染。以上的讲述非常重要，因为受感染的婴儿的病情会快速加重，所以我们应该把注意力放在预防感染的发生上。

过期产儿

从妈妈的末次月经开始，胎儿在妈妈肚子内的生长发育期为40周。到达40周的日子称为预产期。到了预产期还未出生，认为已过期。超过预产期2周以上才出生的婴儿称为**过期产儿**。

一般的过期产儿都非常健康。他们的手指甲和脚指甲都很长，皮肤干燥并有脱皮。许多婴儿肩部及后背长满了绒毛样的胎毛。过期产儿通常比足月分娩的婴儿重，有些出生体重可达4千克。由于这些婴儿体重大，容易出现像肩难产那样的并发症(详见第3章"巨大儿")。

过期产儿也可能将胎粪排到子宫内。从时间上来讲，这些过期产儿早该出生，肠道已准备好工作。所以，胎儿很容易将胎粪排到子宫内。不仅如此，胎盘也不像前40周那样，很可能会罢工。这样一来，过期产儿就会出现窘迫。窘迫的胎儿更容易将胎粪排到子宫内。胎粪排到子宫内可能出现的并发症已在本章"子宫内出现胎粪"中进行了叙述。

对过期产儿最危险的问题是孕42周后胎盘将停止工作。子宫可能皱缩,胎儿可能变小。由于这种危险,需要密切监测过期产儿。每隔1~2天都要通过B超监测胎动和测量胎儿的大小。

已过预产期的妈妈应该频繁接受产科医生的检查,确定人工催产的时间。这些妈妈住进医院,接受催产素(也称缩宫素)的治疗,以刺激分娩开始。也有个别婴儿不能顺利出世,只能给妈妈实施剖宫产分娩了。

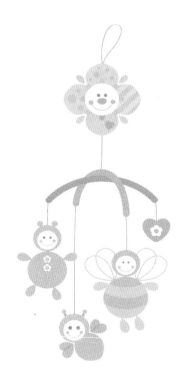

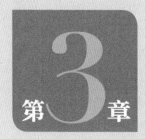

新生儿问题

　　"巨大儿"是指出生体重超过同孕周正常婴儿体重范围的第90百分位。一般怀孕期间通过超声波测量,绝大多数孕妈妈都会提前预知胎宝宝的大小,产科医生也会为此做好相应准备。有些"巨大儿"可经阴道分娩;有些则由于体重过大完全不能经阴道分娩时,孕妈妈就要选择接受剖宫产手术了。

　　"小样儿"即小于胎龄儿,指出生体重低于同孕周正常婴儿体重范围的第10百分位水平。小样儿分娩过程会非常容易,但出生后危险性仍然较大,常表现为低血氧、低血糖、低体温等。但对小样儿采取治疗的时间长短取决于其出生体重的水平和体重增长速率。

　　早于孕37周出生的婴儿称为早产儿。如果婴儿被过早分娩,从肺脏到皮肤,再到肠胃等每个器官的功能都会出现一定的问题,此时,早产儿一般会在新生儿监护中心度过一段时间,以密切观察婴儿早产后每个器官系统和机体每个部位的发育状况。

新生儿出生状况的评分

　　婴儿一出生，分娩现场的医生、护士或助产士就会给婴儿一个数字化的评分。5分钟后，进行第二次评定。1952年，一位名为维吉尼亚·阿普伽的儿科医生创立了这套评分系统。她通过检测新生儿5项特点，预测婴儿的健康状况。5项特点包括：心率、呼吸效果、肌肉张力、皮肤颜色和对刺激的反应。每项最高2分，最低0分；全套测定最高10分。

5项特点	0分	1分	2分
心率	没有	慢(<100次／分)	正常(>100次／分)
呼吸效果	不存在	哭声微弱	哭声响亮
肌肉张力	软弱无力	肢体轻度弯曲状	四肢屈曲状
皮肤颜色	全身青紫	躯体红润，肢端青紫	全身红润
对刺激的反应	无	仅面部有表情变化	咳嗽、喷嚏、哭闹

　　总体来说，评分达到7分以上就属于健康婴儿。有时，婴儿出生后反应有点差，可能是由于妈妈产道过紧或剖宫产将婴儿快速拉出子宫等的缘故。这样起初(出生后1分钟)的评分可能较低。美国儿科学会(AAP)就新生儿出生状态——阿普伽评分(简称阿氏评分)做了如下的解释：

　　出生后1分钟较低的阿氏评分与婴儿将来的预后没有直接相关性。出生后5分钟的阿氏评分，特别是出生后1~5分钟内阿氏评分的变化值，可作为判断心肺复苏效果的有用指标。即使出生后1分钟的阿氏评分只有0~3分，也不能作为问题严重性的标志，与将来神经系统发育结果的相关性极差。出生后5分钟阿氏评分在0~3分的足月儿，其今后发生脑性瘫痪的危险性增高，但增高幅度只有0.3%~1%；出生后阿氏评分在7~10分，可认为婴儿处于正常状态；

4~6分作为中间值,并不代表今后神经系统功能不良。此评分受婴儿生理的成熟度、分娩过程使用的药物、是否存在先天性畸形等多种因素影响。

所以,阿氏评分只可能反映婴儿当时的状况。医生、护士通过全面检查刚出生婴儿才能确定其健康状况。从头到脚的全面检查比数字化评分要准确得多。

其实我们并不期望孩子能够获得理想中的10分!因为新生儿的手脚在生后1~2天内总是有些发紫,所以10分几乎是不可能获得的。这样,由于皮肤颜色的最高得分通常是1分,因此阿氏评分的最高分通常只有9分。

巨大儿

怀孕后期是胎儿体重快速增长时期。有时胎儿会长得过大。这种过大的胎儿通常被称为**"大于胎龄儿"**。大于胎龄儿是指出生体重超过同孕周正常胎儿体重范围的第90百分位。

怀孕期间通过超声波的测量,绝大多数妈妈都知道自己所怀胎儿的大小。同时产科医生也会为此做好相应的准备。

有些大于胎龄的胎儿可以经阴道分娩,但此举最大的危险是**肩难产**。肩难产就是当胎儿头被娩出后,由于过宽的肩部,胎儿被滞留于产道内的过程。此过程对胎儿可造成致命的损害。一些胎儿即使能经阴道娩出,也会出现锁骨骨折。有时,产科医生还特意造成胎儿锁骨骨折,以确保胎儿身体能顺利经阴道娩出;否则,就要将胎儿头部经产道再推回子宫内,实施剖宫将胎儿从子宫内取出。

断裂的锁骨其实比较容易愈合。但要注意,正常锁骨下存在着一组称为臂丛的神经群。如果锁骨骨折的同时，损伤了这些神经，损伤的同侧手臂活动将受到很大的影响。虽然绝大多数婴儿出现臂丛神经损伤后可自行恢复，但有时也需要进行物理治疗。还有极个别的婴儿会留有永久性的神经损伤。

　　一些大于胎龄儿的体重过大，完全不可能经阴道分娩时，就要接受剖宫产分娩。如果胎儿不是过大，仍不能经产道分娩，同样也必须实施剖宫产分娩。

　　许多大于胎龄儿有其遗传因素——高大的父母容易孕育出巨大的婴儿。除此之外，还有其他一些引起大于胎龄儿的因素。到目前为止，最常见的因素是母亲患有**妊娠合并糖尿病**。糖尿病是一种体内血糖过高的疾病。一些妇女只有在怀孕期间才出现糖尿病，分娩后高血糖现象会自行消失。患有妊娠合并糖尿病的孕妇血内过高的血糖可以加速胎儿生长。为了适应这种高血糖状态，胎儿体内也会产生过多的胰岛素。胰岛素可帮助血糖进入细胞内。其结果是，过高的血糖和过多的胰岛素并存，导致胎儿过速增长和脂肪堆积。产科医生会对患有妊娠合并糖尿病的孕妇进行密切的追踪和随访。妊娠合并糖尿病多于怀孕中期得到诊断。一旦诊断，孕妇必须咨询医生如何改变饮食结构，以使糖尿病对胎儿可能造成的危险降到最低程度。有些孕妇需要通过药物才能控制糖尿病。

　　婴儿一旦被娩出，胎盘的血液供应就会中断，婴儿的血糖就会降低。婴儿体内高胰岛素水平会使血糖水平出现大幅度的下降。所以，妊娠合并糖尿病母亲分娩的婴儿，其血糖水平也会出现大幅度的下降。如果血糖水平降至过低，婴儿将出现抖动等神经系统不稳定的现象。此时，虽然婴儿急需营养，可多数婴儿往往又不能很好进食。

　　这样一来，对母乳喂养的婴儿来说就将面临很大的挑战。因为出生后头2~3天妈妈的母乳往往不足，婴儿需要消耗很多能量才能获取很少的热量。由于大于胎龄儿可能存在快速的血糖水平降低——医学上称为**低血糖**，他们经常需要接受配方粉或糖水的额外补充。直至血糖水平稳定后，才能再进行全母乳喂养。个别婴儿血糖水平降得过低，所需要的糖分只能通过静脉给予补充——通过静脉将含有盐和糖的液体输注血液中。一旦血糖水平回升，就可开始经口喂养了。直到喂养成功，才能停止静脉输液。

如果婴儿出现低血糖的表现，就要进行血液测定，以了解确切的血糖水平。需要测定的血液可通过足跟针刺获得(详见第22章)。如果测定值极低，或经过补充糖水、配方粉后血糖水平不能增加，则需要进行更详尽的检查，以了解低血糖的原因。这些检查包括电解质、血清葡萄糖及全血细胞计数的测定，有时还要进行血液细菌培养。进行这些检测所需的血液不可能从足跟针刺获得，只能进行静脉取血(详见第22章)。

使用的度量单位不同，诊断低血糖的数值也不同。现在的标准是如果血糖浓度低于40毫克／分升(2.2毫摩尔／升)就可诊断为低血糖。如果婴儿没有任何症状，医生在给予婴儿进行治疗前，所能接受的血糖值，对足月婴儿来说可降至30毫克／分升(1.67毫摩尔／升)；对早产儿或小于胎龄儿来说甚至可以再低些。血糖值可通过针刺指尖取血的仪器测定，也可静脉穿刺取血送到医院化验室测定。

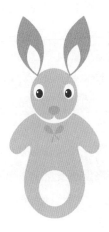

小样儿

婴儿出生时体重小于同胎龄儿就称为**"小于胎龄儿"**。从医学定义上讲，小于胎龄儿是指出生体重低于同孕周正常婴儿体重范围的第10百分位水平。小于胎龄的婴儿通常匀称性瘦小，具有小头、短身和低体重的特点；但也有些婴儿只有低体重，而头围、身长均属正常。

导致小于胎龄儿的最常见原因是遗传因素。身材矮小的父母就容易孕育出小样儿。有些小于胎龄儿，是因为在母体内没有得到充足的营养。医学上称为**宫内发育迟缓**。引起宫内发育迟缓的原因有很多。染色体异常可以引起；母亲患有疾病或胎盘异常可以引起；孕妇营养不良、吸烟过多、滥用药物也可以引起。双胞胎的体重往往也较低，这是因为两个胎儿同时分享妈妈的血供所致。实际上，妈妈生孩子越多，出现小样儿的危险就越大。

虽然，小样儿不像巨大儿那样，分娩过程非常容易，但是，出生后的危险性仍然较大。常表现为低血氧和低血糖。由于小样儿没有暖箱的帮助，很难获得正常的体温，所以经常出现低体温。小于胎龄儿的阿普伽评分往往较低。如果他们存在以上提到的任何问题，小于胎龄儿就会被留在婴儿室或新生儿监护病房进行观察和治疗。有时，小于胎龄儿在没有接受保育箱或开放暖箱保温前，常会出现体温过低，因此，母乳喂养或奶瓶喂养就不能开始进行。如果小于胎龄儿呼吸出现了问题，还要接受氧气治疗。医院内，小于胎龄儿需要氧气、糖水和热疗等相关的治疗，直到自身能力健全为止。上述这些治疗所需时间的长短取决于婴儿出生体重的水平和体重增长的速度。

早产儿

　　胎儿年龄的评估不是从精卵结合为受精卵开始的，而是从妈妈末次月经开始计算的，应比受精卵结合早两周的时间。根据末次月经计算出的妊娠周数称为**孕周**。胎儿在妈妈体内大约待上40周才会出生。孕37周后出生的婴儿称为**足月儿**；早于孕37周出生的婴儿称为**早产儿**。

　　令人不可思议的是，胎儿的发育遵循着一个奇特的日程表。胎儿体内发育的状况几乎都可以按天进行计算。由于这一奇特的发育日程表，医生可以根据胎儿的孕周就能预见早产儿自身的功能状态。如果胎儿被过早分娩，从肺脏到皮肤，再到胃肠等每个器官的功能都会出现一定的问题。

　　如果早产儿存在相关的并发问题，就应在新生儿监护中心度过一段时间。在新生儿监护中心内，1名护士只护理1~2位婴儿；而在普通的新生儿病房(对新生儿进行额外观察，同时进行简单医疗的部门)，1名护士平均照顾3~6位婴儿。新生儿监护中心的护士应是婴儿健康状况原始信息的来源地，因为她们了解所护理婴儿的每一细微情节。绝大多数父母都会指望从护士那里了解到婴儿的情况和出现问题的原因。有时护士会将问题转达给医生，但更多时候还是护士直接向父母提供。

　　以下部分将对婴儿早产后每个器官系统和机体每个部位的发育状况进行系统介绍。这些只是总体介绍，并不适合所有的早产儿。实际上，即使是同孕周出生的2个早产儿，在医院的治疗过程也会存在很大差别。

皮肤

　　足月儿的皮肤较厚，经常可见皱褶，而早产儿的皮肤则很薄。实际上，出生越早，婴儿皮肤越薄。如果早产儿胎龄很小的话，皮肤则是透明的，就连皮肤下的静脉、动脉都清晰可见。

皮肤是人体非常重要的屏障。它可以保持婴儿体内的温度和留住体液。没有成熟的皮肤，婴儿就不能维持正常的体温，体内水分也会很容易地透过不成熟的皮肤而蒸发掉，形成脱水。所以，早产儿越是不成熟，保持体内的液体和热量越重要。

将早产儿放入婴儿保育箱内，能保证有些早产儿处于良好的状况。保育箱就是一种由保温塑料制成的、周边和顶部都可移动的保温箱。有时，早产儿皮肤极薄，以致放入温湿的保育箱内，还不能达到理想的效果，这时就要用塑料薄膜包裹他们。不论您是否相信，塑料薄膜包裹皮肤确实可避免体内水分和热量的丢失。由于早产儿通常使用人工气管插管呼吸，所以这样包裹不会造成早产儿窒息。

在新生儿监护中心治疗期间，早产儿的皮肤特别容易出现感染，所以护士要倍加小心地清洁他们的皮肤，并尽量减少对皮肤的刺激。监护仪的传感器和固定气管插管的固定带或胶布对皮肤的刺激很大。在新生儿监护中心住院的早产儿经常需要静脉输液或取血化验，这些针刺部位可能被擦伤，很容易造成感染。护士会密切观察皮肤感染的征象。一旦发现感染迹象，立即取出刺激物，而使用保湿膏或抗生素。

肺脏

大约在孕34周肺脏才会成熟。在肺成熟前，其容积不仅小，而且充满液体。肺脏僵硬，不足以吸入气体。因此，肺脏还不能完成氧气和二氧化碳的交换。一旦肺脏成熟，婴儿就可以根据自身的节奏进行呼吸了。如果在肺脏成熟之前，婴儿即将出世，他们必须需要人工呼吸的帮助。

如果早产儿的肺脏不成熟，分娩后尽快进行**气管插管**。气管插管是通过口腔将1根人工呼吸管插入肺脏内的操作过程。人工呼吸管，又称为气管插管，将与称为**呼吸机**的人工呼吸装置相连。呼吸机控制早产儿的呼吸，将含氧气体推入肺内，并协助二氧化碳排出。

　　早产儿越接近成熟，实施气管插管的机会也越少。有些非常小的早产儿，给其补充少许氧气，基本上就可以自主呼吸了。如果不需要气管插管，早产儿可通过**面罩、鼻导管或通过鼻塞持续正压通气**接受氧气的补充。导管是直径约1～2毫米的塑料管，将缠绕于早产儿的头部及放在鼻唇之间。导管存在两个小孔，将小孔对准鼻孔，以使早产儿能够吸入氧气。使用持续正压通气时，首先将合适的小面罩扣于鼻部，然后机器会产生含有氧气的正压气体，随着早产儿的吸气，经鼻腔压入肺内。持续正压呼吸提供的呼吸支持的程度要比鼻导管强。

　　由于许多早产儿的肺比较僵硬，只有使用称为"表面活性物质"的药物，才能将肺变为富有弹性的组织。这种药物是一种蛋白质和脂质的人工合成化合物，可衬于新生儿肺内表面。自然的表面活性物质将于孕34周，胎儿肺成熟时产生。人工合成的表面活性物质可以通过气管插管直接注入早产儿肺内。有时，早产儿出生后立即接受了表面活性物质的注入。当早产儿还在产房时，就可接受这样的治疗。多数时候，在使用表面活性物质之前，需要几个小时的观察期。有些早产儿仅接受一次这样的药物，就可拔出气管插管，进行良好的自主呼吸。气管插管可于注入表面活性物质后拔出，也可根据需要保持数周。

　　早产儿经常需要人工呼吸的支持。最初的方法往往是使用手持式复苏器将气体压入婴儿的肺内。将复苏器的面罩扣于早产儿的口鼻部，然后挤压复苏器的气囊，就可将气体压入他们肺内。由于早产儿的肺十分僵硬，从气囊挤出的气体有可能将肺撑出一个小洞。医学上将这一小洞称为**气胸**。如果发生了气胸，气体不仅可以进入肺内，还可经小洞分散到肺周围，从而影响肺脏的扩张程度。即使人工呼吸还能获得一定的效果，但早产儿的血氧水平也会降低。如果气胸比较严重，肺脏周围的气体需要引流到体外。可以通过胸壁的皮肤插入一根针至肺外气体聚集的部位，用针管慢慢抽吸肺外的气体；或者经胸壁放置一根称为**"胸腔引流管"**的特殊导管，持续引流肺外的气体。如果气胸较轻，可以密切观察早产儿情况的变化。要是肺外气体不多的话，气体多可以自行吸收。患有气胸的早产儿往往需要氧气的补充。

早产儿肺部可能出现的另一并发症是肺部的感染——**肺炎**。当肺内出现很多液体时，特别利于细菌的生长，而形成肺炎。由于早产儿肺内液体相对较多，自然患肺炎的机会也就较多。如果早产儿出现发热或体内氧水平开始下降，就应怀疑患上了肺炎。X线检查可以确定是否存在感染。有时，全血细胞计数或血液细菌培养对诊断感染也有帮助(详见第22章)。多数时候，不等阳性结果出来，就开始应用抗生素。由于早产儿的免疫系统非常不成熟，以致一个部位的感染很快会播散到其他部位，所以这种保守的办法经常被应用。早些应用抗生素可以将弥漫性感染的机会降至最少。待化验结果显示正常时，再停止抗生素的应用。

心脏

胎儿发育的早期阶段，心脏就已形成。它是分娩前通过B超能看清的第一个人体器官。为了适应子宫外的环境，出生后的头几小时至头几天内，心脏的血流会发生根本的改变。

心脏分为左右两大部分：右心接受从全身各部回流的、氧已被消耗的废血，并将它们泵入肺内，进行重新氧合；左心则将肺内再氧合的新鲜血液输送到全身。分娩前，胎儿不需要通过肺脏呼吸进行血液氧合。胎儿所需的氧来自胎盘。母亲血液中的氧通过胎盘、脐带到达胎儿。这样，胎儿的右心不需将回流的血液泵到肺内，而是直接进入左心，再将血液泵到全身。心脏内一根导管允许了"短路"的发生，我们称为**"动脉导管"**。这一短路导管会于婴儿生后头2~3天内自行萎缩性关闭，以保证分娩后婴儿右心的血液有效地进入肺内。如果婴儿出生后很久，动脉导管仍然开放，医学上称为**"动脉导管未闭"**。

早产儿比足月儿发生动脉导管未闭的危险性要高。动脉导管未闭不仅可以表现出心脏杂音，还会影响体内氧合水平。胸部X线检查可以观察到动脉导管未闭的体征。对早产儿的密切观察中，也包括动脉导管未闭的监测。如果存在动脉导管未闭，可用服用药物或用外科手术的方法将其关闭。**吲哚美辛**是常选用的药物。有时消炎痛还是比较有效的，但肾功能不好的病人不能服用这种药物。由于早产儿的肾脏发育成熟需要较长的时间，在不能使用消炎痛的时候，可以选择外科结扎的办法。外科结扎就是通过特殊的订书钉将管道扎紧。不论是使用药物，还是应用外科结扎，通过动脉导管的血流一旦被中断，正常循环就可以建立了。

胃肠道

孕34周时，胃肠道的功能已趋于成熟。要是过早的话，婴儿吸吮和吞咽的协调性、消化吸收的能力，以及肠蠕动方面都会存在一定问题。所以，早产儿经常需要接受营养支持。

很小的早产儿不能耐受经口喂养的食物，只能通过静脉输液来替代。一般普通静脉输液持续1～2天后，就可开始输注含有矿物质、维生素在内的多种最佳化的营养要素了。这种静脉营养的配方称为**完全胃肠外营养**。

经过一段时间，可以开始试用配方粉或吸奶器吸出的母乳喂养早产儿。喂养开始的时间取决于早产儿自身的状况。喂养初期并不使用奶瓶直接喂养，而是采用鼻胃管喂养。鼻胃管是经过鼻腔插入到胃内的一根非常细的喂养管。鼻胃管将保持在胃内，直到早产儿可以接受奶瓶喂养为止。每天要通过喂养管进行8～12次的喂养。这种方式容易给婴儿造成一定的损伤。鼻胃管喂养从持续少量均匀输注开始。一旦婴儿能够耐受所输注的配方粉或母乳后，再改为分次滴注，每隔2～3小时实施1次。根据婴儿耐受情况，逐渐增加每次滴注配方粉或母乳量。待婴儿长到一定程度再开始试用奶瓶或母乳喂养。整个缓慢改变的过程称为**循序性喂养**。

有些早产儿需要更多的热量，单用母乳或标准配方粉不能满足。每30毫升母乳或配方粉所含热量只有20卡(83.7焦耳，1卡＝4.1868焦耳)。如果加上母乳添加剂，每30毫升才可提高到22卡(92.1焦耳)

或24卡(100.5焦耳)。这些添加剂确实可以帮助早产儿增长体重，遗憾的是，不是每个早产儿都能耐受它。

有时，妈妈不能泵出充足的乳汁，早产儿只能接受配方粉喂养。不成熟的胃肠道不能消化、吸收配方粉中的某些成分。为解决这一问题，我们应在配方粉中加入事先消化好的脂肪酸或添加剂，以满足早产儿的需要。

早产儿也容易患胃肠道感染。感染的形式与年长儿不同，不是表现为呕吐或腹泻，而是出现不规律的肠道血液供应。当局部肠道不能得到足够的血液，就会出现缺氧性损伤。受损的肠腔表面就会出现细菌增生。这就是我们平日所说的**坏死性小肠结肠炎**。如果感染较为严重，就要使用抗生素，甚至接受外科治疗。如果不予积极的治疗，坏死性小肠结肠炎就可发展为败血症。出现了坏死性小肠结肠炎，就必须停止经鼻胃管或经口的喂养，直到肠道恢复正常。

小便和大便

胎儿发育的任何阶段，他们都具有排尿的功能。因此，我们不必奇怪，早产儿与足月儿一样，出生后很快就能排尿了。按理说，小于孕34周的早产儿不会自行排便。令人惊奇的是早产儿出生后不久就能排便了。早产儿在吃东西以前能排便，排便量不大，次数也不多。

新生儿监护中心的护士会对早产儿进行特别的监护，其中包括他们每24小时大小便总量。尿布在使用前后都要称重，以了解他们每次的排尿量。如果使用了导尿管，可很容易地将尿液收集于尿袋内进行测量。

准确估计早产儿每日排尿和大便的量非常重要，与总摄入量进行比较，可以获得每日的**出入量**。出入量是否平衡，也就反映早产儿体内液体平衡的状况。如果出入量不平衡，说明早产儿摄入量过多或过少，很可能因此导致一些问题的出现。

观察早产儿小便和大便的颜色也十分重要。血便往往是感染的征象，同时尿色也会变深并出现难闻的气味。

监护仪、静脉通路和其他导管的使用

新生儿监护中心内的早产儿通常需要监护仪对生命体征等进行监护，因此很多管道和导线就会粘贴在他们身体上。此时，早产儿好像陷入了管道和导线交织的陷阱中。

所有在保育箱内保温的早产儿，前胸或腹部都会粘有温度探测电极。粘在皮肤上的电极通过非常柔软的细导线与保育箱外的监护仪相连。护士不需要传统的体温计，通过电极就可持续监测早产儿的体温。

许多早产儿需要维持输液的静脉通道。医生会将非常细的导管插到早产儿的静脉内，保证用药和抽血等重要操作的进行。有时，还可将导管插入动脉，用来监测早产儿的生命体征。只有新生儿才能接受经过脐带残端插入导管的操作。脐带残端可见2根动脉和1根静脉。出生后不久，这3根血管就开始萎缩。不过，出生后几小时内，它们还是开放的，允许插入1根或多根导管。**脐动脉导管**和**脐静脉导管**的插入对持续监测血压和其他生命体征非常有帮助。常规的静脉穿刺也用于早产儿的治疗中。导管可经上下肢，有时也经头皮插入。这些通路能保证药物和液体及时输送到早产儿体内。

保证呼吸的气管插管已在本章前面关于肺脏的介绍中予以叙述，也会在第11章和第21章中进行叙述。输送氧气最常见的通路除了插入肺内的气管插管外，还有面罩、鼻导管和鼻塞持续正压通气。

如果关注尿液或泌尿系统的情况，可以经尿道插入导尿管。导管可将尿液从膀胱内引流出来，收集后进行相关的检查。

在新生儿监护中心住院期间，绝大多数早产儿都有佩戴眼罩的经历。当保育箱内太亮或防止一些治疗伤害眼睛时，就应给早产儿戴上眼罩。其中，使用光疗治疗黄疸(详见第4章的"黄染（黄疸）")就是典型的例子。将早产儿放在明亮的光疗灯下，经常需要遮盖他的眼睛。眼罩的形状如同太阳镜，质地却非常柔软。用软带绕头一圈来固定眼罩。

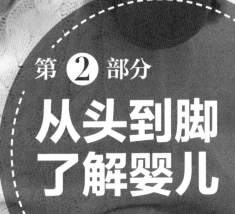

第 **2** 部分
从头到脚
了解婴儿

第4章

皮肤颜色和纹理

　　子宫内充满了羊水。胎儿就是在这充满液体的"浴缸"内生长和发育的。实际上，是胎儿制造了这些液体——羊水。羊水主要由胎儿所排的尿液组成。我们泡在水里不久，皮肤就会发皱；而胎儿泡在子宫内这么久，皮肤仍然十分光滑。这是因为胎儿体内体液和体外的羊水，其成分极为相似的缘故。

　　自然分娩时，胎儿经过产道出生；剖宫产时，胎儿通过子宫的切口被拉出。无论胎儿出生经历了怎样的历程，胎儿的皮肤都有可能被擦伤。

　　婴儿一旦出生，就脱离了温暖、潮湿的子宫环境。取而代之的是凉爽、干燥的空气。周围环境的急剧变化对婴儿的皮肤产生了影响。有时，皮肤变得干燥、脱屑；有时，皮肤上长满红疹。另外，婴儿出生后才几分钟，皮肤就接受了诸如肥皂、香水、洗液和清洁液等刺激物的刺激。环境的变化导致婴儿清爽纯洁的皮肤受到了一定程度的损伤。

　　不同情况下，皮肤的颜色也可发生变化，由黄到红，再到青。出生后头几小时至几天内，皮肤的色素同样也可以显现出来，皮肤变得灰暗、变成橄榄色或仍保持苍白。

　　皮肤是人体最大的器官，起到非凡的气压计的作用，可保证人体内部组织、器官正常工作，不受外界的干扰和影响。

皮疹：中毒性红斑、婴儿痤疮和粟粒疹

（出生~出生后3个月）

婴儿体内到底出了什么问题？

　　婴儿出生后头几小时、几天和几周内，会出现几种正常的皮疹。每种皮疹有其自己特定的原因。有些是皮肤受到清洁剂、香水或其他化学物质的刺激所致；有些则是婴儿体内激素水平变化所致。妊娠期间，胎儿会从母体获得一定水平的激素；出生后，婴儿体内残留激素的水平会慢慢降低。大家都知道，胎儿被泡在羊水中已10个月了，很难接受子宫外的干燥环境。其反应之一就是起皮疹。本节重点介绍3种最常见的婴儿皮疹：中毒性红斑、婴儿痤疮和粟粒疹。

　　中毒性红斑是新生儿皮疹中冠以最可怕命名的一种。皮疹的特点是宛如豌豆的圆形红斑中间附着着小黄尖。乍一看，小黄尖好像是小脓包。皮疹通常长在脸部、胸部和背部；出生后头几日即可出现，持续大约1周的时间。特别严重时，从头到脚的全身都可长满这种中毒性红斑，我们称之为"新生儿脓疱病"。其实，这两种命名代表的是同一种既不痛也不痒的皮疹现象。

　　婴儿痤疮出现于婴儿出生后3~4周，可持续数日至数周。小疙瘩样的丘疹常附着于婴儿的面部、颈部、胸部和背部。引起这种小疙瘩是胎儿时期经胎盘传至婴儿体内的母体雌激素水平开始降低所致。随着婴儿一天天地长大，婴儿体内的母体雌激素水平会逐渐降低；随着体内雌激素水平的降低，皮肤就会迸发出小疙瘩样的痤疮。从某些角度看，这种现象与青春期因体内激素水平的变化，皮肤上出现小包的道理有些近似。

　　粟粒疹是围绕婴儿鼻子、下巴和前额等部位长出的细小白点。很多时候，出生时即可发现；出生后几个月内逐渐消失。粟粒疹较硬，有时好像细微的疙瘩。这些皮下的小白点实际上就是堆积的皮脂腺分泌物。

父母应该做什么？

父母不需要做任何事情。不需要使用肥皂、洗液或药物促进皮疹快速消失。实际上，洗液等会使皮疹加重，同时在原有基础上还会出现新的皮疹。由于这些皮疹不会给婴儿带来痛感，父母更不必着急采用任何办法来安抚婴儿。

何时应向医生请教？

当你发现这些皮疹并发感染时，应当向医生请教了。感染的征象是皮疹部位发烫、极度红肿，甚至化脓，婴儿也可能出现发热。

应进行怎样的检查？其结果能说明什么问题？

这几种都是新生儿时期出现的良性皮疹，不需进行任何检查。即使并发了感染，也不需进行特别项目的检测。只有此时，医生才会建议使用一种抗生素治疗。

有哪些治疗方法？

没有治疗的办法，只需静心等待。需要记住的是，洗液会使皮疹变得更加严重。

可能发生的并发症有哪些？

一般情况下，这些正常新生儿皮疹不会出现并发症。它们会随着时间自行消失，婴儿娇嫩的皮肤还会再现。

鹳吻痕（天使之吻）

（出生~出生
后12个月）

婴儿体内到底出了什么问题？

鹳吻痕也称**天使之吻**，形容的是婴儿头皮上、从颈到背或横穿眼皮的皮肤上，乃至人体任何部位出现的粉红色的斑块。这些斑块分布在人体中线附近。"鹳吻痕"这个名字来自关于鹳的神话故事。传说中，鹳是抓着婴儿的背部和颈部将其偷走的。"天使之吻"是传说中天使亲吻婴儿的部位——眼皮。实际上，它们都是皮肤表层存在的过多细小血管所致。当婴儿哭闹或发热时，血管就会充盈，斑块就会变得较红。

大约1／3的婴儿出生时可见到鹳吻痕。随着婴儿逐渐长大，这些斑块也会逐渐消失。除了长在颈背的鹳吻痕可持续终生外，其他部位的斑块多于18个月内消失。

父母应该做什么？

对于这些斑块，父母无须做任何事情。这些正常的色素沉着多半可随时间逐渐消失。

何时应向医生请教？

由于鹳吻痕属于良性问题，当然就不需看医生和服用药物。

应进行怎样的检查？其结果能说明什么问题？

由于鹳吻痕属于良性问题，当然也不需进行任何检查。

有哪些治疗方法？

不需任何治疗。这些斑块通常会随着时间逐渐消退。

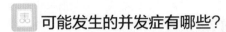

可能发生的并发症有哪些？

不会出现任何并发症。绝大多数斑块随着时间逐渐消退，只有项背的鹳吻痕可伴随终身。

胎记

（出生~出生后12个月）

婴儿体内到底出了什么问题？

胎记指的是婴儿皮肤上蓝色的色素斑。由于颜色为蓝色或紫色，此斑有时像创伤后的瘀斑。胎记通常位于下腰部或臀部；有时向下扩延到腿部，向上扩延到肩部。经常能够见到具有深色皮肤斑的婴儿。

胎记的实质是色素细胞，是色素细胞堆积引起的皮肤颜色变化。虽然有些会伴随终身，但绝大多数能在3~4岁内褪至正常颜色。

父母应该做什么？

对良性的胎记，不需任何关注。

何时应向医生请教？

不需因为胎记本身去看医生。

应进行怎样的检查？其结果能说明什么问题？

由于胎记为良性问题，不需进行任何检查。

有哪些治疗方法？

没有特别的治疗方法可以选用。胎记多于几岁内自行消退。

可能发生的并发症有哪些？

胎记不会合并其他问题。其下面的肌肉和骨骼均正常。

血管瘤

（出生~出生后12个月）

婴儿体内到底出了什么问题？

血管瘤指的就是血管在皮下的聚集。血管瘤部位的皮肤平整或高出皮肤；形似圆形或不规则形；颜色鲜红、发蓝或深紫。其大小不一，小如笔尖、大如硬币。根据皮肤的颜色和纹理，有些称为草莓斑。10%以上的1岁以内的婴儿，其皮肤上都可见到至少1块这种斑块。

血管瘤有3种类型：典型的草莓样血管瘤、深部血管瘤和混合血管瘤。**草莓样血管瘤**经常是扁平或轻度隆起，呈现鲜红色；**深部血管瘤**处于皮肤较深层，局部皮肤呈现紫色或蓝色；两种类型的混合即是**混合型血管瘤**，具有两者共同的特点。

有些血管瘤在婴儿出生时即可发现，但大多数都要等婴儿长到2～3个月时才能显现。这3种类型血管瘤刚显现时，皮肤颜色为白色、蓝灰或粉色。几周后，草莓样血管瘤变成鲜红色，宛如消防车的颜色；而深部血管瘤变成蓝色。血管瘤内的血管比身体其他部位的血管增长快得多。这就是1岁内血管瘤的大小可增加3~4倍的缘故。

婴儿1岁后，血管瘤通常就停止了生长，但有些到2岁时才停止。对草莓状血管瘤来说，血管瘤停止生长的最初征象是血管瘤周围出现了白色的斑块，好似晕轮。紧接着，血管瘤中间出现了白点，好似草莓表面撒上了盐粒。这些迹象表明血管瘤内的血管开始退缩——医学上称为**退化**。接下来的几年内，血管瘤逐渐变为粉灰色，最后消退到正常皮肤的颜色。如果当初局部皮肤略有隆起，随着颜色的消退，逐渐变平。各类型的血管瘤到婴儿5岁时，有50%将会消退；7岁时，有75%将会消退；9岁时，有90%将会消退。有些血管瘤消退后，局部会留下淡粉色或白色的斑块，但大多数情况下不留任何痕迹。

♥ 父母应该做什么？

除非血管瘤破裂出血，否则父母不需采用任何护理、治疗的办法。如果发现血管瘤破裂出血，父母应该用潮湿的布或纱布轻压出血部位。如果已轻压5~10分钟，出血仍然不止，就应去看医生。

何时应向医生请教？

当第一次发现血管瘤时，应该跟医生取得联系，了解婴儿的情况。如果事情并不紧急，不需立即看医生。

当血管瘤出血比较多时，应请教医生。一般情况下，血管瘤出血都可自发停止，不需看医生。如果采用了加压措施，血管瘤出血还是超过了10分钟，就应看医生；或者血管瘤长在容易受到车座、床垫或其他物品摩擦的部位，而且经常会出血时，也应看医生。

如果血管瘤引起了**连带效应**，也就是说，血管瘤压迫了邻近的器官，就应进行密切的医疗监测。关于连带效应，将在下面的段落进行讨论。

应进行怎样的检查？其结果能说明什么问题？

由于血管瘤由血管组成，血管又是血液输送到全身的管道系统，皮肤下的器官自然也可能出现血管瘤。当婴儿存在深部或混合型血管瘤时，CT扫描或核磁共振成像有助于发现是否累及内脏器官。这种情况比较少见。一旦发现巨大血管瘤，就应测定全血细胞计数。

有哪些治疗方法？

出血过多的血管瘤需要药物治疗或手术去除。如果面部的血管瘤生长过快也需尽快治疗，否则会引起面部外形扭曲。

有两种治疗血管瘤的方法：药物治疗和外科手术治疗。药物治疗通常选用激素。激素可以抑制血管瘤内血管的生长。头几周或几个月内，使用相对大剂量的激素。使用激素，当然会出现一定的副作用，比如食欲改变、情绪不定或过度兴奋，还有暂时性生长缓慢、身体肿胀(特别是面部)、胃肠溃疡、延误常规疫苗接种等。不过，停止用药后，所有的这些副作用都会消失。

另一种治疗办法即是外科手术。在血管瘤生长旺盛期，激光治疗能抑制血管的生长，使血管退化。传统外科切除血管瘤的办法也可应用。

不论药物、激光还是切除，血管瘤的治疗方法取决于其大小、形状、位置和类型。皮肤科和外科共同会诊可以选定最佳的治疗办法*。

可能发生的并发症有哪些？

血管瘤生长过快，可以将表面的皮肤顶破，引起溃疡。溃疡部位会经常出血，甚至感染。根据血管瘤的部位，可以了解到它对人体正常功能影响的程度。比如，颈部血管瘤可能影响呼吸，腹股沟的血管瘤可能影响排尿，等等。上述提到了连带效应。当血管瘤占据了人体内任何部位，都可压迫或直接延伸到附近正常组织内。

血管瘤最严重的并发症是**Kasabach-Merritt综合征**。这种综合征十分少见。形容的是血液中具有凝血功能（称为血小板）的

---

*：血管瘤早期有可能采用外涂药物的方法治疗。外用药通常适用于血管瘤瘤体厚度小于8毫米的情况。若瘤体过厚，还可考虑口服药物。在安全部位外用药物，通常没有明显的临床副作用或有微弱副作用。对于黏膜部位血管瘤应慎重。常选择的药物包括0.5%噻吗洛尔滴眼液、1%替洛尔滴眼液等。

成分，经过血管瘤的血管时受到破坏的现象。流经血管瘤且血小板受到破坏后的血液，流到身体其他部位时，其凝血能力大大减退，很容易造成内脏出血。只有婴儿存在巨大血管瘤时，才可能会出现Kasabach-Merritt综合征。

葡萄酒斑

（出生~出生
后12个月）

婴儿体内到底出了什么问题？

葡萄酒斑也属于胎记，发生率为1／200，也称为火焰痣。由于颜色如粉色、鲜红或紫色，如同葡萄酒，因此得名。典型的葡萄酒斑为平整、不规则形。葡萄酒斑是皮肤浅层细小血管所致。通常长在面部和颈部，也可见于身体的其他部位。葡萄酒斑是终身的胎记。

父母应该做什么？

父母不能，也不需做任何事情。

何时应向医生请教？

儿科医生肯定会与父母谈及葡萄酒斑。对绝大多数病例来说，既不需吃药，也不需抹药。如果葡萄酒斑长在一只或两只眼睛上，应与眼科医生联系，进行定期检查。

应进行怎样的检查？其结果能说明什么问题？

当眼睛受累时，需要测定眼内压，确定是否患有青光眼。眼科医生可以做这种测定。有时还要做头部的X线和CT检查，了解是否累及颅骨和大脑。

有哪些治疗方法？

根据生长的部位和大小，有很多方法可以治疗葡萄酒斑。最常用的激光治疗，可以破坏皮下的细小血管，但可影响皮肤的完整性。有很多形式的激光可以选用。除非葡萄酒斑累及到了身体内的其他器官，整容手术要等到青春期或成人时再进行。

可能发生的并发症有哪些？

当葡萄酒斑累及一只或两只眼睛时，儿童可能发展为青光眼，也就是眼内压增高。如果青光眼没有得到治疗，最终可致眼盲。

另一可能出现的并发症是**过度生长**，也就是葡萄酒斑下面的组织会过度生长。如果生长不加以控制，今后的治疗将非常困难，经常可以导致扭曲样畸形。

如果儿童除了存在葡萄酒斑，还有神经系统的问题，将其合并称为**Sturge-Weber综合征**。这时存在着身体其他部位血管的生长问题，特别是在大脑内，出现管腺瘤。所以，儿童会表现出惊厥或发育缓慢。神经科和皮肤科专家可联合起来帮助这些儿童。

长在肢体的葡萄酒斑可引起肢体的静脉扩张，称为**静脉曲张**。它可导致周围的皮肤、组织和骨骼生长过度，致使一侧肢体长于、粗于另一侧肢体。这种少见的情况称为**Klippel-Trenaunay综合征**。

胎痣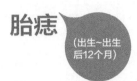
(出生~出生后12个月)

婴儿体内到底出了什么问题？

胎痣就是痣，是由于色素细胞堆积所致。绝大多数成人都有痣，其中绝大多数出生时即已显现。胎痣可位于身体的任何部位，其形态、大小各异。由能产生色素的**黑色素细胞**堆积而致。

先天性的意思就是出生时或出生前就已发现的特征。依此而言，胎痣从出现的时间上看，应称为**先天性痣**。其中绝大多数都属良性。只有少数，随着时间的推移，有可能转化为皮肤癌。胎痣越大，发生癌的危险性就越高。对于特别大的胎痣，可称为**巨大先天性痣**。其大小可达2~8英寸(5~21厘米)，通常覆盖整个上肢、下肢或躯干、背部、颜面的大部分。

医生应对任何先天性痣进行检查，并定期随访，以观察大小、颜色和外形的变化。皮肤科医生应该可以完成这项工作。

父母应该做什么？

关于胎痣，除了向医生介绍外，父母没有什么可以做的了。如果发现胎痣发生了变化，应每隔几周或几个月留取图像照片，确定其变化程度。

何时应向医生请教？

当胎痣的大小、形态或颜色出现明显变化时，立即通知医生。还要注意包括局部出血、痒感或溃疡等在内的其他改变，由皮肤科医生对其进行评估。

应进行怎样的检查?其结果能说明什么问题?

对于胎痣没有必要进行任何检查。有时皮肤科医生会进行活体组织检查，也就是说从胎痣部位取下一小块组织样本，以确定胎痣为无须担忧的良性，还是已恶性癌变。

 有哪些治疗方法?

如果儿科医生或皮肤科医生认为婴儿的胎痣为良性，无须任何治疗。

 可能发生的并发症有哪些?

随着时间的推移，胎痣可能会出现恶变。据估计只有1%的婴儿有先天性胎痣，其中绝大多数都是很小的。在小痣中，发生恶变的危险性极低。有些痣只是于青春期前后才会出现。

如果痣的直径大于1.5毫米，发生**黑色素瘤**(一种皮肤癌)的机会会明显增加，大约为5%。据统计，胎痣发生恶变的儿童中，3／4出现于7岁之内。请大家记住，除了这些统计数字外，发生黑色素瘤的总体危险性与是否患有先天性痣没有特别的相关性。

对患有巨大胎痣的病儿来说，痣细胞容易扩散入脑或脊髓，出现神经皮肤黑变病。核磁共振可以证实1／3的巨大胎痣患者有神经皮肤黑变病。这些病人可能根本没有症状；如果有症状，可能表现出中枢神经系统相关的症状，如头痛、呕吐或惊厥。到目前为止，我们还很难预测病人是否会出现症状。皮肤科和神经科医生可以联手治疗神经皮肤黑变的病人。

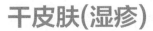
干皮肤(湿疹)

(出生后
1~12个月)

 婴儿体内到底出了什么问题？

大多数婴儿在某段时期都经历过干皮肤的过程，至少是身体上有几块干皮肤的过程。当婴儿出生时，泡在羊水中已10个月的皮肤突然被空气惊醒。这样，婴儿的皮肤很容易快速变干。而且，在我们每次给婴儿洗澡后，皮肤都会变得更加干燥些。最终，有些部位会干得脱屑。

其实，空气不是引起皮肤干燥、脱屑的原因。如果婴儿对清洗剂中的香料、洗液中的颜料、毛料等衣物原料或所饮用的母乳、配方粉中某种成分敏感，皮肤的反应经常是变干，甚至脱屑。

医学上将干皮肤称为**湿疹**或**特异性皮炎**。根据病因，湿疹分为许多形式。典型的湿疹首次出现于双颊，表现为相当圆的、淡红色的环圈。还表现为耳后的干性脱屑；或头皮的干痂硬壳，称为**摇篮帽**。几周后，湿疹移至腕部、踝部、上肢、大腿及腹部。湿疹的特征为皮肤的白色脱屑、无色的点状肿块及消防车样红的斑块。

如果干皮肤由过敏引起，称为刺激性皮炎。表面上，容易与湿疹混淆。刺激性皮炎所出现的皮疹应位于皮肤接受刺激物的部位。如果刺激物是清洁剂，皮疹仅表现在与清洁剂相接触的皮肤部位；如果刺激物是洗剂或肥皂，皮疹也应表现于接触它们的部位；如果刺激物是食物，皮疹主要见于口周和肛门周围，也可波及全身，而这些食物包括配方粉或饮用了牛奶后妈妈的母乳等。

 父母应该做什么？

当发现刺激皮肤的物品时，立即清除。父母应为婴儿选用无色、无香味的清洁剂、肥皂和洗液。低敏性保湿霜有助于干燥皮肤获得水分。尽量减少洗澡的频率可以降低洗浴后皮肤干化的效应。

何时应向医生请教?

由于干燥引起的皮肤出血，应得到医生的治疗。如果皮肤出现裂口，很容易受到感染。如果治疗期间湿疹继续扩散，应请教医生。由于湿疹引起婴儿明显不适时，也应请教医生。

应进行怎样的检查?其结果能说明什么问题?

除了湿疹变得非常严重，并怀疑由过敏所致时，才需进行必要的检查。遗憾的是，对2岁以下婴儿进行过敏原检查，其结果精确度非常有限。其实，即使进行了过敏原检查，也未必能够证实湿疹的原因。所以，寻找可能过敏原最容易的方法是反复试验的试错法，也就是一次只重新加用一种可疑物，观察婴儿的反应。试错法又称为**食物挑战**。如果怀疑食物过敏，对引起过敏的可疑食物统统停用几周后，再一种一种地复用；如果出现皮疹或腹泻，就可说明婴儿对这种食物过敏。对母乳喂养儿，妈妈必须停吃可能引起问题的食物。待一段时间后，再一种一种地给婴儿喂食，同时观察婴儿过敏的表现。对配方粉喂养儿，变换配方粉的种类，比如，从牛奶配方粉变为大豆配方粉，观察皮肤的变化是否能得到改善。如果再次使用过去曾饮用的配方粉，皮疹再度出现，说明那种配方粉即是过敏的原因。

进行过敏试验的2种主要方法：皮肤试验和RAST血液检测。虽然2种方法检测2岁以下的婴儿时都缺乏精确性，但是对严重过敏的婴幼儿来说，毕竟可以提供粗略的评估。

母乳喂养妈妈最好避免吃的食物

如果妈妈要进行母乳喂养，所有饮食成分必然会进入到母乳中。对于妈妈的饮食，有些婴儿没有任何反应，而有些却会比较敏感。当妈妈食用某些食品时，婴儿可出现皮疹，甚至烦躁不安。如果妈妈认为婴儿对自己的母乳出现了不良反应，一段时间内应试图从自己的食谱中去除可疑食品。通过几天的观察，如果婴儿情况有所好转，你可能就会发现真正的元凶。有时，妈妈一次去除好几种食物后，再一种一种地加回，以证实问题的根源。

以下列出了最可能引起问题的食物表。这些食物很容易引起婴儿的反应。

·柑橘类：橙子、柠檬、酸橙、柚子

·浆果类：草莓、树莓、蓝莓、樱桃（含有这些浆果的调味品也包括在内，如含有草莓的酸奶等）

·其他：干果、贝壳类海鲜、乳制品、小麦、番茄、甘蓝、洋葱、玉米

皮肤试验是用细针刺入婴儿的皮肤，每针都含有特定的过敏原，例如，猫毛、霉菌、鸡蛋等。如果某一针刺点周围红肿，说明试验为阳性。这种试验适于2岁以上的儿童。如果婴儿小于2岁，阳性结果可以证实过敏的存在，而阴性结果并没有多大意义。例如，如果猫毛的刺入点周围的皮肤没有反应，婴儿仍然对猫毛过敏，说明试验为假阴性。

RAST检测是测定过敏的最常用的血液检测方法。如果严重湿疹不能进行皮肤试验或皮肤试验可能会引起严重反应时，可选用血液检测。对于小婴儿也应进行血液检测，这是因为皮肤试验不能获得真实的结果。与皮肤试验一样，RAST检测的结果对小婴儿来说也并不十分可信。

我们应该记住，像苯海拉明、氯雷他定和西替利嗪等抗组胺药物能干扰过敏原检测的结果。如果孩子在检测前服用了任何药物，应告诉医生。有些药物在进行检测前应停用一段时间。

有哪些治疗方法？

治疗湿疹的最有效方法：一是保湿，二是去除刺激物。保湿霜对单纯干燥的皮肤效果很好。记住，婴儿需要无色、不含香料的保湿

霜；否则，会使病情加重。如果怀疑婴儿出现了过敏，立即去除刺激物。有时需要采用试错的方法。如果过敏因素不是很清楚，每种可疑的过敏原都要一同去除，观察其效果。然后再一种一种地加回，确定过敏的原因。

对严重过敏的病例，除了使用保湿霜外，还要采用激素或非激素抗炎药膏进行治疗。激素药膏作用极强。有些品种为非处方药，有些则需医生的处方。如果使用激素药膏过于频繁或使用的范围过大，都有可能出现副作用。时间一长，皮肤就会变薄，色素就会沉着。当应用激素范围过大或使用过于频繁时，机体内就会吸收到一定量的激素。如果机体内吸收了大量激素，就会出现情绪和食欲的改变。现在，常应用非激素抗炎膏。它们的作用也很明显，可平息感染的皮肤。不像激素那样，非激素抗炎膏几乎不会引起负效应的出现。

可能发生的并发症有哪些？

湿疹最常引起的并发症是感染。当干燥的皮肤出现裂口、婴儿抓破了病变的皮肤时，就会出现感染。抗生素可治疗感染的皮肤。

还有很多与湿疹连带的情况。每种情况既可能引起自身的问题，还可导致湿疹加重。这些问题包括：过敏反应(休克)、哮喘、不同于湿疹的皮疹——荨麻疹、耳部感染、鼻窦炎，甚至败血症。因为所有这些都是引起炎症的常见问题，很容易并发湿疹。每种不同情况，炎症出现在人体的不同部位，比如皮肤、鼻窦、肺脏等，影响了相应部位的功能状况。侵袭肺脏，炎症可致气道阻塞出现呼吸困难；侵袭皮肤，炎症引起水肿、应激和瘙痒；侵袭鼻窦，炎症引起充血，为细菌感染创造了有利的环境。湿疹、哮喘和过敏共存的三联症状即是常说的遗传性过敏症。

尿布疹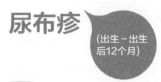
（出生~出生后12个月）

婴儿体内到底出了什么问题？

尿布疹是指局限于尿布覆盖部位出现的皮疹。最常见于臀部，也可见于尿布覆盖的任何部位。尿布疹有4种类型：刺激型、发炎性皮疹型、酵母菌感染型和细菌感染型。有些身体其他部位也可出现的湿疹、牛皮癣、脓疱病和疥疮等，也可侵袭尿布覆盖的部位，但是这些不是尿布疹，将不在本节中进行讨论。

刺激型皮疹是最常见的类型。一次性尿布含有极强吸附作用的化学物质或鲜花味道的香料，这些都会刺激婴儿稚嫩的皮肤。布尿布采用含有香料的清洗剂洗涤或采用棉织柔软剂清洗、晾干后，也会刺激婴儿稚嫩的皮肤。尿、便附着于皮肤上时间过长，会引起皮疹。甚至尿布单纯覆盖都会引起皮疹。任何刺激都可引起相同的情形：不悦的婴儿，其臀部皮肤上显现疙疙瘩瘩的粉红色皮疹；更换尿布或简单擦洗臀部时，经常可以诱发婴儿哭闹。

发炎性皮疹也十分常见。换尿布时摩擦了皮肤，或腹股沟处皮褶间的皮肤相互摩擦都可导致皮肤发红。当潮湿的皮褶间受到了刺激物的刺激，就可使正常的脂肪褶出现发炎性皮疹。发炎性皮疹通常比单纯刺激型皮疹还红。过度摩擦可引起出血或起疱。皮疹最严重的部位通常是皮褶最深或起疱的部位。由于皮褶越深，空气流通越不良，皮疹也就越严重。

酵母菌感染型是尿布区域的**念珠菌感染**，也比较常见。念珠菌是正常人体共生菌，最佳生长于温热、湿润、黑暗的区域。对酵母菌来说，尿布覆盖的腹股沟深部是理想的滋生场所。绝大多数人都认为酵母菌应该是白色的，因为引起鹅口疮的酵母菌是白色的。其实不然，酵母菌感染型皮疹是比较坚韧、表面发亮、红色基底的发炎皮肤。更换尿布时可刺伤酵母菌感染型皮疹。其持续时间较长，常与其他类型的皮疹共存。此型皮疹可单独存在，也可滋生在其他类型皮疹之上。所以，酵母菌可分布于所有皮疹上，也可孤立于小斑片上。也就是说，可单独生存或寄生于其他皮疹。

尿布区域出现的**细菌感染型皮疹**是指受了刺激的皮肤，受到体内正常菌群的侵袭，而出现的皮疹。与酵母菌一样，这些细菌也是正常人体的共生菌。当细菌蔓延到皮肤的裂口处，生长就变得极为迅速。其结果导致鲜红的皮肤上可渗出黄色液体或白色脓液。有些细菌感染可以结痂。大多数皮疹局部触之温热，换尿布时可引起剧烈疼痛。皮疹要么表现为界限清晰的点状皮疹，要么形成连续的感染带。

一次性尿布与布尿布的比较

　　一次性尿布发明于1949年。从此，人们一直在讨论这样一个问题——到底哪种尿布更好些。尿布的选择完全是个人行为，谁也不能说清到底哪种更好些。一次性尿布的使用相当方便。很多年来，其吸附剂的吸附能力在逐渐增强，这会很快地将婴儿排出的尿液从他们的皮肤上吸走。可是，伴随超强力吸附优势，尿布中这种化学性物质对婴儿皮肤的刺激也越来越明显。即使是非常超强吸附的尿布，也可因其中含有的芳香剂而刺激婴儿的皮肤。

　　布尿布本身不应含有任何化学物质或香料(除非使用了具有香料的清洁剂或使用棉织品柔软剂洗涤、晾干的布尿布)，不会使皮肤受到刺激。有时，可直接将布尿布放在婴儿的臀部下面。如果布尿布上放置一小块毛巾，收集所排的尿液和粪便，既可减少清洗的次数，又可增加尿布的使用寿命。布尿布还可用安全别针牢固固定。

♥ 父母应该做什么？

治疗和预防尿布疹最好的方法是尽可能保持婴儿臀部的清洁和干燥。婴儿臀部置于湿、脏尿布内的时间越长，皮肤接触尿、便的时间也就越长。

如果发现皮疹，就应避免或尽量少用尿布了。每次更换尿布时，最好将婴儿的臀部裸露几分钟，或将婴儿裸露地放在毛巾上保持一段时间。干燥的空气可以治疗很多皮疹。

已出皮疹的尿布覆盖区域不能再用含有香料的婴儿擦拭巾擦拭了，而应改用清水和棉球。事先包装好的擦拭巾可刺痛已受损的皮肤，使皮疹加重。如果必须使用时，一定要先用清水漂洗。当然，无酒精、无香料的擦拭巾应该是最佳的选择。

在换尿布时，将少量玉米淀粉涂在覆盖尿布的皮肤区域上，可促进皮疹的愈合。玉米淀粉可以吸走湿气，减少酵母菌生长的可能性。玉米淀粉间所含的少量空气可以将早期的尿布疹抑制在萌芽阶段。如果皮疹越来越严重，就应使用含锌的尿布疹霜，才能有效地帮助破损的皮肤修复。如果出现了酵母菌感染，也应使用抗真菌霜。下面将介绍各种霜剂的应用。

何时应向医生请教？

您已尽力了，但皮疹仍然存在，就应请教医生了。大多数皮疹在3~4天内就应好转。如果已1周了，皮疹仍不见好转，也应去看医生。

如果皮疹持续加重并出现细菌感染征象，应该请医生过目。细菌感染征象包括：局部皮肤特别红，有脓性或黄色液体渗出，而且局部触之温热。如果皮疹继发的感染很严重，导致婴儿出现发热，就必须看医生了。如果覆盖尿布的区域出现脱皮，也必须看医生。

应进行怎样的检查？其结果能说明什么问题？

出现尿布疹时，几乎不需要进行相关检查，除非以下两种情况：

第一，严重细菌感染时，有时可以通过细菌培养获得明确的病因。如果感染特别严重，且对治疗没有反应，就必须进行细菌培养。

第二，尿布疹不好不坏地持续了很长时间。尿布疹内混有湿疹、牛皮癣等疾病时，就会导致尿布疹持续存在。同时，身体其他部位也可见到皮疹。当尿布覆盖区域的皮肤首次出现这样的皮疹时，就会感觉到尿布疹治疗出现了问题——不太容易消退。有时，看皮肤专科医生或局部皮肤活检可有助于确诊；有时，皮疹转移到身体的其他部位，不需进行检查就可确诊了。

有哪些治疗方法？

空气，空气，还是空气。空气总是治疗尿布疹的最初方法。即使不能解决问题，暴露于空气中的皮疹也会有所好转。

玉米淀粉有助于局部干燥，大幅度降低酵母菌生长的可能性，所以可治疗发炎性皮疹。总体来说，玉米淀粉应该替代含有滑石的婴儿爽身粉。这种爽身粉可以被婴儿吸入肺内，出现刺激症状。当玉米淀粉不能起作用时，含锌的霜剂可以形成保护屏障，将皮肤与尿便隔离，从而帮助皮肤愈合。市场中可以买到数百种霜剂，都自称所含成分有助于皮肤愈合。但得到证实，的确可以改善受损皮肤，但使皮肤愈合的成分只有尿素、炉甘石、鱼肝油、二甲聚硅氧烷、高岭土、矿物油、凡士林、白矿脂，还有锌，等等。其他广告中提及的霜剂添加成分并没有实际的效果，包括：胆钙化甾醇、秘鲁香液、硝酸铋和维生素E等。最后，还要避免霜剂中引起病情加重的添加成分，比如，硼酸、樟脑、石炭酸、甲基水杨酸及安息香酊剂混合物等。

如果受损的皮肤感染了酵母菌，应使用抗真菌的霜剂。这些霜剂可以减缓酵母菌的生长。重要的是，必须牢记酵母菌喜欢温热、黑暗、潮湿的环境。所以，抗真菌剂有用，而将受损皮肤暴露于空气中更有用。最常使用的抗真菌药物包括：制霉菌素、特比奈芬或含有吡咯环的药物。含有吡咯环的药物包括：克霉唑、酮康唑、益康唑、咪康唑等。

可能发生的并发症有哪些？

尿布疹最常见的类型——刺激性尿布疹，持续时间一长，就有可能发展为酵母菌或细菌性皮疹。所以，尿布疹最主要的并发症是另一类型的尿布疹。除此，少见的并发症还有留疤、出血和排尿、便时疼痛。排尿、便时疼痛是因为受损的皮肤受到尿和大便的刺激所致。

黄染(黄疸)
(出生～出生后2周)

 婴儿体内到底出了什么问题？

黄疸就是皮肤黄染的意思。这只是一种描述，就像我们称天空为蓝天一样。从某种程度上讲，黄疸十分常见。一半以上的婴儿都会出现黄疸。

黄疸的原因就是体内的**胆红素**增高。胆红素是体内自然产生的黄色色素样物质，是正常的代谢废物。胎儿出生前，胎盘负责排除这种废物；出生后，肝脏负责将它们排到大便内。新生儿期，肝脏将血中的胆红素转移到肠道；肠道再通过排便将大量的胆红素排出体外。有时，婴儿肝脏功能尚未健全，不能排除足够的胆红素，就会出现胆红素的产生量大于肝脏和肠道的排除量的现象。有时，婴儿大便次数不多，致使肠道有充分的时间吸收胆红素，而不是将其排出体外。还有，细胞内正常存在的胆红素被释放入血，太多的胆红素压制了肝脏，造成血中胆红素集结。以上任何一种状况都可导致黄疸。

黄疸的原因

黄疸十分常见，超过50%的婴儿在出生后头一周内会有黄疸的过程。引起黄疸最常见的原因如下。如果婴儿存在下列一种以上的问题，就会出现明显的黄疸。

· 体重下降超过出生体重的10%
· 脱水

· 母子血型不合
· 感染
· 早产
· 低出生体重
· 喂养困难

如果是由于肝脏功能尚未健全所致，黄疸将在肝脏功能健全前持续几天。新生儿期，胆红素在血液内循环的时间比正常人长，过多的胆红素就会使皮肤出现黄染。

如果细胞释放入血的胆红素引起了其水平升高，说明黄疸是由于红细胞的破坏或凋亡所致。所有红细胞的衰老和死亡，都是正常的过程。衰亡过程即红细胞在脾脏被破坏的过程。被破坏后的红细胞将释放一些包括胆红素在内的物质进入血液。每天大约有1%的红细胞衰亡，出生后1周的婴儿已有能力处理这些死亡红细胞了。有时，新生儿期每天要有5%~10%的红细胞衰亡。这主要发生于婴儿与妈妈血型不合时。如果妈妈体内产生了针对婴儿红细胞的抗体，这些抗体就会像袭击异己分子那样，攻击婴儿红细胞。这种袭击称为**库姆斯阳性的溶血性贫血**过程。溶血导致大量红细胞衰亡，并释放许多胆红素进入血液。由于肝脏功能尚未健全，需要相当长的时间才能清除掉这些胆红素。所以，婴儿就会很快地出现非常明显的黄疸。对于O-阴性、O-阳性、A-阴性、B-阴性及AB-阴性的妈妈所生的婴儿，出生后立即核实婴儿的血型，因为他们发生库姆斯阳性溶血性贫血的危险性较大。

另外，出现黄疸的原因还可能是感染。当细菌感染了血液，红细胞就容易破损，从而释放大量胆红素。感染还可破坏肝脏功能。与上面所列的原因相比，感染的婴儿皮肤黄疸更为严重。

非常有趣的是，婴儿的黄疸通常起自面部，然后波及全身；消退按反方向进行。所以，黄疸初期，婴儿的白眼球通常变黄；当黄疸几乎完全消退后，白眼球的黄染才会消退。识别有色儿童的黄疸可能会比较困难。当胆红素升高到一定程度，且黄疸波及全身时，可以通过观察手掌和脚掌的颜色，确定皮肤是否出现黄染。总体来讲，观察黑皮肤婴儿是否存在黄疸是件非常困难的事情。

♥ 父母应该做什么？

婴儿排便越多，黄疸消退得越快，而婴儿食入的奶量越多，排便也就越多。所以，对已出现黄疸的母乳喂养儿应尽可能多次地进行母乳喂养。对于妈妈，特别是第一次进行母乳喂养的妈妈来说，在婴儿出生后头几天内奶水还不充足时，婴儿只能食入少许乳汁。这时给婴儿添加一些配方粉会有益。初期的母乳称为**初乳**；出生1~2天后的母乳称为**过渡乳**。一般婴儿出生后3~4天起，母乳量就能明显增多。如果婴儿出生后头1~2天摄入不足，就不能排出很多大便。添加配方粉，可帮助婴儿更多排便。这时，妈妈不要停止母乳喂养，配方粉只是补充早期母乳的不足。母乳一旦充足，就可以停止添加配方粉了。

父母也可将婴儿放在太阳光下照射，每次10～20分钟，每天1～2次。除了尿布外，婴儿全裸暴露于室内的窗下，而不是室外，以确保婴儿不会着凉。太阳光可以快速地将胆红素转变成容易通过尿便排泄的形式。

室内由灯泡或头灯产生的光线不能产生日光同样的效果，所以，照室内灯光不能帮助婴儿快速消退黄疸。

何时应向医生请教？

任何时候发现婴儿黄疸都应向医生请教。如果婴儿于出生后24小时内、出生1个月后、或几小时或几天内皮肤黄染程度明显增加，父母更需请教医生了。请记住，随着胆红素水平的增高，黄疸由上至下地波及全身。也就是说，只是面部黄染说明黄疸程度较轻；但脚趾都出现黄染时，黄疸一定非常严重了。

应进行怎样的检查？其结果能说明什么问题？

黄疸的水平能够通过第22章介绍的方法进行血液测定。如果水平高，经常需要几天后再复查。如果婴儿接受了蓝色荧光灯——光疗灯的照射治疗，血液检查必须定时复查，以确定黄疸下降的程度。有时，胆红素水平已达异常的边缘，每隔1~2天就应进行复查，了解是否有所升高。下面段落还会进行更详尽的介绍。

现在有一种新技术可以不通过取血即可测定胆红素的水平。将测定装置粘于皮肤上即可得知胆红素的水平。现在还在试验中，几年后这种经皮胆红素测定方法就会被广泛应用*。

有哪些治疗方法？

对新生儿来说，去除体内过多胆红素的最佳方法即是经大便排出。可以按照上面叙述的那样，增加排便量和次数。对严重黄疸的婴儿，医生最常建议的是添加配方粉。

在婴儿出生后24小时到第9~10天内出现的轻度黄疸属于正常现象。如果不是轻度黄疸，就应取血测定胆红素水平。胆红素测定值与黄疸程度呈正相关。测定值的意义与婴儿日龄有关。换句话说，出生后24小时内的婴儿较低的胆红素测定值与出生后72小时较高的测定值具有同样的临床意义。总之，当测定值高于某一水平时，医生会建议婴儿接受光线疗法。美国儿科学会对足月婴儿的胆红素水平与光线疗法的相关性进行如下的建议：

---

*：目前经皮胆红素测定仪已面市，并逐渐被广泛使用。

婴儿日龄	考虑光线疗法的指征（胆红素水平）	开始光线疗法的指征（胆红素水平）
<24小时	可肉眼看出的黄疸*	
25~48小时	≥12毫克／分升	≥15毫克／分升
49~72小时	≥15毫克／分升	≥18毫克／分升
>72小时	≥17毫克／分升	≥20毫克／分升

*不管胆红素水平的高低，只要出生后24小时之内见到黄疸就是异常。

以上指南是美国儿科学会近期修正的。学会强调小于24小时的婴儿只要出现黄疸必须进行胆红素的测定。学会还强调任何出生后48小时内离开医院的婴儿，都应在回家后2～3天内回医院复查。有些婴儿还应在回家1天后回到医院复查。

光线有助于婴儿排出过多的胆红素。如果将婴儿放在阳光下，不能取得预期的效果或胆红素水平太高，就应启用光线疗法。疗法中的光线模拟了太阳光，可使胆红素转变成比较稳定的结构，再排出体外。与太阳光不同的是，我们可以24小时连续不断地进行光线治疗，这样更有利于胆红素的快速排出。

对极少数病例，当胆红素过高以致可能出现危险时，需要将婴儿体内的血液用捐赠的血液或生理盐水进行对换，这种方法称为**血液置换**。生理盐水是一种可以直接在血管内安全流动的盐水。血液置换可以从婴儿体内直接去除胆红素，以达到降低胆红素水平的作用。

可能发生的并发症有哪些？

高胆红素水平的最危险的并发症是核黄疸。这种情况是因为血中胆红素太多，以致一些胆红素进入了大脑所引起的。此时，即使胆红素从血中排除，进入大脑的胆红素仍然会存留其中。胆红素沉积于大脑，会长期影响大脑功能。由于胆红素测定非常简单，目前，核黄疸的发生极为少见。

当胆红素水平达到一定程度，才可能会有胆红素进入大脑的危险。这点非常重要。对足月婴儿来说，当胆红素超过25~30毫克／分升，才会有核黄疸的危险。对早产儿和小于72小时的婴儿来说，较低的胆红素水平就可引起核黄疸。对所有婴儿来说，凡有严重黄疸的都应该考虑是否存在核黄疸。

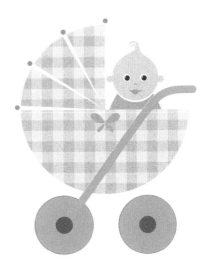

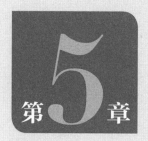

头形

　　为了能够顺利通过产道，婴儿头的大小和柔韧度都应与之非常适合才行。还好，婴儿的大脑容积只相当于正常成人的一小部分，而且围绕大脑的颅骨在产道的不同位置也不断塑形。这就解释了为什么绝大多数婴儿能够停留于妈妈狭小的骨盆内等待分娩，解释了为什么出生后婴儿头形会变为长尖状。

　　婴儿头不仅必须具有良好的可塑性，而且还必须具有结实的坚韧性。这就要求颅骨必须尽到保护其内部大脑的责任。颅骨只有足够强壮，才可能耐受分娩时和分娩后出现的碰撞和挤压。不仅如此，颅骨还要适应大脑今后的生长和语言、思维的发育。为了适应这些需要，颅骨必须不断地扩展和生长。所以，大脑，连同周围的保护壳——颅骨一起，都可以改变形状，并随着时间逐渐生长。颅骨有良好的延伸性，即使接触到非常坚硬的物体，也不会引起大脑损伤。

　　生后头一年内，婴儿的头生长非常快。随着颅骨的生长，其形态也会逐渐发生变化。因此，将婴儿反复置于某一特殊体位，会压迫局部的颅骨使之变平。与儿童和成人不同，婴儿还没有固定的头形，其头形——颅骨形态的变化范围和变化速度是令人吃惊的。

尖头——颅骨塑形

（出生时）

 婴儿体内到底出了什么问题？

由于组成婴儿头颅的骨头可以在一定范围内移动，所以分娩时婴儿头才能穿过狭窄的产道。实际上，颅骨好似拼图玩具——可以将各块颅骨拼接在一起，每块之间的连接不是非常牢固。

接近分娩期的几天或几周内，胎儿将头朝下慢慢地降入妈妈的骨盆内。颅骨也就慢慢地适应了妈妈骨盆的形状。这就是为什么刚刚出生的婴儿的头都是尖状的。我们将这种现象称为**塑形**。塑形是一种很好的策略，以保证分娩时胎儿能够顺利地通过狭窄的产道。如果有些胎儿头朝下不能进入骨盆深部或根本不能进入，出生后头形自然非常圆。但是，他们只有通过剖宫产才能降生。

出生前后，能够移动的婴儿头颅骨头能够保证快速生长的大脑不会受到限制。新生儿出生时，大脑还十分幼稚，但出生后的两年间，大脑会平均增长40％。实际上，人类是唯一出生时如此不成熟的物种，以致完全依赖父母的照顾。而动物，比如马，出生后几个小时就能自己行走了，但人类连爬都不可能。为什么会是这样呢？因为人类出生时不成熟的大脑会最终发育到相当复杂的程度，而其他动物不会。此外，还应感谢婴儿可塑形的头颅和可移动的颅骨。如果人类进化到婴儿出生时脑容量就已很大，而且复杂程度就很高的话，妈妈一定拥有巨人般的骨盆才能将婴儿分娩出来！

出生后几天，头颅的塑形就会逐渐消失，头形逐渐变圆。一周内，婴儿头就能变回标准的圆形，同时就可见到头顶的前部和头后的枕部各有一颅骨"缺损"区，其中枕部的缺损非常小。这些颅骨缺损区称为**囟门**，是颅骨间正常的间隙，不是真正的颅骨缺损。这些间隙，即囟门，为婴儿出生后大脑和颅骨的生长提供了保证。一般来说，头后部的囟门待出生后2~12周时关闭，而头顶部的囟门要迟到6~18个月才关闭。

父母应该做什么？

父母不需做任何事情来解决头颅塑形问题。婴儿头通常能自行变圆。有时，颅骨的一部分变扁。为了避免这种现象的出现，婴儿最好保持仰面睡觉的习惯，并不断小幅度地改变婴儿头部着床的位置——一段时间头部偏向一侧，一段时间头部偏向另一侧，还有一段时间头部处于中位。这种保证头继续变圆的策略，将在第5章"扁头或偏头"中详述。

 何时应向医生请教？

对于头颅塑形，医生不需要进行任何治疗。生产前，头颅形状的变化是正常的，出生后会很快恢复圆形。

 应进行怎样的检查？其结果能说明什么问题？

由于出生前颅骨形状的变化是正常的，所以不需要进行任何检测。

 有哪些治疗方法？

头颅塑形不需要治疗，它可自行恢复。为了避免将来头部某些部位扁平，父母应该不断改变婴儿睡觉的姿势，以确保某些部位不会持续受压。详细的内容将在第5章"扁头或偏头"中进行介绍。

 可能发生的并发症有哪些？

颅骨塑形不存在并发问题。颅骨可自行恢复圆形。

扁头或偏头

(出生后
1~9个月)

 婴儿体内到底出了什么问题？

出生前，由于受到妈妈骨盆的限制，婴儿头颅形状出现了塑形；出生后，头颅形状会逐渐恢复圆状。这是因为婴儿的骨板具有弹性。也正是因为这个原因，头部着床的位置可戏剧般地影响头颅的形状。当婴儿一再地以同一体位睡觉时，头部着床部位的颅骨就会受到头部重量的压迫。如果头部位置不定时变换，反复受压部位的颅骨就会变扁平。有些婴儿头颅后面较扁，有些则是侧面扁平。头颅某部位明显扁平的现象称为**扁头或偏头**。

偏头也可与固定的坐立姿势有关。当婴儿坐在车辆安全座椅内，头常会偏向一侧。能放在头颈下面的枕头可以协助婴儿将头竖立，但是婴儿还是喜欢将头偏转一特定角度。车辆安全座椅也会使婴儿只能保持同一姿势。久而久之，头部的重量反复压迫头颅的某一部位，使之变得扁平。

患有斜颈的婴儿，颈部两侧肌肉力量发展不平衡。这些婴儿头部竖起时会歪向一侧。由于这些婴儿大部分时间将头保持一个姿势，很容易形成偏头(关于斜颈的内容参见第10章)。

 父母应该做什么？

父母应定时改变婴儿睡眠的姿势。婴儿仰卧睡觉时，头可偏向一侧，也可直面朝上。父母可用楔状的枕头或卷好的毯子帮助婴儿维持睡觉的体位。维持婴儿睡眠时体位的东西，应该低于肩部，以防婴儿扭动时改变了体位。但要注意，这些东西千万不要遮盖口鼻部。如果已发现婴儿头颅某部位扁平，就应避免睡眠时再压迫这个部位，直到此部位颅骨变圆为止。

如果发现婴儿喜欢朝一个方向看东西，就要注意那侧的头颅将要变扁平。此时，父母就应在反方向多逗引婴儿。比如，将玩具放于婴儿床的某一方位，婴儿必须转动头才能看到它。在车辆安全座椅前的某一部位挂上一面小镜子，婴儿只有转动头才能从镜子中瞥见自己，等等。如果父母采用这些方法，一定将能够诱惑婴儿的物品放在婴儿保持体位的相反方向。

何时应向医生请教？

如果发现婴儿头的某一部位已变扁平，可与医生联系。

应进行怎样的检查？其结果能说明什么问题？

即使婴儿已出现偏头，也不需要进行检测。无论进行怎样的检测，治疗的方法都是相同的。

有哪些治疗方法？

一旦婴儿的头颅形成了舒服的平面，改变婴儿睡觉时头部的姿势是非常困难的。父母必须使用一些技巧改变头颅着床的位置或将头分别保持在不同的姿势。如果重新放置玩具或镜子没有取得预期的效果，头颅某部变扁得越来越严重，也可使用头盔。但这不是常用的办法。

头盔能帮助头颅变圆。坚硬的头盔轻压于部分颅骨上，使其变得更圆；压不到的部位，即是颅骨扁平的部分。通常数月后，扁平部位就会变圆。只有4~6个月以上的婴儿才能接受头盔治疗。在此之前婴儿的头颅外形往往已经变圆。由于10~12个月的婴儿，其颅骨已基本不具有可塑的特性了，所以很少需要头盔治疗了。

可能发生的并发症有哪些？

偏头唯一的并发症是美观问题——永久的扁头。扁头部位通常可以隐藏在头发内，特别是扁头部位在脑后，更容易被隐蔽。个别婴儿的一侧颅骨明显扁于另外一侧，可造成明显的美观问题。如果此婴儿较瘦且头发稀少，头颅扁平部位就比较明显了。

枕秃

（出生后2~6个月）

婴儿体内到底出了什么问题？

几乎每个婴儿都会在脑后、颈上部位出现枕秃。趴着睡觉的婴儿出现枕秃的机会比较少，但躺着睡觉的婴儿则出现的机会多。这样一来，枕秃几乎成了判别婴儿睡眠姿势的标准了。枕秃是由于枕部头皮受到反复压迫和摩擦所致，其结果是造成局部头发缺失，出现的原理与扁头基本相似，但此问题比较容易解决。只要婴儿逐渐强壮，到可以抬头的地步时，头皮受摩擦的机会就会减少，头发就会重新长出。

父母应该做什么？

父母可试着改变婴儿睡眠的姿势。可是枕秃非常容易发生，即使偶尔摩擦头皮也会出现。所以，父母唯一能做的事情就是等待。

何时应向医生请教？

医生不需介入，因为脑后的枕秃是正常的，而且是暂时的现象。

应进行怎样的检查?其结果能说明什么问题?

由于这是正常现象,不需进行任何检查。

 有哪些治疗方法?

时间是治疗枕秃的唯一办法。改变头部着床位置,可减少压迫和摩擦,有可能缩短枕秃的时间。

 可能发生的并发症有哪些?

没有任何并发问题。头发会再长出来的。

囟门

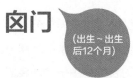
(出生~出生后12个月)

婴儿体内到底出了什么问题?

颅骨之间的连接处,也就是骨头缺失区,医学上称为**囟门**。出生时,婴儿有4个囟门,其中两个比较明显。较大的一个位于头顶,称为前囟;较小的一个位于脑后中线,称为后囟。囟门使婴儿在分娩期非常容易进行头颅塑形。颅骨间的松弛连接可以保证头颅塑成细长形,更好地通过产道,获得分娩。

虽然囟门看来比较软,实际上却是非常坚韧的。许多父母都怕触摸婴儿的这些部位,其实没有什么可怕的。因为囟门的组织结构非常坚固。囟门下存在着大脑外围的液体,当触摸时有软滑的感觉。

后囟不仅小,而且闭合也早。一般来说,后囟于生后2~12周闭合,而前囟会在6~18个月才闭合。

父母应该做什么？

对于囟门父母没有什么特殊事情好做。父母不要怕触摸这些部位，也不要避讳剃掉此区域的头发。

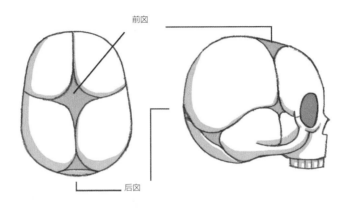

图1 新生儿头颅骨组成和囟门形态

何时应向医生请教？

囟门通常较平，也可轻凸或轻凹。如果发现婴儿的囟门明显隆起或凹陷，都应与医生联系。囟门隆起是大脑周围液体感染的征象。大脑周围感染是一种非常严重的疾病。婴儿通常表现为易惊或嗜睡，也可出现发热。囟门凹陷是脱水的征象。大脑周围的液体如同垫子，支撑着囟门。当婴儿脱水严重时，人体内各个部位的液体都会减少。此时，前囟就会下凹。脱水的婴儿病情比较严重，将在第21章进行介绍。

应进行怎样的检查？其结果能说明什么问题？

对于正常囟门，不需进行任何检测。如果婴儿病情重且囟门隆起，就应考虑进行**脑脊液穿刺**。通过此项检测可了解大脑周围液体的情况。医生通过穿刺下腰部，也就是脊髓的尾部，获取脑脊液；而不通过穿刺囟门获取。有时，也需进行头颅CT扫描和超声波的检查。

通过这些检查可以了解大脑周围的液体和大脑本身的情况。在前囟还
未闭合时，头颅超声波检查特别有意义。前囟一旦闭合，头颅超声就
失去了原有的作用。脑脊液测定、头颅CT扫描和超声检查都将在第
22章进行描述。

有哪些治疗方法？

不需任何治疗，囟门可自行闭合。如果囟门真的隆起或凹陷了，
需要治疗原发疾病。引起囟门隆起的感染通常需要用抗生素治疗。引
起囟门凹陷的脱水需要补液治疗(这2种治疗参见第21章)。

可能发生的并发症有哪些？

并发症包括囟门闭合过早或开放过长。闭合过早，可能影响头颅
的形状。请记住，囟门是相邻颅骨之间的空隙。骨缝则是相邻颅骨紧
密相接的衔接处。如果骨缝过早融合，头颅形状也会受到严重的影
响。我们将这种情况称为**狭颅症**。如果囟门闭合过早，而骨缝正常
时，婴儿头颅可维持正常形态。

囟门开放得太久可提示其他的问题。患有甲状腺疾病和营养不良
的婴儿，其囟门闭合就会延迟。有些遗传性病症也可导致出现囟门闭
合延迟的现象。骨骼疾病，比如佝偻病，也会延缓囟门的闭合。

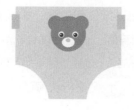

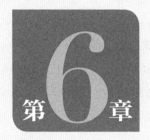

第**6**章

眼睛

　　胎儿眼睛结构一经初步形成，在子宫内就能察觉到光亮了。但是，出生后，眼睛必须通过学习，才会看东西。这种学习是一个循序渐进的过程。婴儿刚出生时，还不能看清东西，其视力跟成年盲人差不多。但出生后头几个星期内，婴儿视力很快地成熟起来。出生后几个星期的婴儿，其眼睛每天就可接受到数千张图片的刺激了。在眼睛成熟的同时，也逐渐具备了聚焦的能力，大脑也开始可以整合眼睛看到的信息了。婴儿学习眼睛看东西的进步是非常迅速的。

　　婴儿视力的发育过程包括：学会聚焦，看清远近的物体；学会识别颜色；学会使用双眼看出物体的立体状态，等等。一旦婴儿学会了看，就开始寻获视觉知识了。婴儿学会区别父母的外貌；学会区别白天和黑夜；学会区分远体和近物。只有双眼协调地转动，才能将一致的信息传到大脑。婴儿在这点上还有所欠缺，所以，我们有时会看到婴儿的双眼有些内斜或外斜。其实，这是视力发育过程中的正常阶段。还有，婴儿的眼睛偶尔会被擦伤或出现感染，但其愈合和恢复的速度是非常迅速的，我们大可不必担忧。

散视

(出生~出生
后3个月)

婴儿体内到底出了什么问题？

新生儿的视力极差，达到了医学上诊断成年盲人的标准。如果测定他的视力，大约也只有0.04(20／500)。换句话说，新生儿只能看到接近乳房大小和形状的物体。从进化的角度来看，这点非常有意义——乳房是新生儿真正需要看的东西！当婴儿长到6~7个月时，视力可提高到0.4(20／50)。

新生儿不仅视力差，而且几乎还是个色盲，仅能区分黑、白和红色。其实，达到这程度已经具有确切的意义了，因为妈妈的乳房是粉红色的。

出生后头几个月，当婴儿需要学着看东西时，其视力也就大大提高了。同时，眼睛和大脑也开始共同工作了，大脑可以解释从双眼获得的立体视觉信号了。起初，大脑接收到的信号不是双眼同时输入的，而是由每只眼分别输入，致使大脑接收到的信号有时会非常奇特。引起这种奇特现象出现的最常见原因是**散视**——两只眼睛注视着不同的方向。这种令父母不安的现象将终止于出生后4~6周，那时大脑和双眼之间就能进行很好的沟通了。此后，婴儿还会偶尔出现散视或对眼。基本上到婴儿出生后3～4个月，对眼的现象可以基本消失。

父母应该做什么？

除了担忧，父母不能对孩子进行任何帮助。因为出生后头几周的散视纯属正常现象。

何时应向医生请教？

对出生后头两个月的婴儿偶尔出现的散视现象，医生不需要介入并给予治疗。如果婴儿的一只眼睛运动不良、双眼持续出现对眼或频繁散视现象，就应请教医生对婴儿进行相关检查。如果不满8周的婴儿出现这些情况，请不必担心。如果父母怀疑婴儿可能存在散视问题，也可与医生联系。

应进行怎样的检查？其结果能说明什么问题？

由于新生儿偶尔出现的散视属于正常现象，所以不需进行任何检测。

有哪些治疗方法？

对于正常的散视，不需接受治疗。当婴儿学会看东西后，双眼运动就会协调。

可能发生的并发症有哪些？

新生儿正常的眼球转动不会并发任何问题。

对眼

（出生～出生后12个月）

婴儿体内到底出了什么问题？

有3个原因可致婴儿表现出对眼：1.不成熟的眼睛控制系统可导致散视和偶尔的对眼；2.眼睛和鼻子的解剖关系，容易使父母错感到婴儿存在对眼，实际根本不是；3.眼睛真的有些偏斜，并集中于鼻侧。不论是否相信这第三种情况，真性斜视是很少见的。

如果发现婴儿偶尔出现对眼现象，通常是由于眼睛向内散视或向鼻侧聚集的随机动作所致。出生后头一周的婴儿会经常出现对眼现象，这是因为婴儿控制眼睛的能力还不成熟，而且大脑还不能与眼睛同步工作的缘故。随着婴儿的生长，散视的频率将越来越低，直到有一天完全消失。如果仅一只眼睛向内斜或向外斜，且超过出生2~3个月后还频繁出现，很可能是控制眼睛运动的肌肉比较薄弱。此时，才将这种情形称为**斜视**。

至今为止，婴儿出现对眼现象的最常见原因是成人的视觉假象。假设婴儿眼睛很大、鼻梁很宽、上眼睑很厚(即内眦皮赘)，即使婴儿双眼已相当的协调了，你还会认为他存在对眼。这种现象称为**假性斜视**。对于很多种族，特别是亚裔的婴儿来说，这纯属正常。

判断婴儿是否真有对眼的最好办法是观察他们的眼睛对光线的反应。当光照射时，双眼能同时相聚于发光点，说明婴儿不存在对眼现象；当光照射时，双眼分别注视不同的方向，说明婴儿可能存在对眼问题。此试验是观察婴儿双眼对光的反应，医生将其称为光反射试验。

♥ 父母应该做什么？

注意婴儿对眼的方式。如果婴儿只是随机散视，大多数在2个月内即可消失，父母不需做任何事情。即使出生后3个月还会偶尔发现斜视的现象，通常也是可以接受的。

如果对眼是内眦皮赘造成的视觉假象，父母做什么也没有用。随着婴儿的生长，对眼现象就会逐渐减少。

🏺 何时应向医生请教？

如果2个月以上的婴儿出现一只或双眼持续地内斜或外斜，3个月后还偶尔出现这种现象，就应向眼科医生请教了。有时，父母很难判断婴儿的眼睛是向内还是向外斜。只要父母有所怀疑，都应带婴儿去看眼科医生。

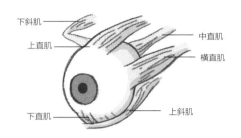

下斜肌　　上直肌　　下直肌　　中直肌　　横直肌　　上斜肌

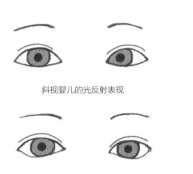

斜视婴儿的光反射表现

正常婴儿的光反射表现

图2　眼球的解剖结构（上图）；利用光反射对斜视进行测试（下图）

应进行怎样的检查？其结果能说明什么问题？

　　儿科医生或眼科医生都可以对婴儿进行遮盖测试。此测试可检测婴儿两只眼睛间的协调能力，从而确诊斜视。实验步骤是：待婴儿双眼注视一件物体后，用盖布遮住一只眼睛2秒钟后放开。正常的眼睛会持续注视着原有的物体。如果一只眼睛为斜视，当把正常眼睛遮盖时，此眼会轻微移动。这是因为有问题的那只眼睛将努力聚焦于目标上而形成移动。

　　对于可合作的年长儿和成人进行此项检测，结果将是非常准确的。对于婴儿，检测是否存在双眼协调问题时，上面提到的光反射实验可能更准确些。

有哪些治疗方法？

如果斜视诊断得足够及时，比如小于6岁，虽然诊断结果可能不是非常准确，但通常应该佩戴眼镜进行矫正。眼镜可以帮助婴儿将双眼聚集于同一物体上，所以可训练眼睛协调能力。及早佩戴眼镜，最终应该能使双眼协调能力变为正常；最起码佩戴眼镜时，双眼能够协调运动。

如果斜视诊断得太迟，大脑就会适应眼睛不协调生成的信号，阻断或抑制有问题的那只眼发来的信号。此时，即使佩戴了眼镜，眼睛仍然斜视。这些儿童只能接受眼部肌肉的外科手术来纠正斜视。手术后，通常还要佩戴眼镜。

可能发生的并发症有哪些？

未经治疗的斜视，其最严重的并发症是有问题的那只眼睛会出现功能性失明，又称为**弱视**。因为大脑本应该能够整合双眼传入的立体信号，但由于一只眼睛的随机散视或不协调致使大脑不能整合双眼所传入的信号，于是就拒绝或抑制了有问题的那只眼所传入的信号。如果大脑拒绝了一只眼睛传入的信号，另一只将作为优势眼。非优势的那只眼睛就如同失明。即使它本身是正常的，大脑也会视其不存在。

很多问题都可以引起弱视。比如，白内障长期遮盖了一只眼睛，就会出现弱视。还有，异常的眼睑遮住了婴儿的视野，等等。无论何种原因，只要大脑不能整合两只眼睛分别传入的信号，一只眼睛就会出现功能性失明。通过遮盖优势眼可以治疗弱视。如果治疗过晚，即使通过佩戴眼镜或遮盖也很难再治疗弱视了。

绝大多数医生和父母都会非常容易地识别出斜视，而没有斜视的弱视往往不易被发现。实际上，眼科医生只有对婴幼儿进行充分合理的检查后，才可能确诊弱视的类型。

眼睛分泌物和红眼睛

(出生~出生
后12个月)

婴儿体内到底出了什么问题？

大多数新生儿在出生后头2周还不能产生眼泪。大约出生3~4周，父母才可注意到婴儿眼睛变湿润了，哭时也会偶尔流眼泪了。从此，婴儿就开始产生眼泪。

婴儿一旦能产生眼泪，就必须同时能够引流排空它才行。可此时，眼睑下称为泪管的小管还非常细，不能承担全部引流排空的工作。除了这个原因，非常细的泪管又特别容易被阻塞，因此，很难完成引流眼泪的任务。这样一来，我们就会经常见到婴儿的眼睛是水汪汪的。水汪汪的眼睛很快就会出现白色、黄色，甚至绿色黏糊糊的黏液或**分泌物**。医学上用**泪管狭窄**来形容这种情况。还有一些原因可以致使眼内出现黏糊糊的分泌物，不伴有泪管狭窄的感染也是引起分泌物的一个原因。这种称为结膜炎的感染，其传染性很强，由病毒或细菌所致。传染来自婴儿的亲戚、学校或幼儿园的儿童。有些感染是婴儿经产道分娩时获得的。病毒性结膜炎和细菌性结膜炎的典型表现不同：除了两者都可引起眼睛充血、发红外，病毒性结膜炎引起清亮的眼泪增多，而细菌性结膜炎引起的是黄绿色的黏稠分泌物增多。有时这两种类型的结膜炎表现得十分相似。

结膜炎可单独存在，也可与耳部感染并存。由于鼻窦连接了眼部和耳部，所以一个部位的感染容易引起另一部位同步出现感染。

眼部重症感染的表现

结膜炎，也通常称为红眼病，是一种极为常见的眼部疾病。由于感染很容易传播，以下这些提示，可以帮助父母鉴别婴儿红眼的严重性：

·眼睛肿，眼睑红

· 当婴儿转动眼时会出现哭闹
· 眼球外突，与另一侧不对称
· 因光照能刺痛婴儿，因此畏光
· 高热

♥ 父母应该做什么？

轻轻擦拭婴儿的眼睛以去除眼部分泌物。最好是使用湿润的棉球、纱布或柔软的毛巾从鼻侧的眼角向外擦拭。如果存在泪管狭窄，这种擦拭方法有助于暂时缓解泪管阻塞。由于狭窄的泪管，管腔极细，不足以顺利引流眼泪，所以几小时后黏稠的分泌物还会再现。

无论相信与否，一种药店内可买到的非处方药物——生理盐水，或母乳，滴到婴儿的眼内，有助于清除分泌物，而且清除的速度还很快。母乳内含有很多抗体，可以杀灭细菌。存在泪管狭窄的婴儿，在接受生理盐水清洗期间，眼部情况确实可以得到控制；但停止使用后，分泌物还会出现。这是因为原发问题——纤细或被阻塞的泪管——还没有得到解决。

为了去除婴儿眼睛周围干硬的分泌物，父母可用含有婴儿洗发液的温水轻轻擦拭婴儿的眼睑。少量的肥皂也可去除黏稠的分泌物。但要特别小心，洗发水千万不能进到婴儿的眼内。

对患有泪管狭窄的婴儿来说，医生会建议实施泪管按摩。父母用一根手指轻轻按摩鼻子和鼻侧眼角之间的部位。按摩有助于去除阻塞于泪管内的残留物。按摩、冲洗、清理和擦拭经常合并使用。

🍼 何时应向医生请教？

如果发现婴儿眼内持续存在黄绿色分泌物，就应与医生取得联系。如果眼睑出现了明显的红肿，说明感染已播散到了眼外，就应该去看医生了。

在没有使用抗生素滴眼液的前提下，眼内分泌物就不再增多了。这是感染转移到耳部的征象，父母也要与医生取得联系。其实，无论使用了多少种滴眼液，耳部都有可能通过鼻窦受到细菌的侵袭。

 ## 应进行怎样的检查？其结果能说明什么问题？

有时对眼睛分泌物进行细菌培养可以确定感染的原因。因为新生儿只暴露于几种细菌中，而且这些细菌主要来自于产道，所以细菌培养对新生儿来说非常有帮助。特殊细菌需要接受特别抗生素的治疗。只有医生明确了感染的原因，才能对症治疗。

需要特别记住的是，从婴儿开始，一些细菌就开始寄生于正常皮肤上了。到了儿童时期，皮肤上已经存在很多种正常细菌，这些细菌非常容易生长。此时，再进行细菌培养，对寻找病因的帮助就不大了。正常皮肤细菌也可引起结膜炎，但绝大多数常用的抗生素都可有效杀灭它们。除非眼部感染持续加重，一般不需证实引起感染的细菌种类。

当眼睑肿胀，形成严重感染时，需要进行CT和核磁共振成像的检查。这些影像可以确定感染只局限于外部皮肤，还是扩散到了眼睛后部。眼睛内部的感染非常少见，但需要强有力的药物才能控制感染。如果不予治疗，严重感染会有可能导致婴儿失明。

有哪些治疗方法？

如果眼睛内黏稠的分泌物是感染所致，就需使用药物治疗。细菌性结膜炎可用抗生素眼药水和药膏治疗。为了避免婴儿在出生后头几天即出现结膜炎，婴儿出生后常规接受抗生素眼膏。这样可以消灭来自于产道的细菌。

如果不像是细菌感染，使用抗生素后病毒性结膜炎不会有所好转。因为抗生素不能杀灭病毒。认真清洗眼睛，去除分泌物，几天后病毒就会崩解消失。

记住，直到泪管开放并引流通畅为止，患有泪管狭窄的婴儿会反复出现眼内分泌物。这样就必须反复使用生理盐水、母乳和抗生素滴眼液。

存在泪管狭窄的婴儿，只有眼内分泌物持续增多时，才需接受抗生素滴眼液的治疗。抗生素滴眼液适于清除大量的细菌，而母乳或生理盐水只适于预防细菌感染或治疗轻微的细菌感染。如果泪管狭窄已持续了数月，就需接受外科治疗，以疏通泪管，帮助眼泪引流。儿童眼科医生可以完成此项操作。

可能发生的并发症有哪些？

大多数感染不会引起并发问题。如果感染不只是局限于眼睑表面，而是深入到周围皮肤或眼球深部的话，就会迅速扩散。这种继发感染称为**蜂窝织炎**，说明皮肤和深部组织都受到了感染。继发性结膜炎会出现两种最令人担忧的并发症，它们是眼眶周围的**眶周蜂窝织炎**和眼后的**眶内蜂窝织炎**。

眶周蜂窝织炎，也称为**膜前蜂窝织炎**，通常起自于鼻窦感染。感染移至眼睛周围的皮肤，引起眼睑肿胀。如果能见到红色的边缘线，说明感染仍在扩散中。眶周蜂窝织炎比眶内蜂窝织炎要轻，但眶周蜂窝织炎有时会扩散到眼后，形成眶内蜂窝织炎。

眶内蜂窝织炎远远重于眶周蜂窝织炎。这种感染存在于眼球后的眼窝内，可累及肌肉、脂肪、神经或骨头。眶内感染的征象包括动眼时疼痛、严重肿胀或高热。只要怀疑婴儿出现了眶内感染，就应进行CT和核磁共振成像的检查。不及时治疗眶内蜂窝织炎，感染会随着神经进入到大脑，引起婴儿失明或脑膜炎。脑膜炎是指大脑周围的液体出现感染。这样的婴儿只能住院接受静脉抗生素的治疗。

角膜擦伤

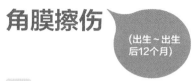
（出生～出生后12个月）

婴儿体内到底出了什么问题？

角膜是覆盖于眼睛前面的透明组织层，可预防眼睛接触到刺激物和避免眼睛受到轻微的损伤。角膜擦伤意味着此层组织受到了损伤。很多人认为这就是眼睛擦伤。

很多原因可引起角膜擦伤。婴儿期间，主要是婴儿的指甲不由自主地经过眼睛时造成擦伤。还有纸张、沙粒或衣物也可造成角膜擦伤。角膜擦伤本身不会传染。

典型的角膜擦伤会出现急性疼痛，并具有近期创伤的病史。尽量闭眼避光、迫使产生较多眼泪或频繁眨眼，都会取得一定的效果。有时可见婴儿眼睛发红，有时看不出任何异常。

当婴儿哭闹不止时，说明角膜擦伤较为严重。特别是2~3个月的婴儿，一天到晚地手舞足蹈，而且指甲长得又非常快。在这些情况下，很少见到眼睛完全正常的时候，经常听到婴儿尖叫后，眼睛就会紧闭，说明角膜受到了损伤。

父母应该做什么？

父母可以用一块纱布或其他东西暂时遮盖婴儿受损的眼睛，这会使他在明亮的光线下时舒服些。有时父母不专业的操作会激怒婴儿，那么还是请专业人士帮忙会更好些。

何时应向医生请教？

任何时候怀疑婴儿眼部受到损伤，都应立即去看医生。

应进行怎样的检查?其结果能说明什么问题?

　　检查眼睑下面是否存有异物,如脏东西或沙粒等,是非常必要的。很多医生都会使用**荧光素**,一种具有荧光的滴眼液,显出可能擦伤的部位。荧光素在眼内只存留几秒钟,不会引起额外的疼痛。

　　如果医务人员不能全面或更仔细地检查婴儿的眼睛,就应请教眼科医生了。眼科医生会使用裂隙灯进行更详细的检查,确认眼睛各部位是否正常。

 有哪些治疗方法?

　　如果角膜真的被擦伤了,经常需要使用抗生素预防继发感染。可选用抗生素滴眼液,也可选择抗生素眼膏。有时遮盖眼睛可使眼睛更为舒服,也可减少频繁地眨眼。最主要的治疗办法是按照医嘱坚持遮盖受伤的眼睛。摩擦或遮盖物松开都会延误愈合。虽然,遮盖眼睛是个有争议的治疗方法,但它确实可以使眼部感到更加舒适。遮盖疗法只用24小时即可。擦伤的范围越大,医生选择遮盖治疗的可能性也就越大。

 可能发生的并发症有哪些?

　　典型的角膜擦伤几天后就会痊愈。较深的擦伤可能会出现感染,甚至留有瘢痕。治疗不当的擦伤可发展为反复的角膜糜烂。瘢痕和角膜糜烂都会引起一定的表现,如经常流泪、眼部轻度不适和视力模糊等。

　　个别婴儿因角膜损伤太重,需要进行角膜移植。这种病例十分罕见。

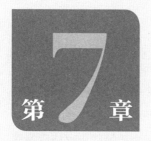

耳朵

　　胎儿在子宫内即可听到声音。他们能识别母亲体内血流的声音和父母说话声音的音调。实际上，子宫内的环境非常嘈杂。据估计，其噪声可达90分贝，与摇滚音乐会的音量差不多了。

　　婴儿出生前就已习惯了子宫内的背景噪声，所以出生后就能听清楚声音。这就是为什么绝大多数婴儿并不需要绝对安静的环境。相反，一些背景声音经常有助于婴儿睡眠。

　　婴儿出生后很快就能识别自己父母的声音，但还不能确定声音的方位。实际上，4个月的婴儿才能确定声音的方位。婴儿一旦能确定声音的方位了，就能将头转向鼓掌或跺脚等声音发出的方向，以寻找到来之人。在此之前，突然的强声只能使婴儿出现惊吓。

　　听力对语言发育非常重要。只有听到了声音，儿童才可能学着模仿。否则就永远不能说话和吟诵。目前，医院通过常规听力筛查力图尽早发现存在听力障碍的婴儿。

耳部小窝和皮赘

(出生~出生
后12个月)

婴儿体内到底出了什么问题？

皮赘是皮肤多余的部分。可发生在身体的任何部位，但最常见于颜面部，特别是耳部，常称为附耳。

小窝是皮肤上大约3～4毫米直径，不到2～3厘米深的小洞。有时小窝可产生一种油脂样物质，称为**皮脂**。对新生儿来说，小窝最常发生的部位仍然是面部，特别是耳部周围。实际上，耳周小窝和皮赘通常都是正常的。

父母应该做什么？

发生于耳部周围的皮赘和小窝是正常变异，不需任何治疗。

何时应向医生请教？

如果婴儿的小窝和皮赘出现了感染，就应请教医生了。感染的征象包括局部红肿、局部皮肤温热和皮赘或小窝部有脓汁或液体流出。

当父母想通过美容的方法去除皮赘时，医生可以实施这种去除皮赘的手术。详细内容见于本节关于治疗的叙述。

应进行怎样的检查？其结果能说明什么问题？

对于普通的小窝或皮赘，不需进行任何检测。如果小窝或皮赘出现感染，细菌则是常见的原因。通过细菌培养可以了解窝内生长的细菌种类，但此检测很少应用。因为这些细菌经常是正常皮肤上的寄生细菌，所以，任何能够治疗皮肤寄生细菌的抗生素都可杀灭小窝内的细菌。

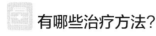

有哪些治疗方法？

感染的耳周小窝可用抗生素治疗，但反复感染就需外科治疗了。

如果皮赘的茎干非常细，可采用结扎的办法去除。用一根细线，最好是外科缝合线，结扎尽可能接近面部的皮赘基部。结扎可中断皮赘的血流。几天后，皮赘和结扎线就会一同脱落。

当父母想去除婴儿的皮赘，但皮赘太大不能实施结扎时，皮肤科或外科医生可实施皮赘的切除。因此，需要进行一次较小的手术。

可能发生的并发症有哪些？

由于小窝内滞留了细菌，可出现感染。如果感染只发生一两次，应用抗生素即可解决问题。如果反复发作，就应采用外科方法引流脓液并封闭小窝。

很少见到小窝与其他组织相连。如果出现这样的问题，连接部称为窦道。窦道可能促使皮肤上的细菌进入深部。对于反复感染的小窝，应考虑存在窦道；窦道一旦闭合，感染通常就得到解决。只有选择外科手术才能关闭窦道。

小窝还可并发其他的耳部问题。虽然大多数存有小窝的儿童具有正常的内耳和听力，但小窝较深时，很容易并发听力的损伤。绝大多数新生儿在出生后1~2天都进行了听力筛查，因此非常容易了解婴儿是否存在听力障碍。

孤立的皮赘几乎不存在并发问题。如果皮赘出现于身体的其他部位，可能是皮肤疾病或神经疾病的征象。这时，应请相关领域的专家进行会诊。

外耳卷曲
(出生～出生
后1个月)

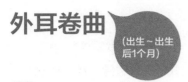 **婴儿体内到底出了什么问题？**

外耳部分由软骨组成。软骨是一种既坚固又柔韧的组织。胎儿在子宫这一个狭小的空间内生长，外耳的软骨很可能会被迫折曲着生长。当婴儿出生时，外耳就会变得奇形怪状。其实，婴儿一旦离开子宫的约束，软骨就不再受压了，外耳也就逐渐变平整了。

父母应该做什么？

因为折曲的外耳会逐渐恢复正常，所以父母不需做任何事情。

何时应向医生请教？

折曲的外耳是正常的，最终会恢复正常，因此很少需要医生的帮助。如果外耳的折曲现象持续存在，医生才会对此采取适当的治疗。

应进行怎样的检查？其结果能说明什么问题？

因为这是一种正常、短期现象，不需进行任何检测。

有哪些治疗方法？

通常不需接受治疗。如果很长时间折曲的外耳还没有恢复正常状态，有些医生会在婴儿外耳上罩上一个塑料帽，协助外耳塑形，利于折曲的外耳恢复正常状态。如果婴儿长期保持一侧睡眠的姿势也会持续折叠外耳软骨。采用塑料帽纠正外耳形状，也可获得很好的效果。

极少数的婴儿需要接受外科手术调整外耳软骨形状。这纯属整容手术，所以大多数外科医生认为，如果外耳形状不是特别异常，应待孩子大些再实施手术。

可能发生的并发症有哪些？

折叠的外耳不会带来并发的问题。一般来说，这些婴儿的听力都是正常的。

揪耳朵

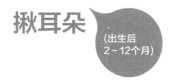

（出生后
2~12个月）

婴儿体内到底出了什么问题？

许多父母都认为婴儿揪耳朵是其耳部感染的必然征象。其实，很多原因都可造成婴儿戳耳朵、揪耳朵、拉耳朵和搓耳朵的现象。一些婴儿揪耳朵是因为疼痛；一些婴儿揪耳朵是因为耳朵容易被触到，而进行玩耍；还有一些婴儿揪耳朵纯属自我安慰。所以看来，婴儿揪耳朵可以是在玩耍，可以是自我安慰，还可以是在体验疼痛。

当婴儿长到3~4个月时，就能意识自己的耳朵的存在了。大约此时，父母也会注意到婴儿睡觉时常会乱动耳朵；清醒时常会拉着耳朵玩耍。特别是当婴儿感到高兴和舒适时，他会揪着耳朵来安慰自己。高兴的婴儿抻拉自己的耳朵并不是不舒服的表现。

如果婴儿哭闹时抻拉他的耳朵，很可能是疼痛所致。最常见的原因是出牙。出牙的婴儿常会揉搓、抻拉自己的耳朵，以示不舒服(出牙相关问题参见第9章)。另一原因是耳垢阻塞了外耳道。这种现象不常见，但有些蜡样耳垢的婴儿常会出现深部耳垢，这些耳垢容易刺激婴儿感到不适。即使怀疑是蜡状耳垢刺激了婴儿，父母也不能插入任何东西进到婴儿耳内去清理这些耳垢，即便使用特殊棉签也不行。还有可能造成揪耳朵的原因就是耳部感染。耳部感染是引起揪耳朵中最令人担忧的原因，这些婴儿通常伴有发热和感冒的症状（小于6个月的婴儿不易出现这种情况）。实际上，很多婴儿在出现耳部感染时，并不出现揪耳朵的现象，只是有点情绪不安。

♥ 父母应该做什么？

最主要的事情是辨别婴儿是否存在疼痛。如果婴儿既高兴、舒适、饮食好，且睡眠又香，父母不必担心孩子的揪耳朵现象。

如果婴儿不适，观察婴儿是否出现了发热。耳垢阻塞不会导致发热，但出牙、耳部感染可能会导致。父母可以给婴儿服用解热镇痛剂，以缓解婴儿的不适。出牙时，婴儿会将所能得到的东西都往嘴里塞，如啃自己的手、玩具、奶头或安抚奶嘴等。而耳部感染的婴儿却不这样做。当孩子平躺时，出牙的婴儿会感到更加不适。耳部感染的婴儿不管是处于什么体位都会感到疼痛（"出牙"相关的内容参见第9章）。

如果婴儿以前就出现过耳内耳垢过多的现象，这次父母还认为与此有关，就可向耳内滴几滴油。任何植物油都可以，比如，橄榄油、杏仁油等。使用前应将油瓶内的油用热水进行适当的温热。每晚婴儿睡觉前，向每只耳朵内滴入2～3滴油以软化耳垢。这样医生就会比较容易地将耳垢取出。有时耳垢可被自行溶解。绝不能使用长棉签等细小的物品伸进耳内自行给婴儿清理耳垢。

以上是总的规则。但要记住，出牙的婴儿也能并发耳部感染。反之亦然，而且出牙和耳部感染都可能同时伴有耳垢增多。

何时应向医生请教？

如果婴儿因为疼痛而揪耳朵，就应该带婴儿去看医生。如果婴儿体温超过38.5℃或婴儿心神不安、饮食差、睡眠太多或太少，都应该向医生请教。如果婴儿耳部红肿或耳道内有液体流出，就更应该去看医生了。

应进行怎样的检查?其结果能说明什么问题?

对于揪耳朵需要进行的最好的检测即是看医生。除此,没有任何可做的检测项目。

 有哪些治疗方法?

玩耍中,婴儿高兴时出现的揪耳朵现象不需治疗。很多婴儿通过揉擦耳朵进行自我安慰,这种现象会持续到儿童期。

如果揪耳朵的原因是出牙痛,可使用出牙环、磨牙胶、止痛药物或联合治疗的方法(详细内容可见第9章)。

耳部感染不一定需要治疗。病毒是引起耳部感染最主要的病因,这时不需药物治疗。抗生素只针对细菌感染。除了病毒感染,父母应听取医生的意见,决定是否需要抗生素治疗。

医生和护士可以帮助婴儿清除耳垢。可使用细长的棉签掏出耳垢,也可使用温水进行耳道冲洗。对于坚硬的耳垢,医生会给婴儿先使用几天的滴耳液,待耳垢软化后再进行清理。

 可能发生的并发症有哪些?

反复耳部感染或未经治疗的耳部感染都可引起听力受损。如果婴儿反复耳部感染,内耳中的液体又不能引流出来时,医生会建议切开鼓膜放置引流管。这种引流管由耳鼻喉科医生放置。不仅婴儿可能会接受引流管的放置,其他年龄段的儿童也可能需要这种治疗。

出牙和耳垢阻塞都不会引起耳部存留长期的问题。耳垢阻塞经常是终身问题,许多成年人也需要医生经常帮其清理耳垢。

第**8**章

鼻子

　　新生儿是用鼻子呼吸的。由于他的嘴正忙于学习如何吸吮和吞咽，因此维持气道通畅的重任就落在了鼻子上。实际上，鼻子是特别重要的器官。当胎儿头刚刚被娩出时，医生就会使用手持针管(吸鼻器或称为球状注射器)吸出鼻腔内的羊水。婴儿出生后，只要脐带被夹闭、剪断，就必须开始自主呼吸。所以，婴儿开始呼吸前，产科医生会将鼻腔尽可能地清理干净。

　　如果新生儿出现鼻塞，其呼吸声就会变得粗重。特别是在喂养时，经常表现得非常显著。这是由于喂养时婴儿的嘴已被乳头或奶头充满，其呼吸完全依赖鼻腔的缘故。鼻塞可能是由于婴儿吃奶时奶汁阻塞了鼻腔后部或患有感冒、过敏等原因所致。不论是何原因所致，吸鼻器通常都可以快速地清除鼻腔内的分泌物。

　　直到出生后2个月，婴儿的鼻子和嘴才开始共同承担起呼吸的大任。此前，呼吸的通畅完全依赖于鼻腔。这就是为什么年长儿比较容易处理鼻塞的根本原因。

鼻塞和打鼾

(出生~出生
后12个月)

 婴儿体内到底出了什么问题？

两个月内的婴儿只会用鼻呼吸。这时，他的嘴是只用于吃东西，而不用于呼吸的。医学上将这种现象称为**强迫性鼻呼吸**。由于婴儿鼻腔非常狭窄，一点儿分泌物就可造成鼻塞；还由于婴儿只用鼻呼吸，鼻腔一旦被阻塞就可发出明显的打鼾声。

当鼻腔内出现了一些分泌物时，分泌物会留置于鼻腔后部，这时婴儿会发出如同洗衣机发出的轰轰声。引起鼻腔产生分泌物的原因很多。婴儿生病时、鼻腔受到刺激物(如花粉、灰尘、霉菌、香水等)刺激时，都可产生分泌物。当喂养时或喂养后，一些奶汁上返至鼻腔后部，也可导致鼻腔产生分泌物。出牙时，特别是出生后4~6个月开始出牙的时候，婴儿口腔内会产生大量口水。这些过多的液体也可上返至鼻腔后部，致使鼻腔产生分泌物。

当黏液存在于鼻腔内时，为了排出黏液、奶汁或口水，流鼻涕成为最佳的自我保护方式。当婴儿鼻子不通气时，也就是鼻腔被阻塞时，分泌物被滞留于鼻腔后部。很多分泌物就会倒流至婴儿的咽喉，引起咳嗽和哽咽。这种现象称为**鼻后倒流**。

 父母应该做什么？

由于鼻塞的婴儿不能将鼻腔内分泌物引流出来，蒸汽浴是帮助他们解决此问题的最好办法。但要注意，避免热水直接接触到婴儿，以免不必要的烫伤。蒸汽可进入婴儿的鼻内，几分钟后婴儿就可以流鼻涕了。然后可使用球形抽吸器吸出鼻腔内的分泌物。球形抽吸器是一种塑料制成的口鼻抽吸装置，也有人将其称为吸鼻器。每个鼻孔抽吸一两次即可。蒸汽浴是相当安全的，但不要持续太长的时间，每次最好10~15分钟。

加湿器和喷雾器与蒸汽浴具有同样的原理，只是效果稍弱而已。当婴儿出现鼻阻塞时，湿化的气体可帮助婴儿排泄鼻内分泌物，但也不是每次都可以的。确保加湿器不要一次应用的时间太长，以免墙壁和天花板上积满小水滴，诱发霉菌的生长。所以，一定要定期清洁和消毒加湿器。

还有一种可以帮助婴儿引流鼻内分泌物的办法，就是向鼻腔内喷些液体，比如，生理盐水、纯净水或者母乳。生理盐水是药店内可以买到的医用盐水溶液。首先将婴儿竖立抱着，再将液体尽可能喷入鼻腔深部。如果婴儿头后仰，经鼻喷入的液体就会经鼻腔进入咽喉，致使液体被婴儿吞入或造成哽咽，完全达不到鼻腔引流的目的。

保持舒服的体位可以帮助婴儿维持通畅的呼吸。当婴儿仰面朝上时，鼻阻塞和鼻呼吸不但不会得到缓解，反而会加重。鼻腔分泌物将通过鼻后部进入咽喉。父母可用自己的胸部或车内安全座椅将婴儿置于半卧位，这时婴儿睡觉时就不会出现鼻腔分泌物倒流入咽喉了。在婴儿床内，可将毛巾置于床垫下，形成斜坡状。切记，不要用毛巾、枕头直接垫在婴儿的头下，这样婴儿头会后仰，造成鼻腔分泌物倒流进入咽喉。

何时应向医生请教？

当婴儿出现呼吸困难时，就要请教医生了。对父母来说，当婴儿呼吸粗重时，确定其是否存在呼吸困难相当重要。有一些客观的方法可以帮助父母确定婴儿的呼吸是否存在问题。下面介绍的每一条都是婴儿为获取更多的氧气，而表现出来的呼吸困难的体征。如果怀疑或发现自己的婴儿存在一项以上的体征，就应将婴儿送往医院。

每次呼吸都存在鼻翼翕动。其目的是允许更多的气体进入呼吸道和肺部。

下颌和肩部之间颈部的纵向肌肉屈张明显。其目的是将肺尖尽可能上拉，以增加肺容积，增加进入肺内的气体量。这时还可见到锁骨间的凹陷，可能是由于每次用力呼吸产生的牵拉所致。

肋骨间肌肉屈张明显。这可横向将肺向外拉，同样可以增加肺容量。为了看清这些肌肉的牵引效果，可从婴儿的腋窝到髋部画一条假设的连线。通过此连线，观察肋骨随着每次呼吸的运动幅度。肋骨的运动如同一排水桶柄被上下牵拉。

每次呼吸时腹部会上下大幅度地运动。这是膈肌加大运动的结果。可使肺部的深度增加，获得更大的肺容量。

呼吸增快。通过增快的呼吸频率，可增加每次进入肺内的气流速度。请人家记住，婴儿发热时增加呼吸频率的目的是散热。所以，呼吸增快并不是呼吸困难独有的体征。发热时，呼吸加快是为了增加机体的散热，以利于降低体温。体温正常时，正常的呼吸频率与年龄相关。新生儿为40～60次／分钟；婴幼儿为25~35次／分钟；儿童为20~30次／分钟；成人为12~14次／分钟。如果婴儿出现发热，父母可给婴儿服用解热镇痛剂。当体温正常后，再估计呼吸频率。

对安静的婴儿来说，以上列出的所有体征都有助于估计其是否存在呼吸困难。可是，对哭闹的婴儿，这些体征不能作为呼吸困难的准确指征。这是因为哭闹的婴儿本身即可出现鼻翼、张口呼吸、肋骨间肌肉受到牵拉、呼吸增快等(关于婴儿呼吸的进一步讨论参见第11章)。

如果怀疑婴儿有呼吸困难，就应拨打120呼叫急救中心。如果婴儿真的出现呼吸困难，千万不要将任何东西放入婴儿嘴内，包括食物和液体。

应进行怎样的检查？其结果能说明什么问题？

治疗鼻塞很少需要进行相关的检测。环境中的刺激物是引起鼻塞最常见的原因。如果是环境中的某些物质(例如，地毯灰尘)刺激所致，将这些物质从环境中清除是最好的病因检测方法。还有，某些食物也可引起鼻塞。所以，去除某些食物或变换配方粉种类也可确定鼻塞的病因。

对婴儿进行传统的过敏原检测往往不能获得理想的效果。采用试错法，也就是去除引起鼻塞的可能原因后再观察效果的方法，经常是最佳的测试方法。

婴儿不仅存有鼻塞，而且还出现呼吸困难时，就需进行相关的检查(参见第11章)。

有哪些治疗方法？

医生会采取不同的方法以保证婴儿舒适，包括将婴儿竖直后使用蒸汽或滴鼻液清除阻塞于鼻腔内的分泌物等等。有些市面上可以买到的药物也可以治疗鼻塞，但其并不比家庭治疗的效果好。很多非处方的鼻内喷雾鼻液要谨慎地给婴儿使用，因为其中含有化学刺激物。大多数儿科医生不建议给小于12个月的婴儿使用止咳或治感冒的药物。

如果鼻塞的原因是过敏所致，去除地毯、猫、香烟等刺激物是最好的治疗方法。有时采用试错方法可以明确过敏原。

可能发生的并发症有哪些？

鼻塞很少并发其他问题。如果鼻塞时间过长，阻塞鼻腔的分泌物可能逆流进入鼻窦。鼻窦是面颊上、鼻部旁、眼周围面骨内的空腔。婴儿的鼻窦很小，特别容易被分泌物阻塞，鼻窦一旦被阻塞，婴儿就会出现鼻窦感染或中耳炎。这些病症可伴有发热、情绪不稳、稠厚的鼻腔分泌物等。极少数婴儿因为后鼻分泌物倒流进入肺脏，引起气管炎或肺炎。

第9章

口腔

　　在子宫内，胎儿就会吸吮拇指，还可吞咽少量自身产生的羊水。胎儿出生后，使用口腔的机会就大大增多了。他要学会一次饮用大量的奶汁，并能与吞咽进行很好的协调。他要开始学发音，最后学会说话。他还要逐渐学会依赖口腔，而不是鼻腔进行呼吸。另外，婴儿还会通过用嘴吸吮进行自我安慰，通过哭闹引起成人的注意以满足自己的需求。

　　虽然新生儿很快就学会了使用口腔，但还会面临一些障碍。比如，对很多功能都十分重要的舌头来说，如果与口腔基底黏附得太紧，就会出现进食困难，同时吸吮妈妈乳房时，妈妈也会感到疼痛。口腔也可受到感染，最常见的是酵母菌感染。感染后，婴儿吞咽时会感到疼痛，最后限制了进食量。出生几个月后，婴儿开始出牙。出牙也可引起疼痛并流口水，从而导致一些婴儿进食方面的问题。

舌系带过短

(出生)

 婴儿体内到底出了什么问题？

舌系带是一条细长的黏膜索带，连接舌背和口腔底部。当我们张嘴并抬高舌头时，就可见到这条索带。舌系带的一端附着于舌背，其附着点因人而异。附着点越接近舌尖，舌头越不容易伸出。这是因为舌系带揪住了舌体，使其固定于口腔底部。

舌系带过短是指舌系带附着于舌背接近舌尖的部位，致使舌头运动严重受限。存在这种现象的婴儿，进食比较困难。由于附着点限制舌头向前伸展，所以，用力时舌尖可呈"V"形。

大约1／1000的新生婴儿存在舌系带过短的现象。其中，大多数婴儿除了附着点异常外，没有其他问题。但个别婴儿因为舌运动受限，出现吸吮困难；或因为舌系带位置的原因，出现母乳喂养时妈妈自感乳头疼痛。对于这些情况，只有采取修剪舌系带的方法才能解决。修剪舌系带后舌头的运动幅度将会增大，吸吮也就会更加有效了。

 父母应该做什么？

如果婴儿喂养良好，就不需任何治疗。很多舌系带稍短的婴儿喂养和生长都很好，根本就不需要医生的指导和治疗。

 何时应向医生请教？

如果婴儿的舌头活动受限导致母乳喂养时妈妈的乳头出现明显的疼痛，如果母乳或奶瓶喂养都不能获得成功，从而造成婴儿生长缓慢，父母就应带孩子去看医生了。

应进行怎样的检查?其结果能说明什么问题?

没有相应的检测。如果婴儿喂养困难或生长缓慢，说明舌系带过短比较严重，应尽快接受治疗。

 有哪些治疗方法?

一个称为**系带切开术**的操作可以修剪舌系带。这项操作比较简单，在不需止痛药的前提下，即可实施修剪操作。医生用一只手揪住舌头，另外一只手用小刀片修剪舌系带。由于舌系带的血液供应很少，所以整个操作过程中出血也很少。婴儿不会感到太痛，通常术后数分钟即可开始喂养了。

因为舌系带过短有很多形式，所以如何修剪舌系带是人们经常争议的问题。有些外科医生担心手术后形成的瘢痕组织可以重塑舌系带，造成更大的问题。这些医生建议由专科医生实施激光系带切开术。也有些医生认为应采用**Z形成形术**。Z形成形术是将舌系带按字母Z的形状切开。Z形成形术非常痛，有时需要镇静才行。目前，最简单的系带切开术是儿科医生在诊室内就可进行的简单剪断术。

 可能发生的并发症有哪些?

舌系带过短的主要并发症是婴儿喂养困难及继发的生长缓慢。所有存在舌系带过短的婴儿，在接受母乳喂养期间，都会造成妈妈乳头的疼痛。舌系带一旦被切开，婴儿的喂养即可改善，喂奶时妈妈也会感到舒服了。

主要的且十分少见的术后并发症，就是瘢痕形成。瘢痕会使舌背部再黏着于口腔底部。还需再一次实施较小的外科操作去除瘢痕组织。

对舌系带过短是否会引起发音障碍，目前仍然存在争议。争议点在于舌头活动受限，使婴儿比较困难地发出像"le"这样的音节。但至今还未获得一致的医学结论。

鹅口疮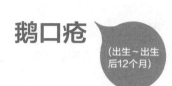

(出生~出生
后12个月)

婴儿体内到底出了什么问题？

鹅口疮是口腔内常见的感染，由酵母菌所致。目前，已知最常见的酵母菌的医学名称是"白色念珠菌"。此菌存在于正常人体内，喜欢生长于温、暗、湿的环境中，比如，口腔和阴道等部位。有时也可见于进行母乳喂养的妈妈乳头上、奶瓶的奶头上和安抚奶嘴上。虽然，酵母菌生长非常迅速，但引起的问题却不严重。环境越是温暖潮湿，酵母菌的生长越容易失控。

当婴儿出现鹅口疮时，白色斑块就可覆盖于舌面和口腔内双侧颊面上。有时母乳或配方粉也可覆盖于舌面上或口腔双颊内面，酷似鹅口疮。但奶液不会黏附于黏膜表面。为了确定是否为真性鹅口疮，父母可用指甲或压舌板试图轻刮白色斑块。如果白斑被刮掉，说明这不是鹅口疮；反之，白斑牢固地黏附于双颊内面，就可证实为真正的鹅口疮。

使用抗生素后，酵母菌可迅速生长。这是因为抗生素在袭击致病菌的同时也杀灭了人体内正常菌群。人体内的正常菌群通常可约束酵母菌的生长。当正常菌群减少时，酵母菌的生长就会失控。

虽然酵母菌感染不会对每个婴儿都产生明显的痛感，但父母可以见到婴儿口腔内布满白斑，且婴儿吃奶也会大不如前。喂养时，婴儿还经常表现出退缩和畏惧感。当婴儿患有酵母菌感染时，妈妈经常抱怨乳头发痒或有轻微的烧灼感。这通常表明酵母菌已扩散到了妈妈的乳头上。奇怪的是，酵母菌在婴儿的口腔内显得非常白，而在妈妈的乳头上却变得无色透明了。

♥ 父母应该做什么？

鹅口疮可自行消退。父母可试图刮掉口腔内颊黏膜上的白斑以确定为真性鹅口疮，而不是暂时附着的奶液。

为了去除身体各部位的酵母菌，可使感染部位尽可能保持凉爽和干燥。对婴儿的口腔来说，这是绝对不可能的。而对于妈妈来说，喂养婴儿后要保持乳头干燥。奶瓶的奶嘴和安抚奶嘴用后可进行消毒和风干。我们可选用消毒器，也可将奶瓶的奶嘴和安抚奶嘴在滚开的水中煮沸1~2分钟后自然风干。妈妈为了使乳头保持干燥，喂养后可将其吹干、风干，甚至可用吹风机烘干。如果妈妈使用吸奶器吸奶，使用后，吸奶器的各个部位都要消毒和风干。

如果什么都往嘴里放的稍大婴儿也出现了这样的问题，父母还要充分清洗婴儿的玩具。当婴儿开始吃固体食物时，奶制品和含糖食物应当逐渐减少。因为奶制品和含糖食物可以促进酵母菌生长。但有一例外，含有活菌(乳酸菌)的酸奶，可以抑制酵母菌的增殖。虽然，酸奶也属于奶制品，但由于其含有乳酸菌，对鹅口疮有一定的治疗作用。

何时应向医生请教？

发现婴儿患有鹅口疮，就应通知医生，以尽早开始治疗。如果父母肯定婴儿口腔内的白斑确实为鹅口疮，也可通过电话进行医学咨询。可是，医生应该检查婴儿，以确定医学治疗的效果，或婴儿是否感觉很痛，等等。

应进行怎样的检查？其结果能说明什么问题？

对患鹅口疮的婴儿不需进行相关的检查。如果反复发作，可刮下一点白斑送到实验室检测。实验室可确定酵母菌的类型，有利于从各种治疗中筛选出比较敏感的方法。

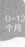
 有哪些治疗方法？

　　由于酵母菌喜欢温、暗、湿的环境，最好的去除酵母菌的治疗方法是创造一个凉爽、明亮、干燥的氛围。可是，这对口腔来说根本就是不可能的。因此，就需选择抗真菌的药物了，包括制霉菌素、咪康唑及其他含有吡咯环的药物。这些药物必须连用几日才行，可直接用于患处。当酵母菌出现于口腔内时，可使用液体状的药物；当酵母菌以皮疹的形式出现于尿布覆盖处时，可使用药膏(见第4章)。母乳喂养的妈妈也要在乳头上放些药物，以避免酵母菌在母亲和婴儿间来回地传播。这一点非常重要。

 可能发生的并发症有哪些？

　　由于鹅口疮可能会造成痛感，以致婴儿食量减少、体重增长缓慢。如果鹅口疮扩散至口腔后部，就有可能扩散到食管。食管是将食物由口腔传至胃内的管道。食管一旦受到累及，婴儿就会感到吞咽不适。当婴儿因疼痛拒绝喝水时，就有可能出现脱水。随着酵母菌的生长，还可波及身体其他部位。弥漫性酵母菌感染还是十分罕见的。如果真是如此，就需采用更有效的抗真菌治疗了。

吸吮小疱

(出生~出生后4个月)

 婴儿体内到底出了什么问题？

　　许多婴儿上下嘴唇中间都有小疱。这些清亮或白色的肿物都是因为喂养的体位和喂养时吸吮动作导致的。有些小疱坚硬，有些松软；有些表面粗糙，有些光滑。

这些吸吮小疱是一种正常现象，会慢慢消失的。有时会时隐时现，有时过一段时间后还会再现。吸吮小疱既不会造成婴儿疼痛，也不会影响喂养。

♥ 父母应该做什么？

发现婴儿出现吸吮小疱，父母不必着急。这些可自行消失，嘴唇也可完全恢复正常。

何时应向医生请教？

如果父母发现婴儿嘴唇其他部位或口腔内也有小疱，如果婴儿合并发热、易怒、喂养时疼痛等，都应请教医生。如果小疱成堆出现或伴有其他症状，都说明这不是吸吮小疱，很可能是感染所致。

应进行怎样的检查？其结果能说明什么问题？

吸吮小疱纯属正常，并可自行消失，所以不需进行任何检查。

有哪些治疗方法？

对于正常的吸吮小疱，不需任何治疗。随着婴儿长大，婴儿喂养的体位也会发生变化。吸吮时，嘴唇小疱就会逐渐变小，最终慢慢消失。

可能发生的并发症有哪些？

正常吸吮小疱不会并发任何问题，婴儿喂养和生长也都不会受到影响。

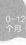
出牙

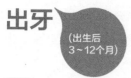 （出生后3~12个月）

 婴儿体内到底出了什么问题？

　　婴儿出生时，乳牙已基本形成，并储存于牙龈内部。这些埋藏于牙龈内部的乳牙，只有穿透牙龈才能萌发出来。第一颗乳牙将于婴儿出生后18个月内萌发。极个别婴儿出生时就可见到1~2颗牙齿；绝大多数婴儿于出生后6~12个月开始萌发牙齿。出牙意味着牙齿萌发的过程，经常伴有疼痛。但有些婴儿在出牙时并不感到疼痛。

　　与传统观念不同的是，婴儿出牙过程不光指牙齿萌出前后的时期。出牙的征象通常从婴儿出生后几周或几个月内即已开始，直至牙齿萌出为止。一般婴儿出生后2~3个月就表现出相应的征象了。要记住，只有20颗牙齿全部萌发，出牙过程才算结束。

　　随着乳牙在牙龈内的运动，它会刺破神经和周围的组织，引起牙龈肿胀，甚至发炎。这可能是出牙痛的原因。婴儿会感到肿痛、触痛，并流过多的口水。出牙痛是个急性过程。当婴儿平躺时，不舒适的感觉可从牙龈传到耳部；当婴儿竖坐时，耳部疼痛略有减轻。

　　婴儿出牙时会有过多的口水，这与唾液产生过多有关。吞食的唾液充满了胃部，还会导致食欲降低。唾液还可刺激肠道，使大便偏稀。

 父母应该做什么？

　　一些婴儿通过咬自己的拳头或磨牙玩具来安抚自己。这种方式非常有效，就如同我们按摩酸痛的肌肉可以缓解疼痛一样。环状牙胶可以达到轻轻按摩牙龈的作用。现在市面上有很多不同形状和大小的牙胶，根据婴儿的特点选择合适的牙胶，会起到良好的效果。有些牙胶具有震动的效果，对牙龈可以产生多层面的按摩。很多婴儿喜欢咬自己的手指、拳头或父母的手指，其效果与牙胶相同。

　　凉爽的物品，如冷冻的牙胶、勺子或冷冻的湿布，也有助于牙龈的消炎和消肿，以及缓解疼痛。注意，不要冰冻牙胶，否则会冻伤婴儿的牙龈和口腔颊黏膜。

　　出牙时，也可应用一些药物，如传统治疗、凝胶剂和镇痛剂等。下面章节将予以介绍。

何时应向医生请教？

　　出牙方面的护理，一般不需要请教医生。如果婴儿特别烦躁，而且父母也不能确定是否由耳部感染或出牙刺激牙龈所致时，就应请教医生了。耳部感染和出牙的症状十分相似。两者都会引起婴儿发热、揪耳朵缓解耳部疼痛、食欲差或烦躁不安。

　　仔细观察，可将两者加以区别。出牙时，发热很少超过38.3℃(101°F)，而耳部感染时，体温会更高些。出牙时，只有婴儿平躺时才会出现揪耳朵的现象，而耳部感染时，婴儿处于任何体位都会出现揪耳朵的现象，平躺时会越发激烈。还有，出牙时婴儿食欲减低与唾液产生过多有关。过多的唾液会充满整个胃部。耳部感染时婴儿不会出现口水过多的现象。即使这样，没有经过医生的检查，很难确定是出牙还是耳部感染。

　　大多数婴儿的出牙表现会反反复复，直到18个月为止。此间经常与耳部感染同步出现。另外，病毒疾病造成的咽痛或烦躁不安，经常与出牙的症状相似。如果对婴儿表现出的症状持有不解，就应咨询医生了。

应进行怎样的检查？其结果能说明什么问题？

　　除了医生用灯光对婴儿耳内进行检查确定症状与耳部感染或出牙哪个相关外，婴儿出牙时不需进行其他的检测。有时医生会发现婴儿牙龈肿胀，但并不意味婴儿一定会出现出牙引起的疼痛。

有哪些治疗方法？

出牙的相关治疗包括3种方式：局部牙龈按摩治疗、口服止痛药治疗和传统治疗。

通常使用凝胶进行局部治疗。凝胶内含有一定药物，可缓解牙龈的肿痛。添加到凝胶内的常见成分包括：水杨酸、利多卡因、鞣酸、薄荷醇、麝香草酚、甘油和乙醇。其实，目前并没有证据证实这些凝胶真的能起到预期的作用。由于药物存留在牙龈上的时间很短，缓解症状的效果主要取决于药物应用的方法了。将凝胶涂于牙龈上进行摩擦，可产生同咬拳头和牙胶同样的按摩效果。

口服止痛药主要有两类：对乙酰氨基酚和布洛芬。对乙酰氨基酚是泰诺的活性成分，而布洛芬则是美林的主要活性成分。阿司匹林对于婴儿是一种极不合适的药物，不应该给婴儿和儿童使用，因其可并发**瑞氏(Reye)综合征**，这是一种导致肝功能衰竭和大脑损害的疾病。对乙酰氨基酚可适用于任何年龄的儿童，根据婴儿体重选择使用剂量。这是一种非常有效的退热药物，同时也是很好的镇痛药。布洛芬适用于6个月以上的婴儿，同样是根据婴儿的体重选择剂量。布洛芬具有消炎和退热的作用。关于药物的详细信息可向医生请教。

传统药物有很多种剂型。根据治疗的形式可选用滴剂、片剂、凝胶和溶液。有些草药中的活性成分具有消炎、消肿和止痛的作用，所以也可用于出牙时。虽然这些药物为非处方药物，但是也只有在医生指导的前提下才可给婴儿使用。

可能发生的并发症有哪些？

出牙本身的并发问题很少。由于口水过多，大量唾液被吞咽，影响了婴儿的食欲。同时，还可引起大便偏稀。有时，还可见到婴儿口腔周围出现少量皮疹。

乳牙在牙龈内生长过程中可释放一些化学物质。这些物质可导致婴儿出现低热。出牙并发的发热一般不会高于38.3℃(101℉)。

　　出牙时，偶尔可见牙龈出血。常发生于牙龈特别肿胀或牙齿穿破牙龈时。牙齿穿破牙龈时可刺破一些细小血管。出血通常只持续几秒钟。有时只见到少量渗血；有时会发现婴儿的床单和衣服上有少量血迹；有时肿胀的牙龈下出血，使牙龈变成蓝色，好似瘀斑。

　　出血或渗血过多，而且很难止住时，就应到医院接受治疗了。

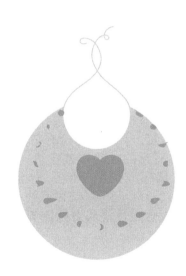

第10章

颈部

　　婴儿出生时，他的颈部都是松软的。这是因为出生后头几周内，颈部肌肉还非常柔软的缘故。颈部肌肉会逐渐强壮起来，达到支撑头并使之竖立的作用。如果颈部一侧肌肉比较短或比较软弱，婴儿的头将向一侧歪斜。

　　颈部不仅用来支撑头部，还用来支撑进食和进气的重要管道。气管将空气通过口腔导入肺内；食管将食物导入胃内。气管被韧带包裹着，以增加气管强度。但婴儿刚出生时，韧带还没有成熟，气管可能就会比较软而弱，容易受到压迫。如果颈部的组织压迫了气管，呼吸声就会嘈杂、刺耳。只有当颈部和气管变得强壮后，异常的呼吸声才会消失。

　　婴儿出生时，颈部细长和纤瘦，但很快被脂肪组织填充。这样，颈部就会出现成圈的皮褶重叠，口水和溢出的奶汁积存其中。这些脂肪褶是婴儿健壮的表现，但皮褶间重叠的皮肤特别容易受到刺激。

斜颈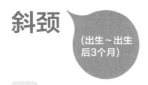

(出生~出生后3个月)

婴儿体内到底出了什么问题？

斜颈字面的意思就是"扭曲的颈部"，而医学上形容的是：由于颈部两侧肌肉强度不一致，造成的头歪斜或转向一侧的现象。对新生儿来说，斜颈是个非常常见的现象。胎儿本身蜷曲于一个狭小的空间内，随着胎儿的生长，颈部就会逐渐扭曲起来，以协调身体，适应子宫内的空间。颈部扭曲的结果，就会造成颈部一侧的肌肉——胸锁乳突肌——逐渐被拉长，致使颈部两侧胸锁乳突肌的长度出现差异。婴儿出生后，其头部就会偏向胸锁乳突肌较短的一侧。如果将婴儿头部保持正中位或转向另一侧，较短的胸锁乳突肌就会被拉长。

有时在胸锁乳突肌较短的一侧可触及包块或肿胀的肌肉。这是由于分娩过程中较小的创伤所致。创伤指的是一侧胸锁乳突肌在分娩中受到牵拉，并形成轻微的炎症。出生一两周后，被创伤的肌肉继续肿胀，形成一个大硬块。这时，婴儿喜欢将头部歪向受损侧，以保持受损的肌肉处于最低张力状态。随着肿胀逐渐消退(最终一定能消退的)，创伤的肌肉可完全恢复正常或形成纤维索带。由于纤维索带较硬，而且不具有原始肌肉的弹性，所以颈部肌肉运动进一步受限。

斜颈也可在婴儿出生后造成。当婴儿头颅骨某处出现平面，其头部会就势歪斜，以获得舒服的休息姿势；或者父母总将婴儿放置于同一体位，比如，固定的喂养姿势和频繁使用汽车安全座椅，都会造成婴儿喜欢将头部保持于同一姿势。这些造成体位性斜颈的原因，就会造成颈部反复向一个方向扭曲，导致颈部一侧肌肉逐渐变短。

父母应该做什么？

如果发现婴儿喜欢将头部偏向一侧，就应向儿科医生介绍婴儿的

宝贝健康从头到脚

这种情况。在喂养或怀抱婴儿的时候，儿科医生很难判断婴儿是否存在斜颈。

婴儿通过轻轻伸张练习，可以增加较短肌肉的活动性。变换喂养姿势也可协助拉伸颈部。改变汽车安全座椅上枕头的位置也可获得较好的效果。

当婴儿睡觉时可轻轻旋转婴儿的头部，特别是存在斜颈时更应如此。如果颈部两侧肌肉不对称，婴儿睡觉时特别喜欢将头部转向有问题的一侧。由于出生后头两个月婴儿颅骨的形状会出现明显的改变，婴儿一旦整天保持同一睡眠姿势，颅骨着床部位就会变平(参见第5章关于"偏头"的介绍)。这会形成一个恶性循环：如果婴儿喜欢将头保持一个固定的姿势，颅骨就会出现一平整的区域，这一平整区域就会很容易地支撑着婴儿头部，婴儿就会更喜欢保持这一特殊的姿势。上面提及的两个问题就会并存，形成**斜颈—偏头序列征**。因此，当婴儿仰卧位睡觉时，应时而将婴儿头保持右侧卧，时而保持左侧卧，时而保持正中位，这样可有利于缓解斜颈，并减小头部变平的可能。

何时应向医生请教？

虽然斜颈经常可自行痊愈，但也应让医生知道婴儿现在的情况。如果婴儿出生2~3个月后，颈部肌肉张力和长度仍然不一致，医生经常会开始为婴儿进行伸张练习或物理治疗。

应进行怎样的检查？其结果能说明什么问题？

通过简单的查体就可确定是否存在斜颈。医生将观察婴儿保持的头部姿势，并向两侧轻轻旋转婴儿的头颈部，了解其受限程度。有时，在颈部较短的一侧可触及形似橄榄的小包块。

有哪些治疗方法？

出生头几周内，经常采用颈部轻轻伸张练习就可改善斜颈。如果没有彻底解决问题，医生会建议父母咨询物理治疗师。物理治疗师会使用协调性的练习来伸张婴儿的胸锁乳突肌。开始物理治疗后的3个月内，斜颈就可得到纠正。

极少数病例对物理治疗没有反应。如果斜颈持续存在，可考虑外科治疗。外科手术会将颈部较短一侧的、紧绷的胸锁乳突肌适当切开，达到肌肉伸张的效果。外科手术后，还需要物理治疗，为的是进一步伸张肌肉。

可能发生的并发症有哪些？

斜颈主要潜在的并发症是偏头或扁头。正如以上形容的那样，当婴儿喜欢将头保持一固定姿势，就可发生偏头或扁头。出生头几个月内颅骨的形状容易发生改变，所以婴儿反复保持同一姿势，会压迫颅骨的某一部位，造成局部变平(详见第5章关于"偏头"的叙述)。

气道狭窄和喉鸣

(出生～出生后12个月)

婴儿体内到底出了什么问题？

喉鸣是一个医学名词，用来形容儿童吸气时发出的一种低调、短促的尖声。气道狭窄可引起喉鸣。气道指的是从口腔到肺部之间的通气管道。很多原因可以造成气道狭窄：食物或玩具等异物阻塞气道、感染或炎症造成的气道肿胀，等等。引起婴儿出现喉鸣的最常见原因与气道发育有关。

气道由软组织和软骨构成。软组织组成气道的外壁；软骨以环状形式支撑着软组织，保证气道畅通的作用。如果软骨环发育不完整，气道就会部分塌陷，婴儿吸气时就会发出短而尖的声音。如果气道本身狭窄，也可发生同样的情况。这些情况统称为**气道软化**。狭窄或塌陷发生于气道的下半部分称为**气管软化**；发生于气道的上半部分称为**喉软化**。气道软化引起的喉鸣，出生后即可出现，但随着气道的生长和强壮而逐渐消失。

感染可以导致气道内或气道周围肿胀，从而引起喉鸣。其中最严重的感染要属会厌炎。会厌是位于舌根部的一块软骨，当我们吞咽时，它会覆盖于气道开口处，以避免食物进入气道。感染导致会厌肿胀，从而引起急性、进行性加重的呼吸问题，严重时还可造成完全性气道梗阻。完全性气道梗阻为一医学急症，是由于气道严重肿胀从而导致空气不能进出肺脏。患有会厌炎的儿童病情非常严重，喜欢保持坐位及双手撑地的姿势。我们将这种姿势称为三脚架体位，这种姿势会使婴儿感到舒服些。引起会厌炎最常见的原因是一种称为嗜血流感杆菌B的细菌的感染。还好，这种细菌目前比较少见，而且还可进行疫苗接种(详见第24章)。

另一种引起喉鸣的原因是**哮吼**。哮吼是病毒引起的上气道的炎症和气道阻塞。一般来说，哮吼出现的喉鸣和犬吠样咳嗽具有夜间重、白天轻的特点。个别严重病例可整日存在犬吠样咳嗽。典型的哮吼将持续3~5天。由于这是一种病毒感染，抗生素起不到任何作用。

上气道的突然肿胀也可由过敏所致。过敏性反应也可出现喉鸣。患有过敏反应的儿童可出现嘴唇肿胀和皮肤出疹。嘴唇肿胀就是潜在的气道狭窄的征兆。

还有少数病例，在胎儿发育时期颈部血管或其他组织就包绕了气道，并从外向内压迫气管，导致气道狭窄，引起喉鸣样的尖叫声。这种环绕气道的结构称为**蹼或环**。

最后，声带的异常也可导致喉鸣。正常声带在吸气时处于分开的状态，保证气道通畅。如果一侧或两侧声带麻痹，就会造成气道狭窄；空气通过狭窄的气道，就会出现喉鸣。

父母应该做什么?

当听到婴儿每次呼吸都发出低调或尖叫的声音时,就应向医生进行汇报。有时,婴儿在汽车安全座椅、椅子或摇椅上,身体处于竖直坐位时,有助于缓解气道的受压程度。如果喉鸣是由于炎症或感染(特别是哮吼)所致,凉雾和凉气都有助于减轻气道的肿胀。可以将婴儿包裹在温暖的衣物或毯子内,到外面呼吸凉爽的夜晚空气。如果下雾,效果更为理想。通常,每隔10分钟交替呼吸凉气和蒸汽,可明显减轻喉鸣的发作。

任何时间婴儿出现了呼吸费力,父母都要紧急呼叫120或999急救中心或附近的医生。

 何时应向医生请教?

当婴儿每次呼吸时都可听到异常的噪声或出现呼吸困难时,立即请教医生。有时确定起来比较困难,因为婴儿即使发出难听的噪声,也不意味着呼吸出现了问题。有一些客观情形可以告诉父母,婴儿是否存在呼吸困难。下面提到的每项表现都是婴儿为了获取更多的氧气而表现出的体征,换句话说,就是婴儿出现了呼吸困难。如果婴儿表现出或父母怀疑婴儿存在一项以上的体征,就应尽快呼叫医生。

每次呼吸都有鼻翼翕动。此体征可允许更多的空气进入呼吸道和肺脏。

下颌和肩部间颈部的纵向肌肉屈张明显可见。此体征可牵拉肺尖,增加肺容积和肺内的气量。称为锁骨上窝的锁骨间凹槽也可随每次呼吸被向下牵拉。

肋骨间的肌肉屈张明显可见。此体征将肺横向拉宽,也可增加肺容积和肺内的气量。为了观察肌肉是否受到牵拉,父母可由婴儿的腋窝至髋部间画一条虚构线。通过线的中间位观察每次呼吸时肋骨的移动轨迹。此时可以见到,肋骨的移动轨迹如同一排桶的把手被拉上、放下。

每次呼吸时,腹部上下运动的幅度明显增加。这是强迫膈肌向下伸展，以增加肺的长径，获得更多的气量。

呼吸增快。通过呼吸加速，可增加进入肺脏空气的流速。请记住，婴儿发热时呼吸增快是为了释放热量。这不是呼吸困难的体征，而是降低体温的好方法。当体温正常时，正常的呼吸频率与年龄有关：新生儿为40~60次／分钟；婴儿为25～35次／分钟；小儿为20~30次／分钟；成人为12～14次／分钟。如果婴儿发热，应及时服用退热剂。待体温恢复正常后，再评估呼吸次数。

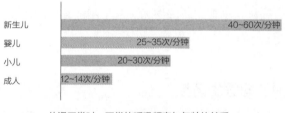

体温正常时，正常的呼吸频率与年龄的关系

对于安静的婴儿，上述所有的体征都能作为呼吸困难的评估指征。对于哭闹的婴儿，这些就不能了。因为哭闹的婴儿会出现鼻翼翕动、张口呼吸、肋间肌肉受到牵拉、呼吸增快等。它们是哭闹的部分表现(关于"呼吸"的内容详见第11章)。

当怀疑婴儿存在呼吸困难时，立即呼叫120或999急救中心。当婴儿存在呼吸困难时，千万不要经口进食，包括食物和液体。

📋 应进行怎样的检查?其结果能说明什么问题?

当婴儿出现呼吸困难时，可进行相应的检查。这些检查将于第11章进行详细的说明。出现喉鸣，可进行颈X线检查，了解颈内的解剖结构。有时，在进行X线检查时，还要让婴儿吞些液体的钡剂，以区别输送食物的食管和传送空气的气管。

对于持续喉鸣或严重的病例，应请耳鼻喉科专家进行详尽的检查。这些检查包括：将一微小照相机送入婴儿的气道，了解内部形态；进行CT和核磁共振成像检查，了解气道和周围组织的结构。

有时进行血液检查或使用脉搏血氧饱和度测定仪，确定身体获取氧气的能力。血液测定通常包括：全血细胞计数、血细胞沉降速度和血液细菌培养等(检查和相关设备详见第22章)。

有哪些治疗方法？

依据原因，实施喉鸣的治疗。当存在气管软化或喉软骨软化的婴儿情况稳定时，最常用的治疗方法就是继续观察。随着婴儿的生长，气道将逐渐变粗、变坚固。最终，不再出现塌陷。在等待喉鸣消失的过程中，父母将睡眠的婴儿放在汽车安全座椅上，或其他可以保证婴儿竖直坐位的地方。

当气道的炎症和肿胀造成呼吸困难和喉鸣时，可使用一些药物。最典型的就是**类固醇激素**了。类固醇激素可以快速减轻气道内肿胀的程度。药物可以通过注射给予，也可经口服用，还可经口将含有药液的雾气吸入到肺内。最后一种方式称为**雾化治疗**。如果气道内肿胀是由于过敏所致，在使用类固醇激素的同时，还可应用**肾上腺素**。

使用的另一种药物是气道肌肉松弛剂——沙丁胺醇。此药可松弛气道肌肉，增加进入肺内的气量。只有当气道肌肉强直性收缩，也就是痉挛时，此药才能发挥功效。沙丁胺醇可通过口服液体或雾化吸入的途径给予。

少数病例，因为气道过度狭窄，只能插入一根呼吸管协助氧气进入肺脏。医学上将呼吸管称为**气管插管**。医生很少应用气管插管，相关内容可见第11章和第21章。会厌炎时，气道内肿胀特别明显，可能会暂时应用呼吸管。

如果喉鸣由细菌感染所致，必须使用抗生素治疗。通常采用静脉输注抗生素，使药物直接进入血流。此时，肿胀的气道可能会影响药物的吞咽。静脉用药方式可获得更有效、更快速的效果。

如果气道狭窄是由于气管外的血管或其他结构压迫所致，解决的办法是去除异常结构。耳鼻喉科或儿童外科的医生可实施这样的手术。外科医生也可采用开放气道的方法，即将一坚硬的短套管插入气道内，保持气道开放。

可能发生的并发症有哪些？

喉鸣作为一个体征，反映了气体不能轻而易举地进出肺脏。所以，喉鸣并发的问题就是呼吸困难和体内低氧造成的相关问题。

最为可怕的并发症是呼吸暂停。当气道和肺脏出现了极为严重的感染或炎症时，气道有可能被完全阻塞；当肺脏在几小时或几天的劳累后不能继续呼吸时，呼吸就可出现暂停。

气道感染可波及肺，还可波及全身，引起血液、骨骼、尿液，甚至脊髓液、大脑出现感染(其他肺部感染的并发症详见第11章)。

颈部皮褶

(出生~出生
后6个月)

婴儿体内到底出了什么问题？

正如父母注意到的那样，出生不久的婴儿，颈部皮肤会折叠在一起形成皮褶。随着体重的增长，颈部皮褶变得越来越厚，甚至有些累赘。这种情况直到出生后4~5个月婴儿能够自行抬头时，才开始有所好转。此间，随着颈部肌肉逐渐强壮，婴儿会笨拙地将头转来转去，这时就可看到颈部的皮褶堆积一团，十分臃肿。

由于颈部皮褶的皮肤自身频繁摩擦，致使深部沟壑内皮肤受到刺激而发红。此外，由于婴儿不能很好地抬头，颈部皮褶内的空气不流通，积存的汗液会进一步刺激皮肤。

当我们用手指分开婴儿颈部皮褶时，就可发现一层乳白色奶酪样的膜隐藏于内部。这层膜由陈旧的牛奶、爽身粉或继发感染后的分泌物组成。有时婴儿呕吐后，会有一些奶液流到皮褶内。如果不及时清洗，少量奶液就可积存于内。一段时间后，奶液凝结，形成奶酪样物质。几个小时后，积存的奶液就会发出异常的臭味。同时，经常往颈部皮褶部擦粉，也可形成厚厚的白膜。这是因为爽身粉与皮褶内的潮气混合，加上婴儿颈部时常运动，搅和成凝块。很快，凝结的爽身粉也会开始出现臭味。皮褶内的感染也可形成一层白膜，但这十分少见。感染常引起皮褶深部皮肤发红和轻微肿胀。如果真是见到了白膜，说明局部出现了脓液或皮肤已破溃。

引起颈部皮褶感染的最常见原因是**酵母菌**。这与引起口腔内鹅口疮和霉菌性尿布疹的原因相同。口腔内的鹅口疮表现为厚厚的白膜，而皮肤上的酵母菌感染却表现为发红、发亮。酵母菌喜好温暖、潮湿和黑暗的环境。所以，厚厚的皮褶和深深的沟壑非常宜于酵母菌的生长。细菌也可引起颈部皮褶出现感染。与酵母菌不同的是，细菌可引起皮肤破溃，使发红区域迅速扩大。

♥ 父母应该做什么？

保持皮褶处空气流通。父母可用手撑开皮褶，并用湿布轻轻擦拭深部的破溃处。继续用手撑开皮褶，尽量将皮褶抻平，再用干毛巾轻轻拭干或吹干潮湿的皮肤。一些父母用家用吹风机的低挡吹干湿润的皮褶深部，是非常好的办法。保持皮褶内通气良好是减少皮肤刺激、预防感染，特别是酵母菌感染的最好办法。

总的来说，不应使用爽身粉扑撒在颈部皮褶内。如果必须使用爽身粉，可试用玉米淀粉。用手撑开颈部皮褶，扑上玉米淀粉后掸去多余的粉末，以预防粉末凝结或形成白色奶酪样薄膜。

如果婴儿出现了呕吐，应尽快清理呕吐物。如果呕吐的奶液流进了颈部皮褶内，应轻轻分开皮褶，进行清洗。

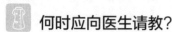 **何时应向医生请教？**

如果皮褶部皮肤呈现鲜红色，而且清洗时，婴儿有疼痛感，就应带孩子去看医生。如果婴儿的皮肤受到细菌感染，表现出脱皮、小水疱、脓液、恶臭味等，也应带孩子去看医生。如果婴儿的皮褶部皮肤受到酵母菌的感染，经通气治疗未见好转，还应带孩子去看医生。

应进行怎样的检查？其结果能说明什么问题？

如果婴儿颈部皮褶受到细菌感染，使用抗生素药膏后未见明显效果，应对颈部皮褶内的分泌物进行细菌培养。细菌培养不仅可明确感染的原因，还可选择合适的治疗方法。除了细菌感染外，对皮褶损伤，不需进行其他的检查。

有哪些治疗方法？

透气并适当延长透气时间可以治疗大部分的颈部皮褶受损现象。当婴儿学会抬头后，颈下的空气流通会大大改善，皮肤受刺激的程度也会大大减轻。当然，颈部皮褶透气的同时，也要有效地治疗和预防继发感染。

抗真菌药膏可治疗酵母菌感染。最常使用的是制霉菌素、特比萘芬、含有吡咯环的药物，如克霉唑、酮康唑、益康唑和咪康唑等。由于酵母菌喜欢温热、阴暗、潮湿的环境，抗真菌药膏与局部透气联合应用效果更佳。

抗生素可治疗细菌感染。轻度感染可选用药霜或药膏，较重感染可选用口服抗生素。与酵母菌感染一样，细菌也喜好潮湿的环境。所以，局部涂药与频繁透气可联合应用。

可能发生的并发症有哪些?

唯一的并发症就是感染的扩散。酵母菌可扩散到其他阴暗、温暖、潮湿的部位,如口腔、腹股沟等部位。细菌也可进入皮肤内部,引起颈部组织感染,甚至血液感染。酵母菌引起的感染比较容易治疗,即使出现了扩散,治疗也不困难。如果细菌出现了扩散,控制起来就有一定难度了。

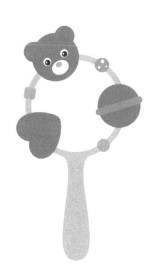

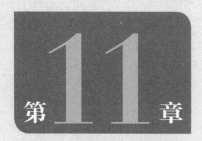

第11章

胸廓和肺部

　　直到出生后脐带被结扎、切断，婴儿才开始用肺进行呼吸。婴儿一旦开始自主呼吸，他就必须依赖自身肺脏吸取氧气和排出二氧化碳。为了做到转换顺利，出生前肺脏必须发育成熟。出生后，婴儿第一个动作就是建立呼吸。

　　肺的发育依赖两个因素：时间和空间。首先，为了肺脏的生长和发育，胎儿必须在子宫内生存足够的时间。绝大多数胎儿的肺脏在孕34周才会成熟，也就是说才能具备自身呼吸的能力。无论什么原因，妈妈出现先兆早产征象时，必须抽吸羊水，测试婴儿肺脏的成熟度。

　　影响肺发育的第二个因素是空间。肺脏是一个中空器官，上面被头、颈、肩所限制；两侧被肋骨所约束；下面被膈肌、肠道所拦截。如果结构出现异常，空间不充分的话，肺脏没有足够的空间伸展，就不能发育成熟。一个典型的例子是膈疝。膈疝是由于膈肌上存在一个小洞，以致肠道通过此孔进入到胸腔，限制了肺脏的发育。

　　更令人吃惊的是，肺的分化依赖于吞咽的羊水。被胎儿吞咽的羊水，大部分存在于胃肠内，最后通过肾脏排出体外。少部分会流入肺内，帮助肺组织成熟。像两个水气球那样，在液体帮助下，双肺会慢慢扩张。出生时，绝大部分羊水必须排到肺外，否则就会出现呼吸困难。婴儿出生前，肺内液体逐渐由肺组织所吸收；分娩中，妈妈释放的内啡肽有助于将剩余的液体吸收。人们过去曾认为产道对胎儿的挤压可以排出肺内多余的液体，现在认为并非如此。

呼吸困难和喘息

(出生~出生后12个月)

婴儿体内到底出了什么问题？

呼吸窘迫属于一个医学名词，用来形容严重的呼吸困难。其实，很难说清婴儿是否存在呼吸窘迫；如果真的存在呼吸窘迫，更难的是父母应该做些什么。假定婴儿每次呼吸都伴有粗糙的呼吸音，假定呼吸比以前明显费力了，父母该怎么办呢？

婴儿出生后必须学会如何呼吸。新生儿期，婴儿主要通过鼻子进行呼吸。出生后两个月内，他的嘴主要忙于学习吃奶，对呼吸没有任何帮助。典型的呼吸通路是空气通过鼻腔，经过颈部，到达肺脏。如果此通路中任何部位出现阻塞，都会导致呼吸困难。当婴儿长到能够用嘴呼吸时，鼻部阻塞可通过用嘴呼吸来代偿，只有从颈部至肺脏通路中出现梗阻才会造成呼吸窘迫。但是，在婴儿出生的初期，仅仅是鼻后部阻塞即可引起呼吸困难。

大家还应该记住，婴儿的呼吸方式也与儿童和成人不同。经常会出现**正常周期样呼吸**。深、慢的呼吸持续一两分钟后，开始加速，变得浅、促。再持续几秒或几分钟后，又变成深、慢的呼吸，以此往复。呼吸形式如同这样：慢……慢……慢……慢……慢……快，快，快，快……慢……慢……慢……慢……快，快。

有3个主要的原因可引起婴儿出现呼吸窘迫，就是气道梗阻、气道感染和肺脏不成熟。

气道梗阻是最常见的原因。阻止空气进入到肺脏可能与下面的因素有关：鼻后部极度狭窄或根本不通，医学上称为**后鼻孔闭锁**；通过颈部的气道狭窄或松软，称为**喉气管软化**(参见第10章)；气道狭窄或形态异常；一些食物颗粒或玩具的某些部位滞留于气道或肺内阻塞了呼吸；少见的严重过敏反应引起阻塞，等等。

引起呼吸窘迫的第二种常见原因是感染。任何从鼻、嘴到肺脏的病毒、细菌等引起的感染都会刺激婴儿的免疫系统，出现气道肿胀，并分泌黏液，以示自身防御。气道肿胀可引起梗阻，产生的黏液可阻塞深部的肺脏。无论出现哪种情况，婴儿都会出现呼吸费力，其目的是获取足够的氧气。有时，肺脏终末端负责气体交换的部位，也会出现感染。这样就更加阻碍氧气进入人体了。较大儿童和成人的气道较粗，气道肿胀带来的问题不会特别严重。气道越粗，肿胀造成的阻塞程度就越轻。年长儿和成人不像婴儿那样，他们还能通过咳嗽排出很多黏液。婴儿能够抵抗大多数的感染，只有明显的气道肿胀、严重的炎症和肺内过多的黏液，才可造成呼吸困难。炎症和梗阻越严重，呼吸也就越困难。当感染向下侵袭到了肺脏，医学上就称之为**肺炎**。

第三种引起婴儿呼吸窘迫的原因是未成熟的肺。在肺未成熟之前就出生的婴儿可患有**呼吸窘迫综合征**。由于未成熟的肺内充满液体，致使其柔软度和顺应性都比成熟肺差。当婴儿存在低氧症时，氧气只能通过口罩气囊加压送入肺内。这样一来，僵硬的肺很容易被撑破，出现一个小洞，形成**气胸**。气胸使婴儿的呼吸更加困难。与肺部感染一样，未成熟肺内含有的液体可阻断氧气交换的通路。如果氧气不能得到充分的提供，婴儿就会费尽全力进行代偿，表现为呼吸困难。呼吸窘迫综合征主要发生于早产儿。

重症哮喘也可引起呼吸困难。但婴儿很少出现这种问题，所以这里不做详细的叙述。

♥ 父母应该做什么？

如果怀疑婴儿存在呼吸窘迫就应与医务人员取得联系。如果婴儿停止呼吸或呼吸极度费力，立即呼叫120或999急救中心，并尽快开始心肺复苏。

炎症虽然存在，但婴儿呼吸尚平稳时，蒸汽或冷湿气往往会使婴儿获得舒服感。在穿戴暖和的前提下，吸入10分钟的蒸汽后再吸入10分钟的冷空气，两者交替进行，对缓解呼吸困难非常有帮助。如果婴儿存在呼吸困难，还要根据医生的建议与其他治疗方法联合使用。

如果小玩具或小块儿食物滞留于婴儿气道内形成异物，立即**叩击婴儿的背部**。在婴儿心肺复苏教程中将此技术称为**海姆立克操作法**。让婴儿趴在父母的手臂上——婴儿面部朝下，身体骑跨于父母的前臂，父母用同侧手掌撑住婴儿的头部，另一只手叩击婴儿背部。一般连续叩击5次后，将婴儿面朝上地翻转过来，清理口腔内的异物；如果异物没有被叩出，再执行一次或几次海姆立克操作法。

哮喘

哮喘是幼儿及更大儿童常见的疾病。医生很少对1岁以下的婴儿做出哮喘的诊断。喘息发作数次后，婴儿才能扣上"哮喘"的帽子。有时，婴儿即使出现了多次喘息，也不冠以**"哮喘症"**的称号，而诊断为**"反应性气道疾病"**。此病用来描述那些出现过哮喘，但还不具有"哮喘"资格的儿童。

哮喘症有3个组成部分：肌肉痉挛、炎症和黏性分泌液。肌肉痉挛是指围绕气道的平滑肌出现痉挛的现象。当肌肉痉挛时，气道收缩，婴儿呼气时就可出现喘息。有时，父母用自己的耳朵就可听到婴儿喘息的声音；有时，医生通过听诊器才能确定婴儿是否出现了喘息。炎症可侵入到肺脏末端，影响了氧气从肺脏向血液的转送，造成氧气交换率降低，血液中氧气水平低下。黏液由气道衬面分泌，填充于气道，减小了气道的内径，造成通过气道的气流量进一步减少。

何时应向医生请教？

一旦怀疑婴儿出现了呼吸困难，就应请教医生了。如果婴儿呼吸极度困难或好似呼吸停止，应呼叫120或999，并立即开始心肺复苏。

下面介绍了呼吸窘迫的征象。每个征象都是婴儿用力地为身体获取更多氧气所表现出来的动作。当然也就是呼吸困难的征象了。如果婴儿表现出一项以上的征象，就应尽快看医生了。如果父母还不能确定婴儿的表现是否属于以下的征象时，也要征询医生的意见。

每次呼吸都存在鼻翼翕动。其目的是使鼻孔尽可能地扩大，允许更多的气体进入呼吸道和肺部。

下颌和肩部之间颈部的纵向肌肉屈张明显。其目的是将肺尖尽可能上拉，以增加肺容积，增加进入肺内的气体量。这时还可见到锁骨间的凹陷，可能是每次用力呼吸产生的牵拉所致。

肋骨间肌肉屈张明显。这可横向将肺向外拉，同样可以增加容量。为了看清这些肌肉的牵引效果，可从婴儿的腋窝到髋部画一条假设的连线。通过此连线，观察肋骨随着每次呼吸的运动。肋骨的运动如同一排水桶柄被上下牵拉。

每次呼吸时，腹部上下运动幅度明显增加。这是膈肌加大运动的结果。可使肺部的深度增加，获得更大的肺容量。

呼吸增快。通过增快的呼吸频率，可增加每次进入肺内的气流速度。有时，肺内的感染或炎症只表现出浅促的呼吸。有时，鼻孔和胸廓运动还属正常时，婴儿就出现了喘息。发热也可引起呼吸增快，这是因为发热时增加呼吸频率可降低体温。所以，呼吸增快并不是呼吸困难固有的体征。发热时，呼吸加快是为了增加机体的散热，以利于降低体温。体温正常时，正常的呼吸频率与年龄相关。新生儿为40~60次／分钟；婴幼儿为25～35次／分钟；小儿为20~30次／分钟；成人为12~14次／分钟。如果婴儿出现发热，父母可给婴儿服用解热镇痛剂。当体温正常后，再估计呼吸频率。

对安静的婴儿来说，以上列出的所有体征都有助于估计呼吸困难。可是，对哭闹的婴儿，这些体征不能作为呼吸困难的准确指征。这是因为哭闹的婴儿本身即可出现鼻翕、张口呼吸、肋间肌肉受到牵拉、呼吸增快等。

如果怀疑婴儿有呼吸困难，就应立即呼叫120急救中心。如果婴儿真的出现呼吸困难，千万不要将任何东西放入婴儿嘴内，包括食物和液体。

应进行怎样的检查?其结果能说明什么问题?

患有呼吸窘迫的婴儿呼吸非常费力,其目的是尽可能保证机体可以获得足够的氧气。应采用一些方法测定婴儿体内氧气水平。通过脉搏血氧饱和度或体内血氧含量评定体内氧气水平(详见第22章)。

X线有助于了解肺结构的变化。可显示肺的成熟度、结构异常情况、肺内积液(见于许多种肺内感染、创伤和呼吸窘迫综合征)、气道异物、胸腔积气及炎症表现。

为了确定感染的原因,可进行血液细菌培养。阳性的血液培养可以证实引起感染的细菌种类,帮助医生确定选用抗生素的类型。

 ## 有哪些治疗方法?

根据原因确定治疗的办法。如果气道任何部位出现了梗阻,那么去除梗阻将是治疗的主要办法。比如,异物卡在气道中,必须将其取出才行;患有喉气管软化,通常是等待婴儿自己好转(详见第10章关于"喉鸣"的节段)。如果气道梗阻严重,引起了体内氧水平低下,就需要外科或有创性治疗了。

如果呼吸窘迫的原因是细菌感染,医生会给婴儿开抗生素处方。如果原因是病毒感染,只有靠等待时间和婴儿自身免疫系统了。当感染引起炎症反应时,医生会给婴儿使用抗炎药物。**类固醇激素**是最常用的抗炎药物,可通过注射、口服或吸入给予。还有一些药物可以松弛肌肉和扩张气道(最常用的药物是沙丁胺醇)及减少黏液产生(最常用的是异丙托溴铵)。一种称为**雾化吸入器**的机器可将药物变成雾滴经气道吸入。

肺的不成熟可引起呼吸窘迫综合征。随着肺脏的慢慢成熟,肺内过多的液体将逐渐被清除。这些婴儿经常需要一定的呼吸支持,包括使用气管插管在内。这些婴儿还容易并发肺炎(详见第21章关于"皮肤发青"的节段)。

所有这些可能出现的情况,都需要补充氧气。氧气可以通过吹气管粘于鼻孔的鼻导管、扣在口鼻上的面罩、包绕婴儿的氧帐或插入肺内的气管插管等方式提供。

如何输送补充的氧气

吹气管。氧气通过如同浇水管的塑料管输送。管道直径大约2.5厘米。此管可置于婴儿的面前或放于头旁，这样气体能直接吹到婴儿的面部。湿化的氧合气体效果好。我们应该看到管道开口处存有湿雾。

鼻导管。鼻导管的直径大约为1~2毫米，此细管缠绕面部后置于上嘴唇上，鼻孔下。细管远端有两个小分支，可直接将空气输送入鼻孔。由于婴儿和幼儿经常会拉扯导管，所以鼻导管经常被拴在婴儿的头部。虽然，鼻导管要比面罩舒服得多，但由于导管只将空气输送到鼻孔，所以输送的氧流量较低。

面罩。扣于婴儿口鼻上的面罩与吹气管相连，可以输送更多的氧气。这是因为含有氧气的空气能直接吹入婴儿的口鼻，而很少受到周围环境的影响。可是，婴儿通常不喜欢扣在口鼻上的面罩，他会想尽办法将面罩拉扯掉。

氧帐。有时，婴儿不能耐受面罩，但却需要大量氧气。将婴儿放入有氧气持续吹入的塑料帐，可获得较多的氧气。氧帐较小，只能遮盖婴儿的头颈部。当婴儿吸入氧合气体的同时，一些氧气也会通过松动的氧帐边缘排到大气中。因此，还是面罩供氧为比较有效的输送氧气的方式。

气管插管。当婴儿不能进行有效呼吸时，就应进行气管插管。气管插管经过口腔插入到肺内。导管的体外端与维持呼吸的呼吸机相连。这是一种输送氧气进入肺脏的最有效的办法，但是此法可给婴儿带来一定的创伤，只用于非常危重的婴儿。

可能发生的并发症有哪些？

呼吸窘迫的最可怕的并发症是呼吸衰竭。当肺脏受到感染或炎症的重创，或气道被完全阻塞，以及婴儿经受数小时至数天的呼吸困难折磨，不能有效呼吸时，就能造成呼吸衰竭。

肺内感染能扩散到全身各部位，引起血液、骨骼、尿液，以及脊髓液和大脑的感染。肺内感染可引起肺内出现被完整包绕的液体，形成肺脓肿；或脓液跑到肺外的胸腔内，形成脓胸。这些液体与原有呼吸问题并存，还为感染提供了储藏地点。

出生后头一年内，患有呼吸窘迫综合征的婴儿很容易得肺炎。很多出生时患有呼吸窘迫的婴儿现在正在接受一种称为"Palivizumab(或Synagis)"的药物，可以有效预防呼吸道合胞病毒感染。这种病毒特别容易侵犯早产儿，其病情非常严重。另外，出生时患有呼吸窘迫综合征的早产儿，今后也容易出现哮喘。

乳房小结

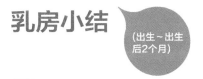

（出生～出生后2个月）

婴儿体内到底出了什么问题？

当胎儿还在妈妈肚子里发育的时候，妈妈会经过胎盘传送给生长中的胎儿一些激素。这些激素可影响胎儿身体的两个部位：男婴和女婴的生殖器及乳房。对生殖器的影响将在第17章内进行介绍。本节重点解释为什么母体激素能够引起所有新生儿在出生后几周内出现轻度乳房肿胀。

所有人类的乳房对雌激素都相当敏感。所以，通过胎盘传来的激素进入发育中胎儿的体内，就会刺激乳房组织。婴儿出生后，不论男婴还是女婴，乳头下都会出现坚硬的小肿块。肿块大小如同一角的硬币，有些还会再大些。婴儿出生后几周，母体的雌激素也渐渐被婴儿代谢消失，乳房也渐渐变软，恢复正常。

父母应该做什么？

遇到婴儿出现乳房小结，父母不必着急。这是一种正常现象，几周后就会消失。

 何时应向医生请教？

此事不需要请教医生。但如果乳头下和乳头周围变红、发热，或肿胀范围明显增加，特别是一侧比较严重时，应该带婴儿看医生。

应进行怎样的检查？其结果能说明什么问题？

当婴儿存在正常的乳房小结时，不需进行任何检查。偶尔可以见到，一侧乳房小结变大且红肿，这是感染的迹象。此时，为了确定原因，需要进行血液检查。由于很难确定引起感染的病菌，通常情况下，不需要血液检查即可开始抗生素治疗。

 有哪些治疗方法？

对于正常的乳房小结来说，随着婴儿的长大，几周后就可消失，所以没有必要进行治疗。由于口服抗生素能快速、有效地控制感染，通常使用口服抗生素治疗乳房感染而不是局部涂抹药膏。

可能发生的并发症有哪些？

乳房小结的唯一潜在并发症是感染。像上述提到的那样，这种情况极为少见。一旦发生，通常只局限于一侧。

胸廓形态异常

（出生）

婴儿体内到底出了什么问题？

胸廓的前半部分，与后背和脊柱相对，由肋骨和胸骨组成，包绕着心脏和肺脏。正常形状应该是光滑的半圆形。如果胸廓当中凹陷或突出，我们就称为**胸廓畸形**。每300个正常婴儿中有一位存在胸廓畸形，其中男婴多于女婴。

如果胸骨下陷使胸廓下凹，这种胸廓畸形称为**漏斗胸**；如果胸骨突出，胸廓呈尖状凸起，这种胸廓畸形称为**鸡胸**。其中，漏斗胸较为常见，约占胸廓畸形的85%。

总体来说，胸廓畸形是由于连接肋骨和胸骨的软骨过度生长所致。分娩前的胎儿组织生长非常迅速，同时连接肋骨和胸骨的软骨生长也特别快，使胸壁不是向外凸出，就是向内扭曲。有时婴儿还会存在肌肉、骨骼或血管等其他异常。

由于青春期的儿童骨骼、肌肉发育都很快，胸廓畸形会变得更加明显。好在胸廓畸形在出生时即可诊断。

父母应该做什么？

对于胸廓畸形，父母也无能为力。如果胸廓畸形比较轻微，通常只是个美观问题。如果胸廓畸形严重，就应听取儿科医生的意见了。

何时应向医生请教？

如果胸廓畸形比较严重，被胸廓保护的器官就只能委屈于狭小、畸形的空间内。这可能会导致远期不良后果，医生必须进行密切观察、随访。对于绝大多数的胸廓畸形，不需医生的指导和随访。

应进行怎样的检查？其结果能说明什么问题？

　　对于严重的胸廓畸形，通过X线检查可了解心脏的位置和肺脏的大小。由于胸廓的不正常形态，造成内部的组织形态也出现异常。如果胸廓畸形比较严重，还需要对心肺功能进行必要的检测。

 有哪些治疗方法？

　　主要的治疗办法是物理治疗，其目的是改善胸廓的形态。治疗师会帮助婴儿坐直，并向后牵拉肩膀。婴儿多半不能接受这种针对原因的治疗方法。

　　对于非常严重的病例，目前只能采取手术治疗的办法。手术的目的是将修正的肋骨附着于胸骨上，并调整相应的肌肉能力。手术的常规指征包括：因胸廓异常的形态影响了心肺的功能；因胸廓畸形影响了年长儿和青少年的自尊；单纯为了整容。

 可能发生的并发症有哪些？

　　严重的漏斗胸可将心脏挤向左侧。由于漏斗胸患者的心脏位置比正常心脏更偏左，干扰了进出心脏的血流。最终，心脏再也不能将足够的血流泵到身体内，出现衰竭。由于心脏肌肉长时间处于超强工作的状况，致使逐渐劳累。其结果，每次心脏泵出的血流越来越少。

　　在心脏受压同时，儿童的肺脏也拥挤在狭小的空间内，只有超强的工作才能向血液提供足够的氧气。另外，随着心脏肌肉的疲劳和泵血能力的下降，肺脏的呼吸效果也随之降低。这些机制导致儿童出现运动后呼吸困难，包括气短和疲劳无力等。

　　鸡胸不像漏斗胸那样会压迫心脏和肺脏。由于严重的鸡胸影响了肺脏的形态，限制了呼气的完全性。特别是运动后，气体交换增加时，更为明显。

　　胸廓畸形的最常见并发症是美观问题。随着年龄增大，患有胸廓畸形的儿童或青少年就会自觉到身体形态的异常，强烈需要矫正胸廓的形态。这就是最好的手术理由。如果不是心肺功能受到了严重的损害，外科医生是不会对8岁以下的儿童实施矫形手术的。

胸廓上骨性凸起——剑突

（出生~出生后2个月）

婴儿体内到底出了什么问题？

胸骨是一块扁平骨头，从颈下延至腹上。这是一块窄长的骨头，位于胸廓的中线，为肋骨提供附着点。肋骨和胸骨一同防御心肺受到伤害。

胸骨下端有一尖头，称为**剑突**。顾名思义，剑突的形状的确很像"射箭的箭头"。很多父母会非常惊奇地发现在婴儿肩和肚脐之间中线的中点处，有一尖状骨头隐藏于皮肤下，其形态显而易见。在这里可以确切地告诉父母，这是正常的剑突，随着婴儿的长大，其形态就会慢慢地隐蔽起来。

父母应该做什么？

针对剑突，父母不需做任何事情。

何时应向医生请教？

针对剑突，医生也不需要做任何事情。

应进行怎样的检查？其结果能说明什么问题？

不需做任何检查。

有哪些治疗方法？

因为剑突是正常现象，所以不需任何治疗。

可能发生的并发症有哪些？

没有任何并发问题。

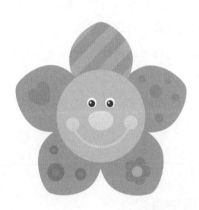

第12章

肚脐

　　肚脐是脐带唯一的可见残留物。胎儿发育的整个过程中，脐带是将母亲体内的氧和营养物质传送给婴儿的唯一途径。胎儿一旦被分娩成功，脐带就将被剪断。使胎儿发育过程中最重要的一个部分，一下子变成了一个残端。脐带被切断的瞬间，婴儿体内也会发生一系列的变化：新生儿开始第一次自主呼吸，强迫身体内的血液经过肺脏，从空气中吸收充足的氧气；同时，能够传送母体内含氧血液到胎儿的血管开始迅速萎缩，成为不含血流的纤维索带。只需几分钟，婴儿体内的血流转换即可完成，从此就开始靠自主呼吸获取氧气了。

　　出生几周内，脐带残端即可脱落，肚脐即可愈合。脐带残端先是变硬、变黑，会时常与尿布或衣服发生摩擦。然后，脐窝内会有少许出血、少量清亮的渗液或轻微出现感染。最终，脐带残断脱掉，形成肚脐。有时肚脐向内凹陷，有时向外凸出。肚脐的最终形式与其周围肌肉的附着方式有关，而与脐带的结扎方法没有关系。

脐带未脱

(出生~出生
后1个月)

婴儿体内到底出了什么问题?

脐带是连接胎盘和胎儿间的纽带,可为生长中的胎儿传送营养物质。婴儿一出生,脐带就将被切断,这就意味着婴儿不再从母体血液中获得氧气和营养了。脐带残端将被夹子夹闭,这样可以预防脐带断口处出血。有时,医院还会用抗菌药水清洗脐带残端。

脐带残端将逐渐糜烂。颜色也从黄色变成棕色,最后呈黑色。几天或几周的时间内,脐带残端将与皮肤脱离,显现出一个覆有黏性分泌物的肚脐。再过几天或几周,肚脐表面就会干燥、结痂,最终痊愈。只有当结痂脱落,肚脐表面皮肤正常时,才能认为肚脐已痊愈。当婴儿的肚脐痊愈后,才能开始接受第一次沐浴。

父母应该做什么?

过去,使用异丙醇擦拭脐带残端,直至脐带脱落。据说这种做法可以加速脐带残端干燥、加速脐带残端脱落和肚脐愈合。但至今还没有证据证实这种做法的确可加速脐带残端脱落的过程。因此,不一定非要使用异丙醇消毒脐带残端。其实,只要保持肚脐干净就可以了。

为了减少愈合中的肚脐受到刺激,父母应将尿布前面上端下翻,以减少对脐带残端的摩擦。有些新生儿尿布在出厂前就已去掉了前端的一小部分,这样就可避免尿布对肚脐的摩擦。

切记,在肚脐没有完全愈合前,不要将婴儿泡在水中进行沐浴。这期间,只可用擦澡的方式,并要保持肚脐处干燥。

何时应向医生请教?

如果愈合中肚脐周围皮肤变红并出现感染,有大量液体从脐窝中渗出，就应该带孩子去看医生。这些内容将在本章的下面几节内进行介绍。

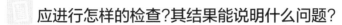 应进行怎样的检查?其结果能说明什么问题?

愈合中的肚脐变成黑色并形成硬壳，这是正常现象。只要没有感染迹象，如没有红肿或化脓，没有大量液体从脐窝中渗出，就不需要进行任何检查。

有哪些治疗方法?

对愈合中的肚脐不需任何治疗。

可能发生的并发症有哪些?

愈合中的肚脐仅有的并发症就是感染和持续液体渗出。这两种问题将在本章其他节段中介绍。

脐窝内黏性分泌物
(出生~出生后2个月)

婴儿体内到底出了什么问题?

愈合中的脐带残端经常会渗出清亮的液体。这液体黏如糖蜜，你完全不需为此担忧。严格地讲，愈合中的伤口，经常存有轻微的感染，所以会布满细胞和渗液。有时为清亮的液体，有时为淡黄色稠厚的液体，这都是愈合中的脐带残端渗出的液体，属于正常现象。

如果黄色渗液类似于尿液并伴有尿味，或渗液具有恶臭味，就属于不正常的表现了，这些都是结构异常或者局部感染的征象。

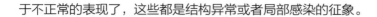 父母应该做什么？

有些父母每天用异丙醇清洗婴儿的脐部。酒精可使局部干燥，并利于脐带残端早日脱落，还可帮助残端脱落后局部皮肤的愈合。可是，目前并没有证据证实以上说法是否正确。实际上，酒精可以渗到脐带残端的皮褶下，延缓了残端愈合的过程。用干纱布轻轻擦拭脐带残端，有可能加速肚脐的愈合。这也许是干纱布有利于保持脐带区域干燥的缘故吧。

何时应向医生请教？

当婴儿脐带残端脱落后，应请医生检查一下婴儿的肚脐。当脐带残端还连于肚脐时，就像结痂保护受伤的伤口一样，残端可保护局部的皮肤免受外来刺激。脐带残端一旦脱落，有些婴儿的肚脐根部就会出现瘢痕组织，并可渗出清亮或黄色的液体，干燥后形成结痂样覆盖。这种情况称为**脐肉芽肿**。最大可达10毫米，表面可光滑，也可粗糙。脐带残端脱落后很久，脐肉芽肿才会慢慢愈合。此间，会长时间有液体渗出。

如果肚脐渗出一些液体，特别是外表和气味都像尿液的话，就应去看医生。这少见的现象是一种信号，说明膀胱和肚脐处皮肤间形成了**瘘管**。渗出的尿液与渗出液不同：外观为黄色，而不是透亮的无色；渗出持续出现；偶尔渗出量较多。

如果肚脐的渗出液像脓液或具有恶臭味，肚脐周围皮肤发红或存在炎症，都说明出现了感染，都需要去看医生。

应进行怎样的检查？其结果能说明什么问题？

当肚脐正在渗出液体时，可以做检查，以便确定瘘管的存在和感染的程度。

如果可能出现了感染，就应进行其他相应的检查(内容详见本章的"脐炎"部分)。

有哪些治疗方法？

肚脐内正常的渗出液通常可自行消失。

如果存有脐肉芽肿，医生经常用长棉签蘸上**硝酸银**处理脐肉芽肿。硝酸银可帮助脐肉芽肿愈合，并停止局部的渗出。治疗后的脐肉芽肿先结痂，再逐渐愈合。

如果膀胱和肚脐间存在瘘管，就需要外科医生通过手术结扎膀胱和皮肤间的连接小管。通常还要进行其他检查，以确定膀胱和尿道是否正常。

如果存在感染，典型治疗就是使用抗生素。这将在本章中"脐炎"的节段内进行介绍。

可能发生的并发症有哪些？

肚脐持续渗出的最常见的并发症是脐肉芽肿，而脐肉芽肿的最常见的并发症是感染。细菌在任何积于体内外的液体中都可生长。肚脐如同蓄水池可积聚渗出液，所以容易诱发感染。如果脐肉芽肿持续存在，可采用保持局部干燥或手术切除的治疗办法。

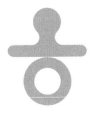

肚脐发红——脐炎

 (出生~出生
后2个月)

 婴儿体内到底出了什么问题？

　　脐带残端一经脱落，肚脐就形成了。在脐带残端脱落的过程中，肚脐周围可能会发红。这通常是脐带残端脱落过程中的正常表现。但是，如果愈合中的肚脐出现感染，局部就会变得通红，如同消防车的颜色；而且触之局部还会发烫；周围的皮肤也会发红，呈现明显的晕轮状。绝大多数的感染都是生存于皮肤上的正常寄生菌进入脐带残端所致。这种肚脐的感染又称为脐炎。

　　每个人的皮肤上都寄存着"正常"细菌。皮肤一旦出现破口，细菌就会潜入皮下。进入皮下的细菌就会无拘无束地繁殖，形成感染。由于愈合中的肚脐存有破口，为细菌提供了可乘之机。

　　感染可被限制于很小的范围内，也可扩散到周围。弥散的感染由原始部位向外扩散，有时呈线状，有时呈圆圈状。感染还可向下移到腹壁内或附近的肌肉内、血管中。进入血流的感染最终会波及其他脏器，如心脏等。

 父母应该做什么？

　　父母通过下翻尿布的上缘，可以减少对愈合中肚脐的刺激，也就降低了感染的危险。这样可以减少对肚脐的摩擦。虽然，目前对使用异丙醇擦拭脐带残端有争议，但这样做确实可以有效地预防感染的发生。通常认为，愈合中的肚脐出现感染是不巧的事。由于细菌进入到肚脐的皮肤下，所以才出现了感染。没有什么办法可以预防感染的出现。

 何时应向医生请教？

　　无论何时发现肚脐周围皮肤发红、发热，都应去看医生。如果肚脐内的分泌物出现恶臭味，或可见像脓一样的白色分泌物，或像尿一样的黄色液体，都应去看医生。

应进行怎样的检查？其结果能说明什么问题？

一般不需进行任何检查。如果发现感染持续扩散，可选用抗生素治疗。如果婴儿的病情越来越重，应进行CT或核磁共振成像的检测，了解深部、更广泛的感染。如果渗出的液体如同尿液，应该进行尿常规的实验室检查。

有哪些治疗方法？

肚脐感染的主要治疗方法是使用抗生素。由于引起感染的最常见的细菌是寄生于皮肤上的正常细菌，最常用的抗生素即可杀灭这些细菌。常用的抗生素包括青霉素和头孢菌素。对较轻的感染，局部使用含抗生素的药膏即可。但对中、重度感染，必须口服抗生素。少数病例，需要接受静脉抗生素治疗。

可能发生的并发症有哪些？

脐炎最严重的并发症是感染扩散。如果感染进入血流，会很快进入心脏等其他器官。还可引起严重感染——**败血症**。由于肚脐内的细菌要想进入血液需要很长的时间，这种并发症的实际发生率很低。如果真是如此，只有接受静脉抗生素的治疗了。

感染也可进入肚脐下腹部的肌肉和器官。这类感染比较难以治疗。通常需要静脉输注抗生素，有时还需外科治疗。

脐疝

（出生~出生
后12个月）

婴儿体内到底出了什么问题？

一对腹部肌肉从肋骨下缘向下到达骨盆。这两条肌肉形态相似，健美运动员的腹部能够充分显现这些肌肉的轮廓。这两条肌肉平行纵向排列，其间被致密组织紧密连接。

新生儿也存在这些肌肉，只是两条肌肉间的连接不够紧密。连接不够紧密的生理意义在于脐带可以自如通过肌肉间的空隙。当胎儿还生长于子宫内时，如果这两条肌肉间已被紧密相连，母亲和胎儿间的血液交换就会中断。胎儿时期，这两条肌肉以及附着于肌肉上和肚脐下的组织，都会各自为政，共同包绕着脐带。直到婴儿出生，它们之间的连接才开始进行。

婴儿出生，脐带被剪断后，这两条肌肉发生紧密连接就非常安全了。如果脐带残端已经脱落，肌肉间的紧密连接还没有建立，腹腔内的肠子就会从连接的薄弱处向外凸出。最常见的部位是肚脐，形成**脐疝**。真正的脐疝指的是通过这两条肌肉和组织间的缺口，在腹壁下向外凸出的囊性物。这个缺口又称为**疝环**。

有些婴儿的脐疝较小，而有些婴儿的脐疝则很大。婴儿哭闹导致腹腔内压力增加，将肠子挤出疝环，形成向外凸起的疝气。当婴儿用力时，疝气也会变得明显。有时疝气能被疝环卡住，造成比较严重的问题（详见第13章和第16章）。

正常白种婴儿中，脐疝的发生率可超过10%；而非洲血统的黑皮肤的婴儿中，其发生率更高。早产儿比足月儿更容易发生这种问题。

父母应该做什么？

父母不需要，也无法做任何事情来帮助脐疝消失。一种古老的做

法是将一个硬币与绳子相连，然后系在腰部，用硬币压住肚脐，避免
脐疝出现。如果知道了脐疝形成的原因，父母就会很容易地明白为什
么不能这样做了。

何时应向医生请教？

脐疝膨出，有时会非常大，但又很容易复原。特别是轻轻按压脐疝
局部时，更容易恢复原状。父母可以采用此方法将脐疝压回。婴儿哭闹
期间，不太容易将脐疝压回；当婴儿安静时，就非常容易压回了。

如何判断疝气的程度

能被轻易压回的疝气不会出现急症问题。如果出现下列问
题，就说明存在着紧急医疗问题，应立即带孩子去看医生。疝气
出现：

- 发红
- 触之温热
- 在婴儿安静时，也不能将疝气推回
- 疝气凸出并伴婴儿呕吐

这些都是疝气嵌顿或绞窄的征象。

当疝气不能轻易被推回或局部皮肤发红且发热，都应去看医
生。有时，疝气出现了**嵌顿**。嵌顿就是肠子被疝环卡住，变得越来
越肿，不能再被推回的现象。嵌顿发生后，就可能变成**绞窄**。绞窄
就是指嵌顿的那部分肠子的血液供应受到压迫，以致那部分肠子不
能得到包括氧分在内的重要营养。嵌顿和绞窄都可引起婴儿出现呕
吐和明显的疼痛。

嵌顿和绞窄的疝气都是医疗急症。绞窄的疝气必须接受急诊手
术治疗。绞窄可造成缺氧的那部分肠道出现坏死。如果不及时切除
坏死的肠道，很可能会危及生命。嵌顿疝并不一定需要紧急手术治
疗，但必须尽快接受医生，特别是外科医生的仔细检查，以防止绞
窄的发生。

应进行怎样的检查?其结果能说明什么问题?

唯一的检查即是轻压疝气,观察其是否能被压回。医学上将这种现象称为**复位**。父母和医生都可以进行此项检查。如果疝气很容易被复位,说明目前还算正常。否则,就可能出现嵌顿或绞窄。

如果出现了绞窄或嵌顿,超声波检查可以帮助了解受累肠管的血流情况。

 ## 有哪些治疗方法?

对于正常可复位的疝气,治疗就相当于"等待"。婴儿两岁时,95%的脐疝可自动消失。如果到了上幼儿园的年龄,脐疝还没有消失,就是为了美观,也应接受外科手术了。

所有的绞窄疝和一些嵌顿疝必须接受外科手术治疗。被挤出肌肉间隙的肠管,应该被推到肌肉间隙后,缝合并封闭这间隙。有时,被挤出的肠子被肌肉间隙挤压,而出现肿胀或血流明显减少。极少数病例中,被挤出的肠子因血流中断,失去了氧的供应,就不再有正常功能了。这时,只有等待切除了。

可能发生的并发症有哪些?

很少见到嵌顿疝和绞窄疝。如果真是出现了绞窄,婴儿一定会出现疼痛和呕吐。请记住,婴儿哭闹时,脐疝是很难被推回的。

肚脐色素沉着

（出生～出生后12个月）

婴儿体内到底出了什么问题？

当肚脐愈合后，色素会经常聚集于"崭新"的肚脐深部。有时看起来似乎很脏的样子。沉积于肚脐内的色素可能会伴随人的一生，至少也要数月。肚脐的色素层脱落得越频繁，其颜色会变得越深，越能区别于身体其他部位皮肤的颜色。

父母应该做什么？

不要试图去除肚脐上的色素，这样会刺激局部的皮肤。

何时应向医生请教？

医生不需要为肚脐上的色素做任何治疗。

应进行怎样的检查？其结果能说明什么问题？

不需做任何检查。

有哪些治疗方法？

没有治疗的必要。有些色素会随着时间逐渐消退。

可能发生的并发症有哪些？

肚脐上的色素沉着不会留下后遗症。

第13章

胃肠道

胃肠道起自口腔和食管，历经胃部、肠道，最后结束于肛门。一个健康成人消化道总长度可超过8~9米。

整个消化系统在胎儿时期即已发育完成，直到婴儿出生后才开始吸收和消化食物。这是因为胎儿获得的全部营养均由脐带传送而来。婴儿出生后，脐带即已切断，新生儿必须尽快解决如何经口进食、如何消化食物、如何感受饱感，及如何排泄废物，等等。

有些婴儿过早地应用了胃肠道。最恰当的例子就是胎儿出生前在子宫内就开始了排便。这种事情不是胎儿有意要做的，而是胎儿出现宫内窘迫不得已出现的举动。有些婴儿却懒于使用自己的胃肠道。出生后，他们仍然属于懒惰的进食者，或他们在消化母乳或配方粉上存在问题。消化道的问题包括腹泻、便秘、大便味道异常或形状异常，以及食欲丧失，等等。

有时非常难以判断婴儿是否已吃饱。最好的办法是定期测量婴儿的体重。出生头几天婴儿都在丢失体重，但几天后体重就开始重获，每天可增长15~30克。婴儿不是一直按照这个速度增长，否则一年内婴儿就可增至18公斤！随着婴儿逐渐成为更有效的进食者，他会学会一次用较长时间进食，增加两次进食间隔的时间，留出充足的睡眠时间。

新生儿体重丢失和重获

（出生～出生后1个月）

婴儿体内到底出了什么问题？

当胎儿还在妈妈子宫内生长的时候，脐带会每天每时连续不断地为他输送营养。这意味着生长中的胎儿接受的是持续静脉营养。当婴儿出生、脐带被切断后，他接受的就不再是连续不断的营养，而是每2～3小时通过吸吮妈妈乳房或奶瓶获取断续的营养了。很多父母不知道应该按怎样的时间间隔喂养婴儿，有时甚至达到一个小时喂养一次的地步。不管遵循了怎样的喂养规律，都是模仿了成人进食的模式。对于出生前接受持续营养输注的婴儿来说，每次喂养间隔几个小时是如此漫长的等待。

两次喂养之间，绝大多数新生儿本可不费力地耐受2～3小时的等待。但是，新生儿出生后面临了这样一件为难的事情：这就是妈妈在产后头3天还不能产生母乳，在此期间，接受母乳喂养的婴儿只能从妈妈那里得到一种非常浓缩的液体——**初乳**。虽然，初乳中富含抵抗感染的抗体，但每次乳房产生的初乳量最多只有30毫升。这虽是正常的现象，但对大多数婴儿来说，好似一场严酷的惩罚，这场惩罚直至母乳开始产生才可得以停止。

由于母乳的姗姗来迟，绝大多数母乳喂养婴儿在出生后头几日会出现体重丢失。为了能顺利地度过这一为难时期，婴儿出生前体内就已过多地储备了一定量的水分，大约有400～500毫升。所以，我们会发现刚出生的婴儿眼睛有些发肿、面颊有些膨大。这些出生前储备的多余水分会通过婴儿出生后的排尿和强劲的吸吮动作逐渐消耗掉。奶瓶喂养的婴儿也会丢失一些体内储备的多余水分，但体重丢失相对小些。因为通过奶瓶喂养，婴儿于出生后头几天就获得了较多的液体。

所以，新生儿出生后的几天内丢失体重纯属正常现象，但体重丢失量不能超过一定限度。新生儿体重丢失一般遵循两条原则：第一，由于婴儿出生前体内储备的多余水分大约相当于新生儿出生体重的10%，所以新生儿体重丢失量应小于出生体重的10%。水分的丢失就代表了体重的下降，婴儿就会出现轻度的脱水征象。如果体重丢失超过了出生体重的10%，婴儿的脱水症状就会非常明显，就应该进行额外液体的补充。第二，新生儿在生后满两周时，体重应回升到出生时体重水平。医学专业人员应该保证婴儿进食良好，体重增长满意。正常健康婴儿每天体重应增长15～30克，出生后两周，婴儿体重至少与出生体重持平。

请记住，每天婴儿体重增长或丢失量通常为25～50克。所以，如果每次称体重使用的是不同形式的量具，或每次称体重时条件不同，比如，穿着衣服、穿着尿布或全部裸露等，都可影响对体重变化的观察。即使使用相同形式的量具，不同量具间也会有少许偏差。比如，医院病房和门诊的量具，甚至同一病房的两个量具之间都会有少许差异。这些微小的差别不太会影响观察婴儿体重的变化。

如果健康的婴儿体重丢失过多，或出生已两周体重仍没有回升到出生时水平，多半的婴儿都会出现脱水征象。这样的婴儿会出现皮肤干燥、嘴唇和舌头干涩。有时，头顶中央的前囟出现轻度凹陷。存在脱水的婴儿需要给予积极的治疗及密切追踪观察(关于脱水方面的内容参见第21章)。

绝大多数的婴儿都能自如地接受分娩前持续的营养输注转换成出生后间断的喂养摄入。但有些新生儿却不能接受这种间断的喂养，喂养后不久就又会感到饥饿。这种现象常见于糖尿病母亲分娩的体重过大的婴儿——大于胎龄儿。由于体内含有过多的**胰岛素**，这些婴儿正处在**低血糖**的危险之中。体内胰岛素水平越高，血糖水平就会降得越低。还有一些婴儿也很容易出现低血糖，比如，小样儿、早产儿、患有感染的婴儿、处于寒冷状态中的婴儿、粪染的婴儿(婴儿出生前就将胎粪排到羊水中)，以及中枢神经系统感染和先天性代谢异常的婴儿。所有这些婴儿在两次常规喂养的间期都会表现出非常饥饿的样子。

只有几种原因可以导致婴儿体重丢失过多或重获过慢：患有细菌或病毒感染的婴儿，可出现体重丢失过多和重获过慢；患有黄疸需要光疗的婴儿体重重获也会较慢。这是由于光疗灯泡的蒸烤可致婴儿出现轻度脱水。其他影响体重重获缓慢的原因还可能是肠道或甲状腺的问题，但这种疾病发生率极低。

♥ 父母应该做什么？

母乳喂养的婴儿与妈妈一起共同促进母乳的产生。请记住，这过程自然需要一定时间。如果分娩后头一天妈妈每隔2~3小时就喂养婴儿10~15分钟的话，婴儿就会反复按摩妈妈的身体，促进母乳的产生。婴儿的吸吮动作、哭闹的声音和生后母体内激素水平变化都对母乳的生成起到至关重要的作用。

由于分娩过程造成母子十分疲惫，所以新生儿出生后头一天，母乳喂养的间隔时间都比较长。健康婴儿可一觉睡6小时，甚至8小时，而不感饥饿。即使是足月婴儿，这种现象也很常见。如果出生24小时后，婴儿仍然十分贪睡的话，妈妈就要每隔2~3小时将孩子弄醒，进行母乳喂养。否则，妈妈的乳房接受不到足够的刺激，就会影响母乳的生成。只有通过规律的、频繁的刺激，乳房才能顺利地产生母乳。如果婴儿暂不能接受母乳喂养，如正在新生儿监护病房接受治疗或存在一些并发问题等，每隔3小时，妈妈就要使用母乳泵将母乳抽吸出来。

出生后头1~2个星期，婴儿正在丢失体重，所以要采取频繁的喂养策略。总体来说，从出生第二天开始，每天喂养应该为8~12次。出生4周内的婴儿，无论他是否正在睡觉，每天都要接受8次以上的喂养。否则，婴儿体重很难获得足够的增长。随着婴儿长大，他的吸吮能力也就越来越强。直到每次喂养过程中，婴儿都能够吸吮到较多的奶汁时，才能减少喂养的频率。

何时应向医生请教？

如果一个月内的婴儿每天喂养次数都达不到8次或喂养非常困难时，就应请教医生了。如果你认为婴儿非常饥饿，可能会出现低血糖时，也要请教医生。婴儿出现低血糖的征象包括：烦躁不安、肢体乱动、极度惊恐，甚至惊厥。任何时候发现婴儿贪睡，且连续几次不能接受喂养时，都应向医生请教。

新生婴儿也可能出现脱水。如果父母怀疑婴儿出现了脱水，应立即通知医生。脱水的征象包括：嘴唇、舌面和口腔内干燥、毛糙；睡眠过多；头顶中央的囟门凹陷，等等(关于"脱水"的内容详见第21章)。

应进行怎样的检查?其结果能说明什么问题?

监测婴儿体重丢失的最好办法是每天定时称婴儿的体重。注意：用同一台秤或使用前能调零的数字式量具称量婴儿的体重。

如果婴儿出现了低血糖的征象，就应取血测定确切的血糖水平。一般，从足跟取血测定婴儿的血糖(可见第22章)。如果测定值很低，或增添糖水或奶粉后血糖水平还没有回升，就应进行更复杂的检查了。这些检查包括：电解质、血清葡萄糖、全血细胞计数，有时还要加上血培养等。这些检查所需要的血样，不能通过足跟穿刺获得，只能通过静脉取血得到(检查内容参见第22章)。

到底血糖降到何值才算低血糖呢?目前医学专家的观点还不完全一致。一般使用的标准是：血糖低于40毫克／分升（2.2毫摩尔/升）就可认为婴儿出现了低血糖症。如果婴儿没有任何症状，有些医院认为在医学干预治疗前，足月婴儿的血糖小于30毫克／分升（117毫摩尔/升）才算出现低血糖症。对早产儿或低出生体重儿来说，血糖值可再低些，才能诊断为低血糖症。通过手指穿刺或足跟取血，将血样送到医院的实验室，就可测定血糖水平。

有哪些治疗方法？

如果出生后头几日婴儿体重丢失过多，或两周后体重仍未重获，经常需要添加额外的饮食。母乳喂养的婴儿可添加吸奶器吸出的母乳或配方粉。通过奶瓶或母亲乳房上粘着的喂养管(又称为**附属喂养系统**)添加额外饮食。有时，还可用小杯子、滴管或手指进行饮食的添加。

由于父母每天没有喂足婴儿而造成的婴儿体重丢失过多或体重重获过迟，对于奶瓶喂养儿是件很容易解决的问题。通常增加喂奶总量后就可解决。由于每次母乳喂养量不可能进行测量，母乳喂养儿出现这样的问题就有点难解决了。为了增加每次婴儿哺乳量，妈妈可增加喂奶的次数或想办法增加母乳的产量。妈妈增加母乳产量的办法包括：频繁使用吸奶器吸奶、饮用大量液体、偶尔饮用增加母乳产生的草药或茶叶。儿科或产科医生会向父母提供更多的关于增加母乳产生量的办法和信息。

低血糖的婴儿只有获得额外的葡萄糖才能使血糖水平回升至正常。有两种方式可以提供给婴儿额外的葡萄糖：口服或静脉注射。口服治疗就是给婴儿提供5%的葡萄糖水或配方粉。如果出生头几日婴儿需要额外的热量，补充配方粉要比糖水好。因为配方粉中含有婴儿需要的电解质和营养素。

如果婴儿不能通过口服增加喂养量，或增加喂养量后还不能使血糖水平回升的话，只能通过静脉途径直接将葡萄糖滴入婴儿体内。持续静脉输注葡萄糖溶液，直到血糖水平稳定后，再改换成母乳或配方粉喂养。治疗低血糖的同时，还要针对低血糖的原因进行相应的治疗。引起低血糖的原因很多，包括：感染、甲状腺疾病和体内产生太多的胰岛素等。

糖水和配方粉有何不同

如果婴儿出现了脱水，或因出生后头几日妈妈母乳不足而引起婴儿的极度饥饿，都需要进行额外补充。有两种方式可以进行这种额外补充——糖水和配方粉。糖水是5%葡萄糖的水溶液。此溶液只能提供少许的葡萄糖，而不能提供电解质和母乳或配方粉中所含的其他营养素。所以对新生儿来说，糖水没有什么营养价值。为婴儿反复提供糖水，还不如提供配方粉作为额外的补充呢。当母乳充足时，即可立即停用配方粉。在补充配方粉期间，婴儿可获得所需的电解质、营养素和热量。

可能发生的并发症有哪些？

饥饿的婴儿如果不能接受足够频繁的喂养，其体重丢失会更多，体重重获会更迟。请记住，婴儿于出生后头几日丢失高达出生体重10%的重量是正常的现象。一般来说，婴儿于出生后4~5天开始重获体重，出生后2周回升到出生时体重。婴儿体重丢失过多或重获太迟的主要并发症是脱水和低血糖症。患有低血糖的婴儿会变得烦躁不安或四肢舞动。还有，葡萄糖是大脑的主要能量来源，过低的血糖水平可能损伤大脑功能。因此，严重或持续时间过长的低血糖症可引起惊厥或严重的脑损伤(关于"脱水"的内容参见第21章)。

关于乳头错觉的争论

有许多人相信，如果给婴儿使用了多种奶头，就会出现乳头错觉。而且还担心，如果在婴儿学习吸吮母乳期间使用了奶瓶喂养，就会导致母乳喂养的困难。乳头错觉很可能是一种荒谬的说法。其实可以说，婴儿具有乳头懒惰症。母乳喂养的婴儿必须学会怎样才能吸吮到足够的乳汁，这需要花很大的力气才行；而奶瓶喂养的婴儿只需花很小的力气就可吸吮到足够的奶汁。这样一来，婴儿当然愿意使用奶瓶喂养，而不愿花很大力气吸吮乳房了。相反，如果婴儿出生后6~8周内未接触过奶瓶，他就不愿意再接受奶瓶了。因此，总的建议应是，如果父母想让婴儿学会用奶瓶喂养，就应在婴儿出生后3~4周内开始采用奶瓶喂养。父母至少要每隔几天进行一次奶瓶喂养，其目的就是让婴儿保持应用奶瓶的技巧。如果不采用奶瓶喂养，还可选择其他的方式。有些婴儿可接受用医用滴管或小勺喂养方式。这些婴儿长大后，也不是用奶瓶喝水，而是使用杯子或吸管喝水。

过度喂养 (出生~出生后12个月)

婴儿体内到底出了什么问题？

简单来说，过度喂养就是吃得太多，通常是**吸吮反射**的结果。婴儿出生后就知道如何吸吮，这是他保持自身平静的唯一方法。婴儿不会抓痒痒、不会擤鼻涕，却会吸吮。

父母经常将这种不断的吸吮动作认为是饥饿的表现，所以在间隔很短的时间内又再次喂养，以致增加了很多次的喂养。其结果是婴儿吃进了比自身需要还要多的母乳或配方粉。其实，婴儿的吸吮动作只是为了自我安慰。很多时候父母都可以发现，不管什么时间，给婴儿喂养的是母乳或某一品牌的配方粉，都不能终止婴儿的吸吮动作。事实上，婴儿还不具有感受饱感的能力，而父母又很难了解婴儿真正的需求量。

过度喂养婴儿的体重增长比较快，有些是非常快。由于胃部过度饱满，婴儿很容易出现呕吐。由于胃内容量有限，饮用过多的奶汁必然引起呕吐。

遗憾的是，由于很多原因都可导致婴儿吃奶后出现呕吐，所以父母很难确定哪种情况是由于过度喂养所致：婴儿对配方粉或母乳中的某些成分(与妈妈饮食有关)敏感，保持食物存于胃内和预防食物反流回口腔的控制肌肉功能不够健全，都可出现吃奶后呕吐的现象。医学上将后一种现象称为反流，会在本章的下面节段内进行介绍。另外一些引起频繁呕吐的原因，比如食物不能排入肠道——幽门狭窄，也将在本章后面节段中阐述。

♥ 父母应该做什么？

如果婴儿出现了过度喂养的情况，最简单的干预方式就是减少每次喂养量。请记住，婴儿还不具备感受饱感的能力，而且一有机会婴儿就会无休止地进行吸吮。因此，为了减少喂养量，必须减慢喂养速度，使婴儿能有充分的时间体会吃饱的感觉。

当怀疑奶瓶喂养婴儿出现过度喂养时，也应采取缓慢喂养的方式——每喂养30～50毫升的配方粉就停顿几分钟。在喂养一半量的时候，就促使婴儿打嗝，有利于胃内气体排出，更有利于减缓喂养速度。有些奶瓶喂养儿吃奶过快的原因是奶眼过大，不需怎么费劲就可获得大量的奶量。选择奶眼小些的奶头，可以促使婴儿增加吸吮力气，延长喂养时间。

对于母乳喂养婴儿出现过度喂养时，可增加两侧乳房喂养交替的间隔时间。如果妈妈的一侧乳房中的乳汁就足以喂养婴儿时，每喂养5~10分钟就强行中断喂养，协助婴儿打嗝，然后再继续喂养。有些妈妈母乳的流出速度很快，特别是刚开始时，很容易造成婴儿哽噎。此时，妈妈应该在喂养起始时，人为地限制一下母乳流出的速度，可以获得良好的效果。

如果婴儿在喂养后还在继续吸吮，就可用手指或安抚奶嘴满足婴儿的需要。保持吸吮动作可很好地安抚婴儿。婴儿一旦能够体会到饱感，他就会停止吸吮，进入睡眠状态。

何时应向医生请教？

有时很难得知呕吐是否由过度喂养所致。无论何时，只要父母发现婴儿出现了呕吐，都要请教医生。

非过度喂养引起的呕吐就应有下述体征：极度费劲的呕吐或呕吐物可从口中喷出几十厘米；呕吐物中含有绿色胆汁样或红色血样物质；呕吐越来越频繁或呕吐量越来越大；呕吐伴有发热或全身精神状态减弱。发现上述的任何情况，都应该及时请教医生。

母乳喂养与奶瓶喂养

母乳喂养是最佳的喂养方式吗？母乳和配方粉所含的脂肪、蛋白质、碳水化合物以及矿物质等成分极为相似*。二者之间最大的不同是母乳中含有抗体，而配方粉却没有。抗体可以抵御疾病，所以母乳喂养儿抵御感染的能力应稍强，特别是在出生后头几个月更为明显。母乳喂养需要妈妈和婴儿共同努力才能完成。如果出现一些身体问题就可影响母乳喂养的进行，比如婴儿患有腭裂或妈妈乳头明显凹陷等。有时妈妈服用的一些药物，可通过母乳给孩子造成一定的危险。有时职业妈妈在分娩后不久就要返回工作岗位，就会减少母乳喂养的次数。妈妈可在上班期间定时将母乳泵出，储存于冰箱内，再通过奶瓶喂养婴儿。当然，这种做法不是绝对必要的。请父母记住，健康婴儿接受奶粉喂养也会获得良好的生长。母乳与配方粉混合喂养，或单独配方粉喂养，对婴儿来说不仅安全，而且营养也十分丰富。应将母乳喂养保持为一种快乐的喂养方式，而不是一种紧张、担忧的喂养方法。

应进行怎样的检查？其结果能说明什么问题？

对于过度喂养极少需要进行检查。只要减少了母乳或配方粉的喂养量，呕吐现象就可解决。如果怀疑是其他原因引起的呕吐，就需要进行相关的检查。本章中的"反流"将详细叙述。

---

*：现代研究表明，母乳与配方粉从成分上还是有很大差异。

有哪些治疗方法？

治疗过度喂养的唯一方法就是减少每次喂养量。可参见的措施上面已经述及。没有任何药物可治疗这种现象。

 可能发生的并发症有哪些？

过度喂养的主要并发症是反流和肥胖。反流是一种痛苦的呕吐形式。对正常婴儿来说，出生后头3个月，每天体重应增长15~30克；接下来的3个月，每天增长8~15克；而肥胖婴儿每天体重增长是正常婴儿的2~3倍。现有很多事实显示，成人肥胖与儿童肥胖有关联，但对于过度喂养或体重增长过快是否可以引起儿童或成人肥胖还不能下定论。

由于体重过重限制了婴儿的运动能力，所以体重过重的婴儿的运动功能发育相对比较缓慢。表现在坐立、翻身、站立和行走等方面。缓慢的运动能力不能消耗体内很多热量，致使婴儿体重增长更快。一旦婴儿能很好地控制自身活动，就能消耗更多的能量，体重增长速度就可减慢，体重增长才可得到控制。婴儿也就容易对周围事情产生更大的兴趣，同时就会对吃奶减少兴趣。两者合并的结果就可使婴儿在出生后第二年逐渐瘦下来。

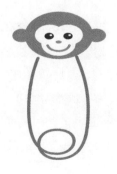

正常变异大便

（出生~出生后12个月）

婴儿体内到底出了什么问题？

不同的婴儿、不同的日龄，婴儿的大便会有明显的变化。大便的颜色和性状变异很大，经常引起父母的担忧。这些正常变异包括：**胎粪**，婴儿生后头几日排出的黑色沥青样大便；**典型母乳喂养性大便**，黄色类似芥菜籽样颗粒样大便；**典型奶瓶喂养性大便**，偏绿色匀质的大便。不正常的大便颜色包括：红色和血色、白色和黏液状。黑色沥青样大便于生后几日内即可消失，而且以后不会再出现。

婴儿大便的性状变化很大。如果大便呈水样，尿布上可见泡沫，说明婴儿出现了**腹泻**；如果大便很干，如同干燥的牙膏或小球，说明婴儿出现了**便秘**。这些问题将在下面进行介绍。

胎粪 胎粪属于正常新生儿大便。胎儿在生长过程中，肠道也随之逐步发育。不仅如此，肠道内还会堆积大量胎儿发育过程中的代谢废物。这些废物由陈旧的细胞、吞饮的液体和发育中肠道产生的其他物质共同组成。所以，婴儿出生后头2～3天排出的大便，是其在妈妈子宫中10个月来堆积的废物。这些废物形似稠厚的墨绿色糨糊，称为胎粪。一旦这些废物排完，大便的颜色和性状就会发生变化。

胎粪就是新生儿早期正常大便。但有些婴儿会排胎粪太早，早到在妈妈子宫内就排了；但有些却存在排胎粪困难。有时胎粪硬如岩石，很难通过肛门排出。这种情况称为**胎粪栓塞**，往往并发于其他疾病，其中包括纤维囊性变。

母乳喂养性大便 典型母乳喂养儿大便可以形容为黄色芥菜籽样大便。出生后大约第三天，妈妈的母乳逐渐增多，胎粪的性状会变稀，颜色也会变浅，直到完全变成黄色。其性状如同奶昔。有时妈妈吃了某些食物后，婴儿大便会由黄色变成绿色或褐色。这些变化都属于正常现象，将在下面进行介绍。

奶瓶喂养性大便　不像母乳喂养儿经常排泄水样大便，奶瓶喂养儿通常排泄绿色、性状均匀的大便，不带有颗粒样物质。有时，奶瓶喂养儿也会排出黄色或褐色的大便。使用不同奶粉喂养的婴儿，大便可呈现黄色或褐色；使用多种奶粉喂养的婴儿，大便的颜色可发生变化。

多彩大便　虽然绝大多数婴儿每天排出的大便近乎相同，但也会有个别时候，大便颜色会发生引人注目的变化。对母乳喂养儿来说，婴儿大便的颜色有时与妈妈进食的种类有关；而对奶瓶喂养儿来说，经常找不到合适的解释。有时，婴儿患了轻度的腹型流感，其大便颜色就可发生变化，直到感染消除为止。如果婴儿大便间断呈现铜锈绿或橙色，也不必担忧。

但大便呈现有些颜色时，应该引起我们特别注意。红色是出血的征象。大便中出现如同咖啡渣样的棕色颗粒，是肠道缓慢排出陈旧血的迹象。黑色大便是胎粪排出过程的征象。胎粪一旦排净，就不应再现。如果再现，也是出血的征象。"大便带血"将在本章中其他节内介绍。白色大便或含有黏液的大便不是正常大便，可能是婴儿出牙过程中吞咽过多的口水所致。遇到婴儿大便出现这些颜色的变化，都应请教医生。

♥ 父母应该做什么？

对于正常变异大便，父母不要着急。如果怀疑婴儿大便颜色不正常，应该与医生取得联系。

何时应向医生请教？

当婴儿大便呈现血性，包括：黑色、明红或咖啡色时，立即请教医生。当婴儿大便呈现白色或混有黏液，也要立即请教医生。

应进行怎样的检查?其结果能说明什么问题?

对于颜色和性状正常变异的大便,不需进行任何检查。即使婴儿偶尔排出鲜绿色或金黄色大便,也是可以接受的。

可是,血性或黏液便就是提示肠道内出现了应激、感染或炎症(详见本章"大便带血")。

 ### 有哪些治疗方法?

对于颜色和性状正常变异的大便,不需进行任何治疗。

 ### 可能发生的并发症有哪些?

如果大便颜色变化属于正常变异,就不必有任何担忧了。婴儿对营养素吸收正常,体重增长自然也会令人满意。

便秘

(出生~出生后12个月)

婴儿体内到底出了什么问题?

有些婴儿每天可排7次大便,有些婴儿则7天才排1次大便。不论排便规律怎样,婴儿排出的都是软便。**便秘**指的是大便干燥,而且排便过程也较困难的一种现象。是否存在便秘与排便的规律没有关系。比如,1个婴儿几天才排1次大便,但排出的是软便,就不能认为婴儿存在便秘。大便在大肠(即结肠和直肠)内存留时间越长,通常就会变得越硬。如果婴儿排便间隔长于正常的规律,大便就可变成稠糊状,干燥,甚至小硬球状。

有时,父母可发现一段时间没有排便的婴儿会感到非常不舒服,比如将腿抬至胸部、吃奶减少等。这很可能就是便秘的预兆，也许最后排出的还是软便。但父母一定要特别注意训练婴儿养成自身的排便规律，否则排便间隔越来越长，就增加了便秘发生的可能。

随着婴儿长大，有些情况就会发生很大的变化。出生后大约4~6周时，许多婴儿排便间隔就会逐渐拉长。有些婴儿原来每天排便几次，变成每天只有1~2次；有些婴儿原来每天排便1次或隔天1次，变成每周1次。这些都是正常的转变。仔细想想，如果成人排便的规律与新生儿一样的话，那会是怎样的感受！所以，父母经常会混淆这种排便规律的正常转变和便秘现象。

真性便秘应该是不仅排便间隔长，而且大便干硬，有时甚至可呈硬球状。干大便会给婴儿造成一定的损伤，有时候还会出现排便过程中肛门周围皮肤撕伤——**肛裂**。

便秘经常得到父母的关注，是因为排便会引起婴儿疼痛感。正如上面叙述的那样，便秘的婴儿经常将腿抬至胸部、频繁哭闹，有时还会减少吃奶量。如果婴儿肛门周围皮肤被撕伤，有两种原因可引起婴儿疼痛：一是排便时直接刺激伤口或伤口接触尿液引起的刺痛、烧灼痛；二是肛门部位的肌肉——**肛门括约肌痉挛**。肛门括约肌痉挛还可延长排便的间隔，造成更严重的便秘。持续的便秘可引起肛裂，肛裂又可加重便秘，造成肛门周围皮肤再度损伤，以此形成恶性循环。只有大便变软，肛裂才有可能康复(参见第18章)。

有很多原因可造成便秘：肛门狭窄阻止了大便的排出；肠道神经发育不良延缓了大便的排出，等等。但是，引起便秘的常见原因，就是婴儿饮用的牛奶。有个别时候，也与常理相反，母乳也会引起便秘。

♥ 父母应该做什么？

通过多喝水、多进食可以促进肠蠕动。母乳喂养的妈妈通过改变饮食结构也可帮助婴儿软化大便。有时妈妈进食大李子水也有利于婴儿软化大便。母乳喂养和奶瓶喂养儿的父母也可适当给婴儿饮用少量大李子水。接下来会做详细叙述。

通常6个月左右的婴儿开始进食固体食物。新种类和新性状的食物可引起婴儿便秘，有时还会出现顽固性便秘。父母可给婴儿提供尽可能多的甜水果和富含纤维素的蔬菜，以减少便秘的发生或便秘的程度。甜水果包括：杏、大李子、桃、梨和普通李子等。富含纤维素的蔬菜包括：豌豆、菠菜等。

有时父母可以通过按摩婴儿腹部帮助他排大便。将婴儿保持双下肢屈曲体位的同时，轻轻按摩婴儿腹部，对协助排便非常有益。现在市面上有很多教授父母如何进行婴儿按摩的书籍。

除了改变饮食、腹部按摩外，还有一些药物和治疗办法可缓解大便的干燥，减少便秘的发生。

对于疼痛性便秘来说，父母可帮助婴儿将大便排出。一种方法是使用直肠内温度计。通常将凡士林膏或其他润滑剂涂在温度计表面，然后通过测量肛门温度的方式刺激肛门括约肌，很快就可以引起婴儿排便。有些父母喜欢用自己的小手指代替温度计，但要记住先修剪指甲！如果此法未奏效，可选用类似方法的肛门栓剂。接下来会有关于药物的介绍。

在与医生交流前，父母可试用直肠温度计或肛门栓剂1~2次。很多父母担心过多依赖这样的方法刺激婴儿，会使婴儿产生依赖的心态，而不能自行排便。

何时应向医生请教？

如果婴儿排便前或排便后还有疼痛，应与医生取得联系。还有，如果便秘持续存在或越来越重，也要与医生取得联系。如果便秘伴有呕吐或发热，就应立即带孩子去看医生。

如果第一次见到婴儿大便带血，父母很难确定血是来自肛裂，还是由其他肠道问题所致，这就只能请教医生了。关于"大便带血"的详细内容见本章后面相关内容。

 应进行怎样的检查？其结果能说明什么问题？

对于一般的便秘，改变婴儿的饮食结构、添加大李子汁、使用直肠温度计或选用非处方药物，基本上可以得到解决。一般不需进行一些项目的检查。

可是，对于难于治疗的便秘，或在治疗中便秘仍然持续加重的婴儿，应该进行相关检查，寻找便秘的原因。X线检查可以了解肠道内存有大便的量；同时还可确定是否存在肠道结构的异常。对于极个别病例，需要接受结肠镜检查，甚至还要取一点活体组织进行分析，以寻找引起便秘的原因。这些操作由专门负责胃肠道的消化科医生完成。

先天性巨结肠是因为结肠末端神经缺失引起大便潴留于肠道内的一种现象。这种可引起严重便秘的问题能通过肠黏膜活检得到诊断。由先天性巨结肠引起的便秘需要外科手术进行根治。

有哪些治疗方法？

两种治疗便秘的主要办法，包括大便软化剂和润滑剂。当口服的**大便软化剂**通过胃部进入肠腔后，可使大便软化。最常应用的大便软化剂是大李子汁和梨汁。这些富含纤维的水果汁含有一定的糖分；所含的糖分可将一定的水分留于肠内，与大便混合。这种办法通过人体自身主动稀释肠腔内糖分浓度的原理，增加肠腔内的水分，从而软化大便，缓解便秘现象。母乳喂养和奶瓶喂养儿都可采用同样方法，每12小时喂养30～50毫升的大李子汁或梨汁，直至大便软化为止。这种建议仅适于2个月以上的婴儿。如果婴儿还不足2个月，应该先与医生取得联系。

如果果汁起不到作用，可选用乳果糖。乳果糖是一种不被人体吸收的糖，在肠道内起到与大李子汁和梨汁相同的作用。其他大便软化剂还包括氧化镁乳剂和二辛基硫代琥珀酸钠。氧化镁乳剂的用法是每

12~24小时服用半茶匙，以代替果汁。

　　另外一种治疗便秘的方法是使用润滑剂。将润滑剂涂于肛门周围和肛门内，利于大便很容易地滑过肛门。任何无色、不含香料的润滑剂都可使用，比如凡士林或其他含有凡士林的润滑油等。有时可使用小指头刺激肛门，但绝不能使用棉签或其他细窄的物品刺激肛门。可每隔几个小时或每次更换尿布时使用一次，直到大便顺利排出为止。这项操作可最大限度地预防肛裂的发生和减轻肛裂的程度。

　　有时润滑剂与加速大便快速排出直肠的方法联用。如果婴儿因为不适而持续哭闹时可以采用最有效的方法：使用肛门栓剂或灌肠剂，比如，可将适于婴儿使用的甘油栓轻轻插入肛门。栓剂的自身物理特征可刺激肠道，利于大便排出；溶于栓剂中的润滑剂——甘油，可包裹大便而利于大便排出。除了栓剂外，还有一种能直接注入肛门的液体**灌肠剂**。婴儿使用的灌肠剂由几种物质组成，主要为事先液化的甘油。与栓剂的原理基本相同，灌肠剂既可刺激肠道蠕动，又可包绕在大便周围，从而加速大便的排出。目前市场上可以购买到的含有甘油的灌肠剂是开塞露。

　　请记住，应与医生事先沟通后，再使用刺激肛门的方法，协助婴儿排出大便。父母不必担忧，即使使用了这些方法，婴儿也不会对此产生依赖。

可能发生的并发症有哪些？

　　便秘的最常见的并发症是更严重的便秘。一旦婴儿经历了排干便的痛苦，他就不愿再重复这种不适的经历。于是，特别是较大的婴儿或儿童，就会憋着大便尽可能不排，结果导致更严重的便秘。这种并发症比较容易解决。只要婴儿大便变成正常或软便，排便时没有疼痛，即可很快恢复往日正常的排便习惯了。

　　习惯性便秘可引起体重增长缓慢，甚至体重增长停滞。不仅如此，顽固性便秘还可影响婴儿的食欲。

使用各种办法都不能解决的严重顽固性便秘可引起**中毒性巨结肠**。这种少见的，但却是十分令人担忧的便秘并发症可能会危及婴儿的生命，需要采取紧急的医学处理。

腹泻

（出生～出生后12个月）

 婴儿体内到底出了什么问题？

腹泻是指稀水样且次数增多的排便现象。由于婴儿大便本身就已经很软，次数也比较频繁，因此要想确定婴儿是否真是出现了腹泻有时还是比较困难的。如果大便中的水分不是很多或水分已渗入到尿布内，而且婴儿一天只排了与正常习惯一样的2~3次大便，还真是很难判断婴儿是否出现了腹泻。

腹泻由很多原因所致。婴儿受到病毒、细菌或寄生虫感染时，大便都会变稀。大便之所以变稀，应该与病原菌在肠道内释放的毒素本身有关，还与病原菌改变了肠腔内正常菌群的平衡有关。父母应该记住，正常菌群是肠道内的正常栖息生物体。只有肠道内细菌的数量和种类发生了明显的变化，大便的性状才会出现改变。现今，引起婴幼儿出现感染性腹泻的最常见的原因之一是一种**轮状病毒**。

食物也可引起腹泻。有些婴儿不能耐受某种食物成分。即使这些成分存在于母乳或配方粉中，也会引起婴儿出现腹泻。相关的详细叙述可见第4章关于"干皮肤（湿疹）"的介绍及本章关于"大便带血"的内容。

抗生素也可引起腹泻。虽然小婴儿很少服用抗生素，但这仍然是一个值得关注的原因。抗生素导致大便变稀，其原因与感染一样，都是改变了栖息于肠道内正常菌群的平衡。还有的婴儿对抗生素过敏，出现严重的腹泻。腹泻与常见的皮疹一样都是过敏症的特征表现。

腹泻一旦出现，就需要花费一定气力才可能将其终止。腹泻时肠道受到了严重的打击，本具有良好吸收功能的肠道，吸收能力会明显降低，其结果是大量水分和营养素随着大便排出体外。

 ## 父母应该做什么？

如果腹泻时伴有呕吐、发热等其他症状，说明引起腹泻的原因很可能是感染。父母所能做的事情就是停掉固体食物喂养，同时提供额外的液体以补充经大便丢失的水分和营养素。小于4个月的婴儿不能通过饮用白水补充水分的丢失，只能用特定的液体或茶替代平日的配方粉或母乳。

对于稍年长的婴儿来说，腹泻可能与某种食物添加有关。比如刚更换为新品牌的配方粉，婴儿就出现了腹泻。母乳喂养儿出现的腹泻还可能与妈妈食用某种食品有关。解决的办法是避免更换配方粉的品牌或妈妈不再食用可疑的食品。

现在，我们可以在超市或药店购买到纠正脱水的饮料*。这些饮料含有的电解质可以补充腹泻引起的丢失。但要注意的是，这类饮料一旦打开包装，保存时间不能超过24小时。有一个棘手问题是婴幼儿多不喜欢这些饮料的味道。其实，应用混有白葡萄汁(切记：不是紫葡萄汁)或果汁的母乳或配方粉作为纠正脱水的液体，可获得更为有效的结果。以上这些建议仅适用于4个月以上的婴幼儿。如果你的孩子还小，必须事先征求医生的意见。

---

*：目前国内尚无这类纠正脱水的饮料。

米汤

为了制作米汤，先煮沸一升开水。然后将一碗米倒入，再煮沸5~10分钟，直至汤变为稀糊状。将煮好的米汤倒入容器内。有些人喜欢在米汤内加入一汤匙的糖和一小捏盐。待稀糊状液体变凉至室温时，就可开始给婴儿少量多次服用了。如果婴儿服用后还会出现呕吐，就只能从少量开始，每次半盎司(10~15毫升)，每15~30分钟一次。待婴儿能够耐受后，再加到每次1盎司(30毫升)、2盎司(60毫升)。如果婴儿只有腹泻，不需限定其服用的总量。切记，此招只适于4个月以上的婴幼儿。当然，做米汤剩余的米，就由父母自行处理了。

何时应向医生请教？

一旦发现大便带血或黏液，以及腹泻严重，婴儿有可能出现脱水时，就应请教医生了。腹泻持续一定时间，还没有见好，就可能出现脱水。第21章有关于脱水的叙述。

如果怀疑腹泻由药物所致，应与医生联络，考虑是换药，还是停药。

应进行怎样的检查？其结果能说明什么问题？

腹泻时不需进行太多的检查。如果怀疑是感染性腹泻，可在大便内寻找可疑细菌、病毒或寄生虫。如果腹泻持续超过两周或大便变为血性，就应进行感染原因的检查。

如果怀疑由过敏所致，又不能通过更换食物种类的试错法进行确诊时，可检测大便内的白细胞计数和一种称为**嗜酸细胞**的数量。当肠道存在炎症或过敏时，大便中都可以检测到这两种细胞，但不能因此确定过敏的原因。如何诊断过敏？详见第4章关于"干皮肤（湿疹）"的介绍。

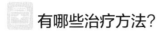

有哪些治疗方法？

感染是引起儿童期腹泻的常见原因。细菌感染即使不予以治疗，通常也能自行痊愈。病毒感染也有着自身感染的过程。只有贾第鞭毛虫等寄生虫的感染，需要使用特别的抗生素治疗。

如果过敏引起了腹泻，最好的治疗办法是停止再次服用可疑的食物。母乳喂养的妈妈也应试图停掉可能引起婴儿腹泻的相关食物。避免这些食物，腹泻就可以停止。奶瓶喂养的婴儿应该更换其他类别的奶粉。配方粉包括以牛奶为基础的、大豆为基础的、低敏和不含乳糖等多种类别。有时，某一品牌比其他品牌的配方粉更容易被婴儿接受；有时，配方粉所含的蛋白质类别——牛乳或大豆，会引起婴儿出现不同结果。

如果抗生素是腹泻的原因，咨询医生是减少服用剂量，还是停止应用。

可能发生的并发症有哪些？

腹泻最严重的并发症是脱水。避免脱水的最好办法是适量补充液体，如母乳、配方粉或米汤(详见第21章"脱水"的相关内容)。

严重和持续的腹泻还可引起尿布疹。一旦大便刺激了已发炎的皮肤，皮疹会变得非常红，而且会快速加重。将尿布疹降至最轻程度的最好办法是婴儿排便后及时更换尿布。用清水(而不是香皂水)清洗(而不是擦拭)臀部可有效减轻尿布疹的程度。有时，使用少量护臀膏，特别是含锌的护臀膏，可帮助皮肤康复(参见第4章关于"尿布疹"的介绍)。

大便带血
（出生～出生后12个月）

 婴儿体内到底出了什么问题？

你也许会发现尿布上婴儿的大便混有血液、血液覆盖在大便表面或血液与大便分离的现象。血液可呈现出明红、咖啡渣样的棕褐色或类似柏油的黑色。经过肠道缓慢排出的陈旧血液呈现出咖啡色或紫黑色。婴儿排胎粪期间，大便颜色为黑色，但以后正常婴儿就不应再排黑色大便了。血便还可呈现如同果酱一样均匀的栗子色。

出血的部位可通过血液的颜色来确定，因为血液的颜色与血液的陈旧程度和在肠道内历经路途的长短有着密切关系。如果血与大便相混，出血应来自于肠道。如果血液包绕大便或与大便分离，出血应来自于肛门周围的皮肤，因为肠道内大便已经成形。这种状况称为肛裂（详见第18章）。

食物是引起大便带血或带黏液的众多原因中最常见的。而食物中，罪魁祸首之一便是牛奶。由牛奶加工而成的配方粉或食用奶制品的妈妈产生的母乳都可能充当罪魁。如果婴儿同时又存在湿疹等过敏的表现，更能证实大便带血与牛奶有关。

牛奶是引起食物过敏最常见的原因，还有很多种食物也可引起大便带血或黏液。有些人工喂养的婴儿，食用牛奶或豆奶，都会出现大便带血的现象。这些婴儿最好食用**要素配方粉**，这是一种由牛奶制备，食用前已经过预消化处理，食用后奶粉不需在肠道内降解的一类特殊配方粉。这类奶粉是典型的低过敏原奶粉，所含成分不会刺激肠道，引起不良反应。

牛乳配方粉与大豆配方粉的区别

牛乳配方粉与大豆配方粉所含的蛋白质不同。绝大多数婴儿能很好地耐受牛奶蛋白，但也有少许婴儿服用牛乳配方粉后出现腹泻、皮疹等。大豆蛋白由豆类植物提纯而来。如果婴儿对牛奶蛋白敏感，对大豆蛋白的耐受性可能会好些。不论婴儿是否对牛奶过敏，有些父母都拒绝为其选用牛乳配方粉，而选用大豆配方粉。这虽是一种个人选择，也值得与医生商榷。配方粉中的其他成分还包括：脂肪、矿物质、维生素等。大豆配方粉和牛乳配方粉中所含这些成分基本相同。

父母应该做什么？

第一次发现婴儿大便带血就应与医生联系。最好保留带有血便的尿布，以便医生了解大便与血的关系。

何时应向医生请教？

第一次发现大便带血时，就应与医生取得联系。如果大便内血量较多，血液持续存在或婴儿已出现皮肤苍白、嗜睡或明显烦躁，应立即与医生取得联系。

应进行怎样的检查？其结果能说明什么问题？

根据婴儿的表现和大便内血液的表现形式，进行相应的检查。血液包绕在大便外围或与大便分离，多是肛裂所致。不需做什么检查，具体内容见第18章。

如果婴儿所排大便如同果酱，表现得又非常不舒服，这是一种令人焦虑的表现。除了大便需要进行检验外，婴儿还要进行X线、超声波等检查。果酱样大便与肠套叠有关。肠套叠是一种不常见的现象，因一段肠子叠缩入另一段肠内导致肠道供血中断，可引起严重的疼痛。

因为食物过敏可引起应激的表现，在进行大便检查前，医生往往建议先调整食物种类。这采用的是试错法，从食物中去除一种食品以观察便血或黏液是否能停止。例如，将牛乳配方粉转换为大豆配方粉，或喂母乳的妈妈限量食用奶制品。如果食品转换后大便性状变为正常，而且牛奶蛋白敏感试验为阳性，也认为是**敏感**，而不认为是**过敏**；因为很多婴儿食用牛乳或其他一些食物后出现的肠道反应，可随着年龄长大而逐渐消失。出生后头几个月内认为婴儿是敏感，只有症状持续存在或同时出现皮疹、过度烦躁及荨麻疹时，才诊断为真正的过敏。

如果限定喂母乳的妈妈饮用牛奶后，血便仍未得到解决，还应进一步限制食物种类。妈妈可一次只回加一种食品，试验婴儿是否会出现敏感现象。医生会告诉你食物是引起这类问题最常见的原因。总的来说，常见的原因包括柑橘、浆果、番茄、洋葱和辛辣食品。当婴儿大便带血或黏液量明显减少、体重增长满意、未见其他严重症状时，试错法即算获得了良好效果。

有时医生可能对婴儿的大便进行检查，确定血和黏液与食物敏感或感染的关联性。检查大便可以了解婴儿是否存在寄生虫、细菌或病毒等引起的感染。大便中也可检查到脱落的肠道细胞碎片。大便内检出白细胞应认为与各种感染和炎症有关。嗜伊红细胞(或称嗜酸细胞)是食物敏感或过敏的特别标志物。如果嗜伊红细胞存在，而其他白细胞不存在，大便带血或黏液的原因很可能是由过敏所致，而不是感染。

消化科医生会建议个别病人进行肠道拍片检查。X线检查可显示肠道的大体形态；婴儿服用一种能显露出肠道内层黏膜形态的钡剂液体后，通过X线就可了解肠道内壁的情况。一种很小的照相机经口腔插入胃内，进行上消化道内镜检查，或经肛门进入大肠，进行结肠镜检查，都可以清楚地获得肠道的图像。但这些检查都属于侵入性检查，只有必要时才可采用。

有哪些治疗方法？

如果大便内可见血或黏液，应根据原因采取适当治疗。如果食物敏感是祸根，就应剔除相应食物。对母乳喂养的妈妈而言，即意味着限制食物的种类；对奶瓶喂养的婴儿而言，应更改配方奶的种类。

如果原因是肠套叠，应尽快释放叠缩的部分。这需要不透X线的钡剂灌肠液，进行钡灌肠；有时也采用外科手术。肠套叠很少发生于婴儿期，较常见于幼儿期。

可能发生的并发症有哪些？

血便或黏液便的并发症包括腹泻、尿布疹(血便比正常大便更容易刺激皮肤)、体重增长缓慢和腹痛。其他可能出现的并发症则与引起血便或黏液便的原因有关。

反流

（出生～出生后12个月）

婴儿体内到底出了什么问题？

奶液应该是通过口腔，经过食管，最终到达胃部。在食管和胃部连接处存在着一组称为**食管下段括约肌**的肌肉。这组肌肉能将食物保留于胃内，而不至于上返入食管。可是，婴儿出生后头几个月，食管下端括约肌特别薄弱。只要婴儿稍微多吃一点或吃后立即平卧，食物就会从食管中反流而出，进入口腔，甚至喷到婴儿本身或正在喂养婴儿的父母胸前或衣服上。如果溢奶的同时还表现出疼痛或弓背，就将这一系列表现称为反流，医学名称为**胃食管反流病**。频繁和大量的反流会使婴儿感到不适，孩子会于呕吐前出现弓背和哭闹。

随着婴儿的生长，食管下段括约肌张力会逐渐增强。大约到婴儿出生后3~4个月典型的反流就可终止。出生后头几周的婴儿，大多数都会出现偶尔的反流。当奶汁刚进入胃部，就可反流而出，同时还混有胃酸。胃酸可引起食管、口腔出现烧灼感，导致疼痛。婴儿会通过哭闹和肢体的扭曲将疼痛发泄出来。哭闹和肢体扭曲又可进一步刺激胃内容物，导致更严重的反流。

接受过外科手术或存在胃肠道异常的婴儿出现反流的机会要大大高于其他婴儿。食管遭到胃酸侵袭，可引起胃食管反流病，胃食管反流病又可明显增加气道的反应性，而气道反应性的增加则是哮喘的先兆。

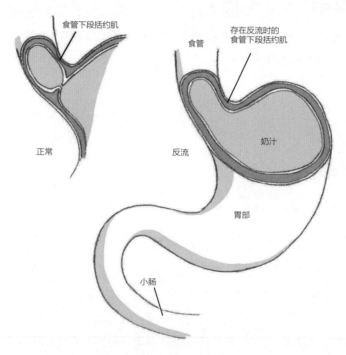

图3 正常的食道下段括约肌(左图);
食道下段括约肌允许胃内的部分奶汁返入食道(右图)

♥ 父母应该做什么?

父母可以做很多事情来减少反流的发生。喂奶后，将婴儿竖着抱起，依靠重力使奶汁保持在胃内。还有，喂奶后促使婴儿打嗝。有些婴儿在进食一半时，就应促使其打嗝才可避免反流。还可逐渐减少每次喂养量，直到不再出现反流为止。如果减少喂养量缓解了反流的发生，还要注意通过增加喂养次数，以保证婴儿体重的持续增长。

　　有时，奶中的一些成分可以加重反流的发生。母乳喂养的妈妈应该记录饮食日志，以发现食用哪些食物可以引起反流的出现和加重反流的程度。有时，母乳喂养的妈妈也可采用试错的方法，先停止食用所有可能引起问题的食物，然后再一种一种地往回加，同时观察婴儿反流现象是否出现或是否加重。这种策略与第4章介绍的关于湿疹和食物过敏的策略以及本章前面叙述的关于"大便带血"的策略相同。

　　有些婴儿对牛乳中的蛋白质极度敏感。这种敏感即可引起反流。从妈妈食物中去除奶制品或选择不含牛乳的配方粉，可能对减少反流或减轻反流的程度有帮助。用少量米粉将配方粉调稠，可以增加配方粉的重量，有利于配方粉更好地保留于胃内。但是，采用米粉增稠配方粉的方法不总能奏效。对于严重且急剧加重的反流，可停用标准配方粉，而选用**元素配方粉**(详见第4章)。

　　药物通过两个方面减少反流的发生。其一，减少胃内胃酸的含量，以至出现反流时婴儿不会感到烧灼；其二，促进胃内容物向肠道的排空。下面会详细介绍相关内容。

　　总之，最佳治疗具有时限性。一旦食管下段括约肌变得更加强壮，收缩更加协调，奶汁即可保留在胃内，而不再出现反流到食管内的现象。

母乳喂养妈妈最好避免吃的食物

　　如果妈妈要进行母乳喂养，所有饮食成分必然会进入到母乳中。对于妈妈的饮食，有些婴儿没有任何反应，而有些却会比较敏感。当妈妈食用某些食品时，婴儿可出现皮疹，甚至烦躁不安。如果妈妈认为婴儿对自己的母乳出现了不良反应，一段时间内应试图从自己的食谱中去除可疑食品。通过几天的观察，如果婴儿情况有所好转，你可能就会发现真正的元凶。妈妈也可一次去除好几种食物后，再一种一种地加回，以证实问题的根源。

以下列出了最可能引起问题的食物表。这些食物很容易引起婴儿的反应。

· 柑橘类：橙子、柠檬、酸橙、柚子
· 浆果类：草莓、树莓、蓝莓、樱桃（含有这些浆果的调味品也包括在内，如含有草莓的酸奶等）
· 其他：干果、贝壳类海鲜、乳制品、小麦、番茄、甘蓝、洋葱、玉米

何时应向医生请教？

父母遇到以下3种情况时应与医生取得联系。第一，婴儿在进食后出现溢奶并有弓背现象或吃奶后平躺就会出现痛苦表情，都可能是反流的征象。但这种情况并不紧急。第二，几乎每次喂养后婴儿都会出现呕吐，而且呕吐量越来越多，呕吐越来越用力。第三，如果呕吐物呈现胆汁样的绿色、血性的红色或咖啡色，应立即将孩子送往医院。

溢奶和反流

对于婴儿来说，溢奶是一种正常现象。那么如何才能得知婴儿出现反流呢？溢奶和反流都可表现为呕吐量较多、呕吐较频繁……有时甚至每次进食后都会出现呕吐。但两者间最主要的区别在于婴儿表现出的不舒适程度。溢奶的婴儿会出现呕吐，但没有不舒服的表现。呕吐后，既不哭闹，也不折腾，好似没发生过任何事情一样。而出现反流的婴儿，会表现出极度不适感。呕吐前，出现弓背的现象，同时还伴有哭闹。

应进行怎样的检查？其结果能说明什么问题？

经常不需任何检查就可诊断反流。如果喂养后改变婴儿体位，保持坐立位10~15分钟，情况有所缓解，就可证实引起问题的原因就是反流。如果反流越来越严重，特别是体重增长不满意或每次喂养后都

表现明显疼痛的样子，就应给婴儿服用抗胃酸药物，以观察症状是否可以改善。

有时，X线和超声波可以了解胃肠的结构状况。一种特殊X线检查——**上消化道造影**，能查明胃肠形态。另外，还有一些不需要X线即可检测反流的方法。**食管pH监测**可测定食管内酸碱水平，以确定酸碱水平是否与反流症状有关。**食管内镜**是一种明视检查技术，本身带有小相机，从口腔进入食管，以视频方式显示食管内黏膜的情况。如果发现食管内黏膜有斑点状病变，可同时采取活检标本。这些越来越复杂的检查要由消化专科医生完成，我们平日见到的反流病例中，很少需要接受这些复杂的检查。

有哪些治疗方法？

正如以上提到的那样，治疗反流最主要的办法是体位疗法——喂养后将婴儿保持竖直位至少10~15分钟。虽然，半夜时分保持婴儿这种竖直体位有些困难，但是我们应该记住，如果将婴儿平卧，就会促使奶液通过食管溢出。有些父母将汽车安全座椅放在床上，半夜喂养婴儿后，将其放在椅子上保持竖直的体位。

如果改变体位对缓解反流没有帮助的话，就可尝试改变妈妈的饮食结构、选择合适的配方粉或用米粉增稠配方奶等方法。

有些药物可使婴儿变得比较舒适。最常用的药物之一是雷尼替丁，也称为善卫得。这是一种抗组胺药物。此药可减少胃酸分泌，从而减轻奶汁反流造成的烧灼感。这样婴儿就不会出现弓背现象和哭闹，对减弱反流的恶性循环起到积极的帮助作用。虽然，服用此药后婴儿还会呕吐，但不会再造成损伤了。根据医生的建议，雷尼替丁可从小剂量开始使用，逐渐加量，直到起效为止。但是，对婴儿来说，雷尼替丁是有剂量极限的，必要时可加用其他药物。现在，还有其他一些减少胃酸分泌的药物可以应用。

还有一些其他类别的药物可以治疗反流，常用的是抗酸剂，如氢氧化铝等。另外，还有一些加速食物通过肠道的药物，甲氧氯普胺就是其中的一种。对有些孩子来说，此药可加速胃排空，为下次喂养提供更大的胃内空间。使用这些药物前，一定要先与医生讨论才行。

 可能发生的并发症有哪些？

反流时，食管受到胃酸的刺激，可引起呕吐。同时，反流出的奶汁可造成婴儿哽咽，也可引起咳嗽。个别时候，反流出的奶液从食管返出后，流入了邻近的气道，引起奶汁吸入。如果这种情况反复发作，可引起哮喘或肺炎。

存在反流的婴儿出现频繁呕吐可延缓体重增长。此外，胃酸短期对食管的刺激可引起炎症或溃疡，长期或反复的刺激可引起慢性炎症，导致食管黏膜瘢痕形成。

溢奶、呕吐和幽门狭窄 （出生~出生后12个月）

 婴儿体内到底出了什么问题？

溢奶是一种正常现象，而呕吐则不是。由于这两种情况发生都比较频繁，有时很难区别两者的不同。

导致婴儿容易将奶从胃内反流而出的原因是自身胃肠的解剖结构特点。食管是连接口腔和胃部的细长连接管，奶液就是经过食管而进入胃部的。奶液进入胃部后，胃部的作用是将奶液送入肠道。整个过程都朝着一个方向——自上而下地进行。为了保证消化的食物按照正确的方向行进，这个路途中的肌肉会起到控制行进的作用。在食管末端和胃部开口处有一组肌肉，称为**食管下段括约肌**；在胃部末端与肠道交界处，还有一组肌肉，称为**幽门括约肌**。这些肌肉都是防止食物出现倒流的现象。

如果食管下段括约肌松弛或肌肉功能不良，进入胃部的食物很容易倒流至食管。这种溢奶的现象称为**反流**。

当胃部本身受到刺激，如感染或胃部肌肉痉挛，就可出现呕吐的现象。与反流所致的溢奶相比，呕吐更为严重，而且呕出量更多。

再有，如果幽门括约肌出现问题，就可影响胃内容物的排空。绝大多数婴儿的幽门括约肌功能良好，基本上是非常好的。有些婴儿的幽门括约肌过度坚韧、强壮，就会影响胃内的奶液经过此肌肉向肠道的排放，奶液就会集于胃内。医学上将这种现象称为**幽门狭窄**。如果胃部被奶液充满，就会逆流入食管。此时，出现的问题就不是溢奶，而是剧烈地呕吐了。有时婴儿可将呕吐物喷出口腔外2～3米远，所以有些父母将这种呕吐形式形容为"喷射状"。幽门狭窄只见于婴儿。

♥ 父母应该做什么？

尽力区别溢奶和呕吐。如果婴儿出现呕吐，应停止经口进食，直到呕吐好转为止。一般是呕吐后1～2小时，通过用小勺、滴管或吮吸浸湿的毛巾，再慢慢地提供少许液体。如果婴儿能够耐受这种少量喂养，就可慢慢地增加液体量了。请记住，婴儿一次进食越多，出现再呕吐的机会也越多。婴儿可以耐受少量喂养后，再逐步增加喂养量。

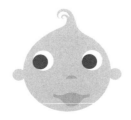

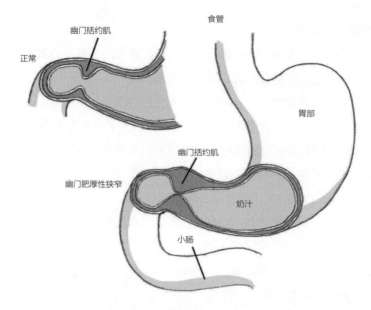

图4 正常的幽门括约肌（左图）；
幽门狭窄时幽门括约肌限制了胃内的奶汁排出胃部（右图）

何时应向医生请教？

如果婴儿呕吐持续存在或无法控制，就应立即去看医生。持续呕吐意味着即使胃内已排空还持续出现干呕的现象或呕吐已持续了几个小时，同时不能耐受一点点的液体摄入。如果呕吐物中可见红色、深咖啡色或黑色的物质，应立即请教医生。这些颜色的物质都与出血有关。绿色含胆汁的呕吐，同样令人担忧，也应积极去看医生。

任何婴儿在任何时候出现喷射样的呕吐，都应考虑存在幽门狭窄的现象。

应进行怎样的检查？其结果能说明什么问题？

对于呕吐现象，一般不需进行医学检查。如果呕吐物呈现血性或绿色，就可通过X线帮助察看肠道状况。X线在察看肠道上意义不大。

如果呕吐物内有血，应该接受全血细胞计数的检查，以了解婴儿丢失的血量。少数病例，呕吐物中含血较多，这时就应使用一种微小型照相机，通过口腔进入食管、胃部和肠道，探明出血部位。这种技术称为**内镜检查**。

如果怀疑婴儿患有幽门狭窄，通过体格检查可触及胃出口处有一圆形小块。触摸到的小块形似橄榄，反映了坚韧的幽门括约肌。为了证实这个诊断，医生可进行超声波检查。有时，超声波检查期间婴儿必须喝一些奶，这样胃内的液体才能将肥厚的幽门括约肌显现出来。

有哪些治疗方法？

对大多数呕吐的主要治疗是等待。如果是由病毒或细菌引起的感染，感染得到控制后，呕吐即可缓解。如果是由寄生虫引起的感染，应该使用一些特殊药物进行治疗。

使用合适药物可缓解急性呕吐。这些药物统称为止吐药，一般不给婴儿服用，只当婴儿出现脱水时才考虑应用。止吐药中最常用的是异丙嗪，也称非那根。给呕吐婴儿使用肛门栓剂要比口服药物效果好。

如果幽门狭窄是呕吐的原因，外科手术是唯一的治疗方法。外科手术操作比较简单，只要切开肥厚、紧张的幽门，就可排除胃部出口的压力。手术后几个小时，婴儿就可以开始饮食了，严重的呕吐也随即消失。

可能发生的并发症有哪些？

持续呕吐或持续存在的幽门狭窄所能引起的最令人担忧的并发症是脱水。由于小婴儿体内水分储备较少，所以脱水程度往往比较严重。可参见第21章。

反复或严重的呕吐也能引起食管黏膜撕脱。如果食管下段黏膜出现撕脱，呕吐物中就会带有鲜血，医学上称为**Mallory-Weiss（撕脱）**。

生长障碍 （出生～出生后12个月）

 婴儿体内到底出了什么问题？

医学上用**生长障碍**这个词形容婴儿体重增长不良。虽然，有些患生长障碍的婴儿体重会减轻，但绝大多数婴儿还是体重增长缓慢。体重增长程度是评定婴儿健康状况的重要指标。婴儿体重增长越快，说明婴儿生长得越好，大脑发育得越好。当然，体重增长的程度也不能超过一定的限度，否则就是体重增长过快了。

每次看医生时都应该测量婴儿的体重，并将体重测量值标在生长曲线上，以备今后了解体重增长的趋势。标准的生长曲线由数个百分位等位线组成，包括第5、第10、第25、第50、第75、第90和第95百分位的等位线。根据婴儿的年龄和体重，确定相应的百分位。

百分位式生长曲线一般不太容易被父母看懂。父母需要注意以下几方面的问题。第一，不必特别关注婴儿一次体重的绝对百分位值。比如3个月前婴儿体重还在第50百分位线，而现在却降到了第25百分位线，这就应该提醒我们给予适当的关注了。我们关心的不是体重的绝对值，而是与上次体重百分位值的变化率。第二，百分位值是相对值。现在把有关于身高、体重和头围标在生长曲线上。身高和体重通常伴行而变。如果婴儿体重的百分位值出现下降，身高的百分位值多半也会降低。每次观察婴儿的生长要几个生长曲线同时看。第三，婴儿的生长发育过程与父母的体形极为相关。如果父母瘦长，孩子的体重百分位往往低于身高的百分位。另外，如果父母矮小、结实，孩子就可能有较高的体重百分位和较低的身高百分位。第四，给生长障碍下个定义，一段时间以来，婴儿体重一直低于第2百分位水平，就认为婴儿出现了生长障碍。换句话说，短时间内，婴儿体重从第50百分位降到第10百分位以下，就是生长障碍。实际上，体重的变化通常比较缓慢。

很多原因可引起婴儿生长障碍，大体上可将其分为两类：热量摄入过少或热量摄入过多。热量摄入过少的常见原因是喂养不足。有些婴儿不能摄入自身需求的奶量。对母乳喂养儿来说，妈妈不能产生足够的母乳；对奶瓶喂养儿来说，每次吃奶量太少，或一天24小时总的吃奶量太少。也有一些少见的原因，如奶中所含热量不足等。有些神经系统疾病、口腔或胃肠解剖结构异常，影响了婴儿摄入适当的饮食。还有一个少见原因，非常严重的反流可造成婴儿不能获得适当的体重增长。

有些时候，即使婴儿摄入了足够的热量，甚至过多的热量，也可出现生长障碍。这是**吸收不良**的后果。吸收不良指的是因肠道吸收食物中养分的能力很差所导致的一种疾病。引起吸收不良的原因如下：奶过敏，婴儿对牛奶过敏或对母乳喂养的妈妈饮食中某种食物敏感；婴儿对母乳或配方奶中的脂肪吸收障碍；肠道感染，特别是寄生虫感染。

有时，婴儿体内热量燃烧过快也可引起生长障碍。体内含有过多的甲状腺激素或生长激素，可致婴儿代谢异常，引起生长障碍。心脏或肺脏等重要器官疾病，也可消耗很多热量，导致体重增长缓慢。再有，生长障碍还与染色体异常有关。患有遗传性疾病，如患唐氏综合征的儿童，早期体重增长通常缓慢。

♥ 父母应该做什么？

经常很难确定自己的婴儿是否摄入了足够的热量。对于奶瓶喂养儿来说，由于能够计算出每日牛奶的消耗量，所以很容易得知摄入量是否充足。但是，摄入充足热量并不代表体内吸收了足够的养分。为了得知您的婴儿每次喂养是否获得了足够的摄入量，每次喂养完毕时，父母可注意婴儿是否还存在以下的饥饿体征——四肢乱动和到处寻觅、不断吸吮等。如果婴儿在上次喂养后，很快又开始激烈地寻觅食物，说明上次婴儿根本没有吃饱。

如果父母认为自己的婴儿体重增长不足，可试着增加喂养频率或每次的喂养量，同时记录婴儿喂养、排便和睡眠的情况。这些有助于您与医生进行详尽的讨论。

母乳喂养的妈妈也可通过增加液体的摄入或增加喂养的次数，以增加母乳的产量。用吸奶器抽吸母乳有助于妈妈产生更多的母乳。有些民间方法也有助于增加母乳的产量。最常用的是这两种方法：饮用少量的黑啤酒，服用草药——葫芦巴。

何时应向医生请教？

如果父母认为自己的婴儿体重增长不足，就可与医生联系。通常医生希望父母能够带着婴儿到医院进行婴儿体重的测定。如果婴儿每次食奶量很少，如每次奶瓶内都剩余很多奶液或很短时间就结束了吸吮乳头，父母应该向医生说明这种情况。此外，如果婴儿每日大便量急剧增多，或大便呈水样、恶臭、油腻状、血性或混有黏液，都应该带孩子到医院就诊。

如果医生已经确定婴儿生长障碍，父母应该同医生一起制订下一步的喂养和体重增长计划。除了频繁的随诊外，父母应尽量多向医生询问相关的问题。消化科医生常常也要介入婴儿护理计划的制订。

应进行怎样的检查？其结果能说明什么问题？

如果增加了热量的摄入，问题就得到了解决，当然就不需要做任何检查了。可是，根据体重丢失的程度和婴儿的表现，需要进行相关的检查。通过全血细胞计数可了解贫血的程度，证实是一个慢性问题。电解质的检测可了解肾脏功能和体内电解质平衡情况。肝脏功能异常可证实一些其他慢性疾病。尿液检查除了可了解感染的情况，还可进行代谢问题的筛查。大便检测其中脂肪含量，确定是否存在吸收不良。大便检测还可证实是否存在寄生虫等感染，证实是否因为食物过敏或肠道炎症引起了肠道出血。

通过X线检查可以了解肠道结构。偶尔，让婴儿吞食钡剂，可以通过X线了解肠道黏膜的情况。微小的照相机经过口腔插入胃内，进行**上消化道内镜检查**；或经过肛门插入大肠，进行**结肠内镜检查**，了解胃肠内部的情况。这些都是有创检测方法，只有真正必要时才会应用(详见第22章)。

有哪些治疗方法？

如果生长障碍的原因是热量摄入过少，治疗的原则就是增加每日热量的摄入。有时，只是简简单单地增加喂养频率或增加喂养量即可解决问题。但有时，婴儿的身体状况或解剖原因限制了热量的摄取，只有先纠正这些问题才可能改善生长障碍。例如，腭裂的婴儿不能进行有效的喂养，进行修补手术前，只有采用特殊奶头才可进行奶瓶喂养。

如果生长障碍发生于高热量摄入的婴儿，要根据原发疾病采取相应的治疗方法。例如，吸收不良只有改变饮食种类才能纠正；体内激素水平异常的问题内分泌专科医生才能解决；患感染的婴儿需要接受药物治疗。

可能发生的并发症有哪些？

生长障碍的主要并发症是发育迟缓。婴儿发育迟缓，最终形成矮小身材，大脑的发育也会出现一定问题。严重病例可出现认知困难或智力发育迟缓。婴儿早期的大运动能力——翻身、爬行和行走，都会落后。一旦发现生长障碍，就尽快治疗，可以避免长期并发症的出现。发现和治疗生长障碍越迟，出现长期并发症的机会就越大。

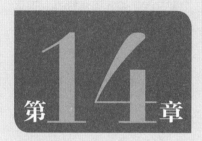

第14章

髋部

髋关节又称为杵臼关节——由两块骨头组成，一块凸面向外的骨头被一块凹面向内的骨骼包裹，其活动范围很大。髋部可有助于我们抬腿、平衡身体和行走。

分娩前，胎儿髋部就已开始发育；分娩后，婴儿会继续不断成熟。胎儿时期的髋部凹槽就已能包裹股骨头了。婴儿出生后，他就可以开始自由地运动双腿了。像球一样的股骨头只有置于舒适位置，才有利于髋关节继续更好地成熟。

如果髋关节的位置不正常，今后就会存在明显的行走困难。为此，1岁以下的儿童，都应接受儿科医生的多次检查。

关节出声和脱位
（出生~出生后12个月）

 婴儿体内到底出了什么问题？

　　出生时，婴儿的髋部还未形成理想的球和窝的功能。存在于骨盆上的窝还比较浅，而大腿骨球状的头部只有与较深的窝相连才能起到关节的作用。所以出生时髋关节还不能起到应有的作用。

　　出生后不久，儿科医生会对婴儿髋关节的发育情况进行检查。医生通常双手握住婴儿的膝盖，向上屈曲后再外展婴儿的大腿骨，并在骨盆的窝部旋转大腿骨头部。如果大腿骨头部所处的位置合适，医生会认为髋关节窝部发育良好。如果旋转髋关节时听到"咔嗒"的沉闷声音，代表大腿骨头部脱离髋关节窝部，说明髋关节窝部太浅。较浅的髋关节窝容易造成大腿骨头部滑脱而出，长此下去可引起髋关节发育异常。原有的球和窝的结构，变成了球和板的结构。医学上称为**髋关节发育不良**。

　　原先，将这种情况称为先天性髋关节脱位。现在，了解到此问题是由于婴儿发育不良的髋关节所致——太浅的关节窝不能保证大腿骨头部自由运动，而根本不是髋关节脱位所致。但有些情况正好相反：出生时婴儿髋关节正常，可是一些其他原因造成了髋关节脱位，影响了大腿骨头部的自由运动。所以，髋关节发育不良这个名词，既可反映婴儿出生时髋关节窝太浅，也可代表出生后出现的真性髋关节脱位。

　　100个新生婴儿中就有1位存在髋关节发育不良的问题；而1000个新生婴儿中才会出现1位真性髋关节脱位患者。这些问题常见于头胎婴儿、女性和土著美国人，还常见于有髋关节发育不良或韧带过度松弛家族史的婴儿。在臀位生产的婴儿中，髋关节发育不良的发生率极高，可达1/4，这是因为臀位婴儿在妈妈子宫内特殊的大腿位置，不利于髋关节窝形成，而出现的结局。除了这些理论外，现在还不十分清楚出现髋关节发育不良的真正原因。

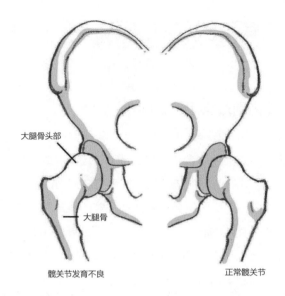

大腿骨头部

大腿骨

髋关节发育不良　　　　　　　　　　正常髋关节

图5　发育不良的髋关节（左图）；正常髋关节（右图）

　　大家一定要记住，不是所有患有髋关节发育不良的病例在出生时都可得到诊断。所有的婴儿，特别是上述提到的可疑婴儿，应该接受一次以上的髋关节检查。因为对新生儿进行髋关节检查时，不是所有患有髋关节发育不良的婴儿大腿骨头部都能从窝部滑出，因此不是每个病例都可于出生时发现。但是，所有髋关节发育不良病例，都会在今后的检查中出现髋关节脱位现象，也就是说，所有病例都可在多次检查中得到诊断。

咔吧声和咔嗒声

　　儿科医生会在婴儿出生后头几个星期对其进行几次髋关节检查。检查期间，婴儿应该处于平卧位。医生会将婴儿双大腿同时向上屈，然后外展，并在关节窝部旋转大腿骨头部。如果一侧大腿骨头部移出关节窝，医生就会听到咔嗒一声，有时父母也可听到咔嗒的沉闷声音。偶尔，在检查时，可听到咔吧的高调声音，这不是髋关节脱位的征象，而是活动髋关节时将关节腔内原有气体挤出时发出的声音，或肌腱和韧带所发出的声音。沉闷的咔嗒声应值得关注；而高调的咔吧声就不必担忧了。

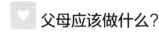 父母应该做什么？

当婴儿还在医院期间或出生后几周内，髋关节检查时发现了咔嗒的声音，父母应按照医生的指导给婴儿使用叠加的双层纸尿裤。使用一层纸尿裤是为了保持婴儿清洁；使用叠加的双层纸尿裤是为了使大腿和髋关节保持稳定的位置，目的是用婴儿大腿骨头部协助关节窝变圆、变深。

有些医生认为双层纸尿裤没有用处。因为出生时较松的髋关节，有时会在出生一周后逐渐变紧。因为髋关节正在自行改善，使用双层纸尿裤并不能起到帮助作用。不管怎样看待双层纸尿裤，如果出生一周后，髋关节仍然松弛，就应怀疑婴儿存在髋关节发育不良。

何时应向医生请教？

只要检查中听到髋关节的咔嗒声，医生就应密切随访婴儿。这时，骨科医生就应介入髋关节发育不良婴儿的护理之中。

应进行怎样的检查？其结果能说明什么问题？

X线或超声波检查都可看到髋关节窝的形态。对于出生头几个月的婴儿来说，超声波检查可以精确测量婴儿大腿骨头部与关节窝的准确距离，所以应该是比较好的方法。超声波检查简单易行，但必须由具有观察髋关节经验的技师来完成。如果婴儿存在髋关节发育不良，治疗期间还要重复超声波检查。只有超声波检查提示髋关节发育已正常，治疗才能结束。

通过CT和核磁共振成像检查可以获得许多精细的图片。若不是为了实施手术治疗，这些图片并没有太大的用途。只有采用药物诱导婴儿睡觉，并最大限度地减少婴儿的活动，才能在CT和核磁共振成像检查期间捕获到十分清晰的图片。

有哪些治疗方法？

首先使用叠加双层纸尿裤的方法。可是，有些医生不同意这种做法。如果出生几周内没有发现髋关节脱位，仍然只是感到咔嗒声，或者如果使用叠加的双侧纸尿裤一周后，髋关节仍然松弛，就需采用更积极的治疗办法。

Pavlik模具是用布和塑料制成的，用于保持大腿在正确位置的一种装置。模具虽然较大，但却能限制髋部的活动，促进髋关节窝的发育。根据使用模具前髋关节发育的情况，可持续穿戴数周或数月。大多数婴儿不能很好耐受模具。穿戴模具后，婴儿还能适当地活动，最起码能够接受母乳喂养和笨拙地转身。

如果穿戴模具后，效果并不理想，还可以采用石膏固定的办法。将婴儿大腿骨固定于合适的位置，同时可以牵拉有关的肌肉和韧带。石膏固定的操作应在婴儿麻醉诱导睡眠后进行。石膏托比模具还重、还笨拙，但是可以替代今后的手术治疗。

最后的治疗办法就是外科手术了。通常情况下，在婴儿超过1岁，最好超过18个月时；或使用各种方法均获失败时，才考虑手术治疗。骨科医生会将大腿骨头部置于适当位置，然后使用覆盖半个身体的**人字形石膏**限制婴儿的运动。石膏会保留数月，但是随着婴儿的生长及石膏变脏、变软，期间会更换几次。

积极的髋关节发育不良治疗后，经常还要进行物理治疗。特别是对年长的儿童更应如此。

可能发生的并发症有哪些？

髋关节发育不良的常见远期并发症是关节疼痛和不成熟性关节炎。只是发育不良，不一定存在脱位，即可引起这些远期问题。

未经治疗的髋关节脱位引起的最严重的并发症是一条腿看上去比另一条长。实际上两条腿是等长的，只是髋关节位置不对称，造成两腿不等长。实际效果也是两条腿不等长。初期，可发现大腿后部、臀部之下的皮褶明显不对称；接着，发现两腿不等长；再后，两条腿长度的差异引起颠簸步态；最终，未治疗的髋关节发育不良的婴儿会出现髋关节疼痛和跛行。有时，也可见到一只脚向外撇。

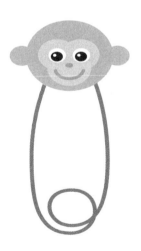

第15章

膀胱和泌尿道

泌尿道包括肾脏、输尿管、膀胱和尿道。输尿管是将尿从肾脏转运到膀胱的管路，而尿道是将尿液排出体外的管路。胎儿早期，泌尿道即已发育成熟。实际上，胎儿排出的尿与其他物质共同形成羊水，在妈妈的子宫内包绕着胎儿。

泌尿道是清除体内废物的主要途径之一。肾脏是负责滤过的精密器官，可以分离出矿物质、盐和蛋白质等进行再吸收，最终将废物排出体外。膀胱是储存尿的囊腔，直到排尿后才能排空。婴儿不需接受任何训练，就具有了控制膀胱的能力。如果不具备这样的能力，婴儿就会整天不断排尿，而每次只能排几滴。只要给婴儿换过尿布，就应知道婴儿膀胱大概的储存量……有时改变婴儿的体位，也会诱导婴儿排尿。

虽然泌尿道内充满了废物，但却是一个无菌的环境。可是，很多婴儿会出现尿道外开口处感染。这是因为开口处常常附有粪便，粪便内又含有很多细菌的缘故。实际上，每天有很多次尿布上沾有大便。为何绝大多数时间不会出现泌尿系统感染呢？这是一个非常有意思的事实。

粉红色尿

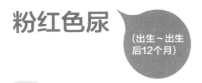

（出生～出生后12个月）

婴儿体内到底出了什么问题？

健康婴儿尿的颜色会在一定范围内变化，可从透明，变成黄色，甚至深黄。与成人相同，尿液颜色的变化，反映了婴儿液体入量的多少。液体入量越少，小便越浓缩，当然颜色也就越深。

健康婴儿偶尔也会排出粉红色尿。这是由于尿液过度浓缩所致，过度浓缩的尿液显现为粉红色，而不是深黄色。有时，婴儿浓缩尿与纸尿裤中的强力吸附物质结合，就可形成粉红色结晶或淡粉色粉末状物质。

个别时候，见到的粉红色尿是由于血尿所致。当然含血量很少时，才会将尿液染成淡红色。其实，粉红色尿很少是因为血尿所致。关于"红色尿"可见下节。

父母应该做什么？

偶尔发现婴儿排出粉红色的尿液，父母不必担心。如果怀疑与纸尿裤中强力吸附物质有关，可更换其他品牌的纸尿裤或布质尿布；如果怀疑是尿浓缩所致，就应尽量增加婴儿的液体入量，比如，增加母乳或配方粉的喂养量和次数，观察粉红色尿是否能够消失。

何时应向医生请教？

偶尔发现粉红色尿，父母不必担忧。如果粉红色尿持续出现，每次小便后更换纸尿裤时都可见到粉红色尿，就应该请教医生了；如果父母怀疑自己的婴儿出现脱水，而且尿液浓缩导致了粉红色尿，就应带孩子到医院就诊；如果尿液从粉红色变为红色，提示婴儿存在血尿，也要带孩子到医院就诊。

应进行怎样的检查？其结果能说明什么问题？

如果婴儿只是排泄粉红色尿，就不需进行相应的检查。有时，医生为了筛查，会建议进行尿常规的检查。如果粉红色尿持续存在，就必须进行尿常规检查。尿常规检查可以确定尿中是否含有血液或其他成分。想进一步了解尿常规检查，可参见第22章。

如果脱水导致婴儿排泄粉红色尿，其他相应的检查也需进行。可参见第21章关于"脱水"的节段。

 有哪些治疗方法？

不需治疗偶尔出现的粉红色尿。如果粉红色尿是由轻度脱水所致，就应增加母乳或配方粉的喂养量，以增加水分的提供，通常就可解决此问题。如果粉红色尿持续存在，则要根据具体原因，采用相应的治疗。

 可能发生的并发症有哪些？

偶尔出现的粉红色尿几乎不会带来并发问题，所以不必担心婴儿会存在远期的并发症。

红色尿

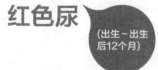（出生~出生后12个月）

 婴儿体内到底出了什么问题？

当尿呈现红色，而不是粉红色时，经常就是尿中带血了。医学上，称为血尿。引起红色尿的原因很多，这里只介绍常见的几种。

尿布上见到的血可与尿液混合，也可与尿液分离。如果只见一滴血，并与其他尿液截然分离，其原因很可能是皮肤或尿道受到刺激所致。尿道是将尿液从膀胱传送出外阴的管道。

如果血液与尿液混合，其颜色如同红泥浆，那么说明出血可来自泌尿道的任何部位。从尿道至膀胱内，再行至肾脏内任何部位受到刺激都可出现血尿。还有引起血尿的原因如下：包括血友病和镰状细胞贫血在内的遗传性出血性疾病；包括多囊肾在内的先天性肾脏疾病；凝血功能障碍性疾病；肿瘤；肾结石移行至泌尿道内引起出血；其他原因造成的泌尿道阻塞；创伤和儿童滥用药物等。

感染是引起血尿最常见的原因之一，可通过两种方式引起出血。首先是尿本身出现了感染，称为**尿路感染**。尿路感染通常是来自大便的细菌种植于尿道，在温热的尿液环境中迅速生长所致。由于女婴尿道相对较短，而男婴外加了阴茎，所以女婴发生尿路感染的机会比男婴多。当细菌在膀胱中增殖时，膀胱壁可能会发炎，形成**膀胱炎**，也是血尿的一个原因。

感染也可间接引起血尿。有时机体其他部位的感染，例如：链球菌性咽炎，也可引起血尿。当机体试图清除感染时，就会形成废物堆积于肾脏内。肾脏就像滤网一样，可滤出废物，留下机体再循环所需要的物质。如果肾脏负荷过重，就会使滤过功能失调，导致肾脏出血，血液即可进入尿中。实际上，这是任何年龄儿童出现血尿最常见的原因。这种情况即是我们常说的**肾小球性肾炎**。

非常值得注意的是，尿液中的血液经常是看不出的。这是因为出血量很少的缘故，称为**显微镜下血尿**。通过尿常规检查或显微镜直接检查即可得到诊断。显微镜下血尿与肉眼血尿的成因不同。

♥ 父母应该做什么？

父母应该注意婴儿是否存在疼痛、发热，血液是否与尿液相混合，或孤立存在。

何时应向医生请教？

当父母认为婴儿出现血尿时，就应带孩子到医院检查。如果不能肯定，就先与医生取得联系。

应进行怎样的检查？其结果能说明什么问题？

发现血尿就应进行检查。尿常规可以确定尿液中是否存在血液。有时，食物和药物也可使尿液变红，但检查会发现根本不存在血液。最常引起父母混淆的食物是甜菜，药物是称作利福平的抗生素。

不论感染是否已确定，都要进行尿液培养。如果尿液培养呈阳性，医生会明确引起感染的细菌、出血的原因，就会开始应用治疗感染的抗生素。

许多医生还会检测婴儿的电解质和进行包括肾脏功能在内的其他血液检查。这些检查可以帮助医生了解肾脏的滤过功能是否良好，是否已出现"漏出"问题。血液检查还可观察本应排泄或保留的物质在身体内的情况，以获得肾脏功能状况的证据。通过血液和尿液检查即可确定肾脏功能不良的原因。个别时候，会通过一些特殊有创操作，例如肾活检，获得血尿原因的证据。

最后，尿道的图片也可对诊断有所帮助。医生会建议进行X线、超声波、CT扫描或核磁共振成像观察肾脏、输尿管、膀胱和尿道的解剖结构。通过这些检查，可以确定结石或肿物引起的出血。

所有上述提及的检查都会在第22章中得以介绍。

有哪些治疗方法？

根据原因采取适当的治疗。使用抗生素治疗感染：使用消炎的激素或协助排尿的利尿剂治疗肾脏功能不良；外科手术可切除肿物。

可能发生的并发症有哪些？

大多数患肾小球性肾炎和其他原因引起的血尿患者，可以治愈，并不会留有远期问题。可是，也会偶尔出现持久肾脏损害。最严重的病例是肾衰竭。当肾脏失去工作能力时，就不能有效清除机体内的废物。病人只有通过透析代替肾脏工作。**透析**是应用机器清除血液中废物的人工方法。个别肾脏的功能可能会自行恢复正常。特别需要强调的是，婴儿极少会出现这种情况。

结晶尿

(出生～出生后12个月)

婴儿体内到底出了什么问题？

脏尿布上可以见到黄色尿液或绿色、黄色、棕色大便。但有时父母还可见到白色或粉色结晶体，这确实是一种少见现象。

结晶如同大盐粒，称为**尿酸盐结晶**，呈现带有淡淡颜色的透明体。由于尿中水分少，致使尿中的物质结晶成细小的沙石状。结晶体的形成主要有两个原因：尿液过度浓缩，致使尿中水分极少；纸尿裤中强力的吸附剂将尿中水分吸净，导致尿中物质析出，形成结晶。结晶尿是一种无痛的现象。

父母应该做什么？

如果轻度脱水导致尿液浓缩，可通过增加母乳或配方奶摄取量解决缺水的问题。

何时应向医生请教？

如果尿的颜色和气味出现变化，就应向医生请教。如果只是纸尿裤上见到结晶，父母就不必担心了。

应进行怎样的检查?其结果能说明什么问题?

尿常规可以确定尿液浓缩情况,但很少应用。绝大多数时候,不需进行任何检查。

 有哪些治疗方法?

没有治疗结晶尿的方法。如果婴儿存在轻度脱水,可增加母乳或配方粉的摄入量,保证尿量增多。因此,结晶尿就不易形成了。同样,改换吸附力弱的纸尿裤可以减少结晶的形成。这只是为了判断结晶尿的原因,并不推荐接受,因为纸尿裤吸附力越弱,婴儿臀部暴露于潮湿环境的时间越长,就越容易出现轻度尿布疹。

 可能发生的并发症有哪些?

结晶本身不存在并发症的问题。改换纸尿裤和多给婴儿提供液体都可促使结晶消失。只有多给婴儿提供液体,才能避免肾结石的出现和其他尿路问题。

尿路感染

(出生~出生后12个月)

 婴儿体内到底出了什么问题?

尿液将机体滤出的废物带出体外。通常尿液呈无色、无味的透明状。偶尔,尿会变得深黄。特别是婴儿出生的头几天,或饮水不足时,可以见到深黄色尿。由于机体排泄的废物本身就有味道,所以尿液也会带有强烈的气味。偶尔出现刺鼻味道或深颜色尿,可能是正常现象;持久的异常气味或特别颜色的尿,则是细菌感染的信号。当尿液出现细菌感染时，称为**尿路感染**。

　　尿路起始于尿液产生的肾脏。两个肾脏排泌的尿液经过各自的输尿管，引至共同的尿液收集场所——膀胱。膀胱内储存尿液，直到婴儿出现便意。然后，通过尿道流到体外。

　　如果肾脏、输尿管、膀胱或尿道发育异常、梗阻或连接部异常，就可形成某一部位尿液积存或向上反流的现象。当出现尿液积存时，就如同公园里的花池积水一样，细菌就特别容易在此生长。这就是为什么存在尿路解剖结构异常的婴儿比正常婴儿容易出现尿路感染的原因。

　　同样的道理，如果正常排尿管路出现梗阻，梗阻水平之上就可出现尿液积存的现象。此处就可能是感染起始的部位。

　　如果尿液真的出现倒流，比如，从膀胱向上反流入输尿管，再上反至肾脏，就可形成尿路感染。这种情况称为**膀胱输尿管反流**，占儿童尿路感染的30%～50%。膀胱输尿管反流可由多处的解剖结构异常所致，最常见的是输尿管插入膀胱处异常。我们都知道，反流可以导致尿路感染，而感染又可导致反流。当感染的尿液积存于膀胱时，比膀胱正常存尿时更容易出现输尿管的反流。

　　最后，如果大便进入尿道，尿液就可能被肠道中的细菌所污染。肠道中正常的细菌经常会出现于大便中。如果大便进入尿道，细菌即可通过尿道上移至膀胱，细菌就会在膀胱内迅速增殖。由于女婴的尿道比男婴短，细菌经过较短的途径就可进入膀胱，所以女婴比男婴更易患尿路感染。

父母应该做什么？

　　唯一能够预防尿路感染发生的方法就是保持外阴部清洁。当女婴排大便后，一定要认真清洗，避免大便进入尿道。所以，擦拭一定要按从上至下的顺序才行。由于大便容易通过尿布播散，即使平日外阴部卫生保持良好，也可出现大便进入尿道的现象。还有引起尿路感染的很多原因中都与尿路解剖结构异常有关，所以要想完全预防尿路感染是非常难于实现的事情。

 何时应向医生请教?

如果尿液颜色持续发深或存有难闻气味,就应去看医生。尿路感染可引起发热。如果6周以内的婴儿出现发热,也应去看医生。任何年龄的儿童出现发热、排尿痛、颜色深、气味难闻时,经常提示尿路感染,应该立即去看医生。

 应进行怎样的检查?其结果能说明什么问题?

留取尿液进行尿常规和尿液细菌培养的检查。这些将于第22章进行阐述。几分钟后就可得知尿常规的结果,就可确定是否存在感染。通过尿液培养可以得知引起感染的具体细菌种类,并可指导抗生素的选择。2~3天后才可知道尿液培养的结果。所以,尿常规检查是确定尿液是否被细菌感染的第一步。

当婴儿被确定患有尿路感染后,再进行相关的检查,寻找尿路感染的部位,这是因为婴儿尿路感染常伴有尿道结构的异常。换句话说,解剖结构异常可以导致复杂的尿路感染。

通过超声波检查能够了解输尿管和肾脏的大小及结构。**排泄性膀胱尿道造影**是一种特殊染色的检查,可显示出膀胱、输尿管,甚至肾脏的内部结构。将导尿管插入尿道,然后将染料直接注入膀胱内。一种特殊的X线检查设备(又称为荧光镜),可以将染料经过部位摄成照片,既可显示膀胱的结构,又可得知是否存在输尿管和肾脏的反流。另外,可以应用的造影方法是锝一二聚体琥珀酸扫描。这种扫描是将一种化学物质注入静脉,然后通过血流,进入肾脏进行过滤。此物质的滤出过程可以通过特殊成像显示,了解尿路结构及其异常部位。

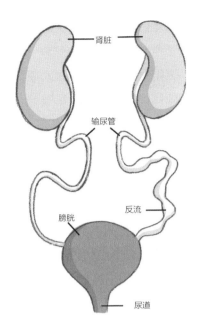

图6　正常的尿路（ 左图）；出现向上反流至肾脏的尿路（ 右图 ）

无论哪种成像技术，都应在尿路感染治疗成功后再进行检查。由于感染本身即可造成膀胱至输尿管，甚至肾脏的反流，感染期间接受造影检查可出现假阳性结果，就会误认为结构正常的尿路存在解剖结构的异常。如果排除了感染，那么造影检查才能精确地反映出肾脏、输尿管、膀胱和尿道的结构。

有哪些治疗方法？

尿路感染应用抗生素治疗，抗生素的准确选择取决于引起感染的细菌种类。尿液培养既可显示出细菌的种类，又可确定细菌敏感的抗生素。

如果尿路感染的直接原因是解剖结构异常，就必须采用外科手术治疗了，手术的实施随异常解剖结构的形式和感染的严重性而定。有些解剖异常可随婴儿的长大自行消失，但泌尿外科医生应该关注这个问题，并进行定期随诊。

如果婴儿已经出现过两次尿路感染，就必须使用预防性抗生素治疗。这意味着医生会开出每天服用小剂量抗生素的处方，以防止尿路感染。有时，病情较轻的儿童似乎不需预防性抗生素的治疗，但是应用抗生素治疗确实可以预防反复的尿路感染，甚至还可避免将来的外科手术。

可能发生的并发症有哪些？

尿路感染最令人担忧的并发症是感染通过尿液扩散到肾脏，甚至身体的其他部位，包括血液感染。当细菌在膀胱内增殖，上行进入输尿管和肾脏时，肾脏本身也会出现感染，这就是**肾盂肾炎**。肾脏的感染可以造成肾脏本身的瘢痕形成和自身组织损伤，最终少数病例出现肾衰竭。

细菌引起的尿路感染可以波及身体其他部位，例如肺部感染形成肺炎，大脑周围液体感染形成脑膜炎，感染扩散入血液中形成尿源性败血症。这些情况不常出现，但对于小于6周的婴儿可能会出现以上提到的疾病。所以，小于6周的婴儿出现发热，需要立即住院接受抗生素的治疗(参见第21章中关于"发热"的内容)。

第16章

阴茎和阴囊

阴茎和阴囊的大小和形状会在一定范围内变化。两者都在分娩前即已分化成熟，只是位于阴囊内的睾丸在腹腔内发育，于孕后期降入阴囊。有时，男婴的一侧或两侧睾丸没有降入阴囊内；有时，降入阴囊的不仅有睾丸，还有多余的液体。

根据家庭的抉择，出生的男婴可能要进行包皮环切的手术。无论包皮是否被环切，清理和护理婴儿阴茎的方法没有多大区别。

是否要进行包皮环切手术，现在存在着很大的争议。包皮环切手术完全是个人的选择。目前还没有医学证据证实哪种选择更为合适。有一个大规模的研究表明，出生后头一年，没有进行包皮环切术的男婴，有1／500的可能性会患泌尿系感染，这也许是唯一的差别吧。其实，这差别根本没有显著性。如果父母试图寻找一些指南，以决定孩子是否应该接受包皮环切术的话，父母生活的社会环境、文化背景及您个人的观点是选择决定的重要参考因素。

包皮环切

(出生~出生
后1个月)

婴儿体内到底出了什么问题？

包皮环切是一种小手术，用来切除覆盖于阴茎头上的**包皮**。任何年龄的男士都可接受这项手术，但大多数手术还是于婴儿出生后头一个月左右实施，否则不使用麻醉，手术会造成明显的疼痛。所以，出生后2~4周实施此项手术最为安全。

在婴儿还未离开医院时，医院内的产科医生或儿科医生都可为婴儿实施包皮环切手术。如果婴儿已离开医院回到家中，儿科医生或受过专门培训的宗教人士可为婴儿实施这项手术。对于其他任何年龄的男士，都可接受主攻泌尿生殖系统疾病的泌尿外科医生实施此项手术。

不同的医生所采用的手术方法不同。其中常用的是"塑料钟"法。用一塑料圆顶样物体贴附于阴茎头上，将阴茎与包皮分离，并阻断包皮的血液供应，几天后包皮就会脱落。还有一种方法是直接修剪包皮。这种方法是用金属夹子直接从阴茎头上将包皮分离，然后环状切除包皮，同时不会损伤阴茎头。采用这种方式进行手术，需要一些特殊的工具。

父母应该做什么？

父母可以陪伴婴儿接受手术，但不会直接参与手术过程。手术完成后，父母应该细心护理婴儿接受环切的部位。

何时应向医生请教？

如果手术操作者发现婴儿的尿道口未开口于阴茎头部位，说明婴儿存在尿道下裂。这虽然属于少见情况，但就不能接受包皮环切手术了。这说明婴儿存在解剖结构异常的问题，应请教泌尿外科医生。

 应进行怎样的检查?其结果能说明什么问题?

　　除非婴儿存在明显的黄疸，否则包皮环切手术前通常不需要进行相关检查。由于高胆红素血症的婴儿容易出现止血方面的问题，所以包皮环切手术应在黄疸基本消退后再施行(关于黄染（黄疸）的内容参见第4章)。

 有哪些治疗方法?

　　有一些方法可以减轻包皮环切术中和术后的疼痛。很多手术操作者会在手术前在环切部位涂些麻醉药膏或注射麻醉药物。其实，手术后，阴茎部位的伤口会引起比较强烈的疼痛。

　　手术后，实施手术的医生会检查被环切的部位。有时局部会有一些渗血，甚至出血，一定要轻轻触摸伤口。

　　为了预防环切部位出现感染，父母可用清水冲洗伤口，切忌使用肥皂或其他清洗剂。诸如凡士林、维生素AD或抗生素药膏可以涂抹于阴茎头上。手术实施者会给父母关于这方面的建议。手术后头一两天可用纱布垫覆盖于阴茎头，以后只要能保持局部清洁就可以了。

 可能发生的并发症有哪些?

　　包皮环切后几分钟内伤口经常会有些出血。轻轻压迫伤口即可将血止住。如果出血时间较长，说明婴儿存在止血功能方面的问题。

　　如果不能很好地清洁阴茎局部，有可能出现局部感染。当然这是很少见的现象。如果阴茎头上沾了大便，只要用水冲洗掉即可。

阴茎和包皮相关的问题

(出生~出生
后12个月)

 婴儿体内到底出了什么问题？

男婴出生时阴茎头上都覆盖着包皮。包皮环切术是切除覆盖于阴茎头上包皮的过程。许多男孩并不会接受这种手术，将包皮保留终身。

对于婴儿包皮下区域，父母不需要费尽力气进行清理。有时包皮下区域确实积存了一些正常废物，父母也不必担心，婴儿自身是可以将其清理掉的。实际上，将婴儿包皮上翻后清理积存的废物，可刺激包皮，引起局部肿胀。偶尔，包皮会出现明显肿胀，一直不能正常复位。这种情况称为**包皮嵌顿**，需要实施急诊手术。

待婴儿长大后，包皮会自然上翻。而婴儿期是不可能的，最早也要等到2~3岁后才行。直到那时，包皮就非常容易上翻，清洗局部也就十分容易了。

有时，由于包皮口过于狭小，而出现不能上翻的情况，医学上称为包茎。对于未实施包皮环切手术的婴儿或幼儿来说，包茎纯属正常现象。通常长到学龄期时，包茎即可自行解除。如果父母过早地上翻婴儿包皮，可造成局部出现瘢痕，而形成永久性包茎。

 父母应该做什么？

对于未实施包皮环切手术的婴儿，父母不应进行特殊的护理。最好采取不干涉策略。每次为婴儿换尿布时，清洗尿布覆盖区域就可以了。不要为了清洁，而强力上翻包皮。婴儿的阴茎头会随着长大而逐渐露出的，父母和看护婴儿的护理者只要采取不干涉的策略就可以了。

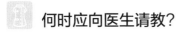

何时应向医生请教？

当婴儿包皮上翻后不能恢复原位时，说明出现嵌顿，就需要带婴儿去看医生。如果婴儿排尿时，包皮出现明显的肿胀现象，可以就此向医生请教。这是包茎的表现。由于包皮口过于狭小，以致尿液积存于包皮内面。每次排尿时包皮都会肿胀起来，这是包皮内积存尿液所致，长期积存的尿液容易成为感染的滋生地。

应进行怎样的检查？其结果能说明什么问题？

如果婴儿存在包茎，并怀疑出现了尿路感染，就应进行尿培养，以选择适宜的抗生素治疗。此外，不需要其他的检查。

有哪些治疗方法？

对于包皮嵌顿的婴儿，当包皮滞留于阴茎头上时，可在阴茎头上涂抹一些润滑剂，以协助包皮顺利滑回原位。如果包皮肿胀严重，医生需要在包皮上切一个小口，以缓解张力，才有可能将包皮复位。如果包皮仍不能复位，只有采取紧急包皮环切术了。

对于包茎的婴儿，将类固醇激素药膏涂抹于包皮开口处，可减轻炎症，有利于松解紧缩的包皮开口。这种治疗每天实施几次，并需持续数周。如果包茎引起了尿路感染，婴儿需要接受抗生素治疗(参见第15章)。

可能发生的并发症有哪些？

对于未实施包皮环切手术的婴儿，最为担心的并发症是包皮嵌顿。包皮嵌顿可以制约阴茎的血液供应，引起阴茎头肿胀。如果阴茎头肿胀明显，会进一步制约阴茎头的血液供应。血液供应减少造成组织缺氧，最终出现组织坏死。这就是为什么将包皮嵌顿作为医学急症，需要紧急治疗的原因。

包茎可引起尿路感染。其实，男孩比起女孩来说，相对不易出现尿路感染。根据一些研究，未实施包皮环切手术的男婴患尿路感染的危险性为实施包皮环切手术男婴的10倍。出生后头一年的婴儿出现尿路感染的发病率为1／500。如果真是出现了尿路感染，只要使用抗生素，也是很容易治疗的。

睾丸未降 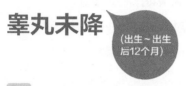 （出生～出生后12个月）

婴儿体内到底出了什么问题？

睾丸在胎儿期即开始发育，发育的部位是在婴儿腹腔。直到妈妈怀孕第8个月时，睾丸才逐渐降至阴囊内；可有些婴儿直至出生时睾丸仍未降入阴囊。如果出生时睾丸还未降入阴囊的话，就可称为**隐睾症**。这种现象通常见于一侧睾丸，大约1／3的患者可为双侧隐睾症。

请记住，正常情况下，睾丸应在妈妈怀孕第8个月时降入阴囊，所以很多早产儿会存在睾丸未降的问题。这个问题会于矫正孕周第8个月时自然得到解决。引起睾丸未降的其他原因还包括：激素水平异常、神经系统疾患、遗传因素(婴儿的父亲小时就有类似问题)或睾丸初期发育不良等等。

父母应该做什么？

儿科医生在婴儿出世后的第一次体检时，即可诊断出这个问题。可是，很多父母和护理人员会在某一天突然发现这个问题。发现这个问题后，父母唯一能够做的事情就是带孩子去看儿科医生。

何时应向医生请教?

儿科医生会对未降睾丸进行检查。如果体外不能触及到睾丸或腹股沟部触及到了睾丸,医生都会建议再等待几周,甚至几个月,以观察睾丸是否可以降入阴囊。这通常需要等待6个月的时间。可是,如果那时在腹股沟或阴囊部还是不能触及到睾丸的话,医生会建议去看泌尿外科的专科医生。

 应进行怎样的检查?其结果能说明什么问题?

过去,常通过超声波检查、CT扫描或核磁共振成像技术寻找睾丸。其实,这些技术没有什么用途,现已不推荐使用。所以,不需进行相应的检查。

 有哪些治疗方法?

可以通过使用激素刺激睾丸下降。现今,很少采用这种治疗的方式。只有睾丸位于腹股沟时,才考虑应用。其实,不使用这种治疗办法,最后睾丸也会完全下降。

还可实施睾丸固定手术。手术中,将睾丸拉入阴囊,并固定于阴囊上,使睾丸处于应该存在的部位。

 可能发生的并发症有哪些?

如果不进行治疗,未下降的睾丸可引起今后的不育。如果是双侧睾丸未降,发生不育的机会就会很大。除此,还增加成人期睾丸癌的发生危险。其他并发症还包括腹股沟斜疝和睾丸扭转等。

疝气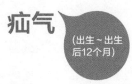
(出生~出生后12个月)

婴儿体内到底出了什么问题？

疝气的字面意思就是从异常开口处膨出的肿物。膨出物多为一个器官，比如，从肌肉中膨出的肿物是肠管。腹股沟部位，肠子可挤过骨盆下壁的肌肉，顺着腹股沟管降入阴囊。在妈妈怀孕8个月时，一个开口于腹腔内携带睾丸从胎儿的腹腔降入阴囊内的袋子，称为鞘膜。起初鞘膜是个开放式结构。正常情况下，婴儿出生前鞘膜即已收缩和关闭。但是，如果关闭过程失败，就为肠道滑入阴囊提供了通道，因此形成了疝气。

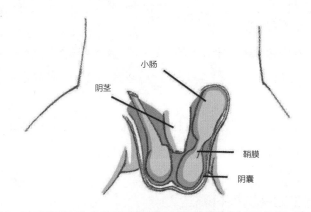

图7 部分小肠凸入右侧腹股沟斜疝的疝囊内

腹股沟疝气是根据发生部位命名的。此疝气位于腹股沟管区域，占据了人体疝气中的80%。大约2%的健康婴儿会出现腹股沟疝气，男婴明显高于女婴。另外，常见的疝气还有从腹部肌肉中挤压而出，形成脐疝(参见第12章)；肠气通过挤压膈肌从腹腔膨入胸腔，形成膈疝。由于膈疝位于体内，所以其外形不能通过一般检查观察到。

如果疝气出现于阴囊内，最常见的通路是携带睾丸从腹腔进入阴囊的鞘膜。正常情况下，鞘膜囊通常收缩，变成瘢痕样的索带。但是，如果关闭不严，就为肠道从腹腔滑入阴囊提供了便利。

♥ 父母应该做什么？

疝气经常可以膨出和缩回。当婴儿用力时，比如，哭闹、用力或咳嗽等，肠道即可通过肌肉间的孔洞凸进阴囊。绝大多数疝气还可自行缩回。也有些疝气膨出后，需要父母轻轻按压膨出物，促使其顺利归位。如果发现膨出的疝气，通过轻轻按压可将疝气退回的过程，医学上称为**复位**。

何时应向医生请教？

当婴儿安静后，疝气仍不能退回，就应请教医生了。请记住，婴儿哭闹和用力时，会使腹压增加，易于疝气形成。如果疝气周围区域出现红肿，特别是婴儿哭闹不止，同时还出现呕吐、发热等，就应立即带孩子前往医院。呕吐是十分令人担忧的症状。由于膨出的肠道必须经过肌肉间的小环，而小环又容易将肠道卡住，造成肠道的机械性梗阻。造成肠道梗阻后，就可引起呕吐的出现。

即使疝气可以复位，也要让儿科医生知道这种情况。医生还要对可疑疝气进行评估和诊断。

应进行怎样的检查？其结果能说明什么问题？

对于可复位的疝气，不需进行相关试验检查。医生会轻轻按压疝气部位，确定疝气是否被肌肉开口处卡住。如果真的被卡住，可出现嵌顿或绞窄的现象。

嵌顿疝指的是肠道被肌肉缺损处卡住，出现肿胀，从而不能自行复位。**绞窄疝**是指供应肠道的血流部分或全部中断的嵌顿疝。失去血液供应，绞窄的肠段缺乏重要的营养和氧气，而处于饥饿状态。最终，供应肠道的氧气中断，形成肠坏死，失去原有功能，还增加了感染的可能性。绞窄疝是外科急症之一。虽然嵌顿疝没有那么紧急，通常也要接受医生，特别是外科医生的评定，为的是预防绞窄疝的出现。仅仅通过一般的观察，很难区分嵌顿和绞窄疝。超声波检查能够观察疝气部位的肠肿胀情况和疝气局部的血流情况。

有哪些治疗方法？

大多数疝气通过手法复位得到缓解。如果经过手法复位，疝气仍然未见减小，说明肠道可能被嵌顿或绞窄，需要紧急请外科医生诊断。

有些小儿外科医生不管手法复位是否容易，也不管婴儿是否存在症状，都希望在诊断疝气后就实施疝气修补手术。有些则认为对于无症状的婴儿来说，可等待至少3个月的时间，这样可以减少手术时麻醉药的危险性。所有外科医生认为，只要发现嵌顿疝或绞窄疝，都应立即实施手术。总体的观点是，既然疝气已经诊断，还是早些实施手术好些，以免日后出现嵌顿或绞窄。

由于腹股沟疝气多表现为一侧，值得争议的是，另外一侧将会如何？有些外科医生认为，既然一侧腹股沟进行了修补，那么同时也要对另外一侧的腹股沟进行修补才行。将另外一侧鞘膜实施封闭，可避免今后出现疝气或相应的并发问题。也有的外科医生不同意这种说法，认为只有双侧都存在疝气的危险时，才进行双侧修补，否则只进行一侧手术。

可能发生的并发症有哪些？

疝气的最严重的并发症是嵌顿和绞窄。嵌顿和绞窄的疝气周围皮肤会红肿、发热。由于通过肌肉时肠道被卡住，致使肠道内食物不能流动，婴儿因此出现呕吐。患有绞窄性疝气的婴儿还会存在明显的疼痛。还好，这些并发症发生的机会很少。

如果婴儿患有疝气，父母只有了解需要观察的体征项目，心里才可能踏实。请记住，如果婴儿哭闹明显，经常是疝气不能轻易复位所致。

阴囊肿胀
(出生~出生后12个月)

 ## 婴儿体内到底出了什么问题？

阴囊肿胀的最常见原因是**鞘膜积液**。鞘膜积液指睾丸周围的纤维袋中存有的液体。这个纤维袋称为**鞘膜**，随睾丸一同从腹腔内降入阴囊。纤维袋封闭时，将睾丸留于阴囊内，同时内含的一些液体也被锁于其中，这种情况称为**非交通性鞘膜积液**。如果纤维袋封闭不严，腹腔内的液体就可进入袋中，当然液体也可从袋中返回腹腔。这种形式的鞘膜积液称为**交通性鞘膜积液**。随着婴儿的成长，纤维囊会慢慢长大或缩小。大约2%的男性出生时存有鞘膜积液。

引起阴囊肿胀的其他原因包括：睾丸扭转(参见下节)、感染、血管瘤或肿瘤等引起的肿物等。这些在婴儿期很少见到。不像鞘膜积液那样，出生时即可见到，其他原因引起的阴囊肿胀将于出生后某一时刻突然出现或发现。

 ## 父母应该做什么

对于鞘膜积液，父母不需使用任何解救的办法。其实，大多数鞘膜积液，特别是非交通性的鞘膜积液，会于婴儿出生后1年内逐渐消失。

 ## 何时应向医生请教？

医生可有助于鞘膜积液的诊断。当发现婴儿的鞘膜积液是交通性的或持续到1岁以上，都应请教医生，特别应请教专攻泌尿生殖系统的泌尿外科医生。

 应进行怎样的检查?其结果能说明什么问题?

用手电筒实施透光检验很容易诊断鞘膜积液。光线从阴囊的一侧照入即可。光线很容易穿透阴囊内的液体，但不能穿透实体睾丸本身。所以，透光检验可以看出阴囊内睾丸、积液和其他肿物如疝气的轮廓。

如果鞘膜积液量过多，通过透光检验很难看到睾丸，此时，就要借助超声波寻找睾丸了。这种情形很少遇到。

 有哪些治疗方法?

非交通性的鞘膜积液可随着婴儿长大逐渐消失，所以不需治疗。几乎所有的交通性鞘膜积液都会延续到婴儿1岁的时候，也有一些非交通性鞘膜积液可延续到婴儿1岁的时候。对此，都应实施小型的外科手术，将积存的液体引流出后，再将腹腔和阴囊相通的小管封闭。

 可能发生的并发症有哪些?

交通性鞘膜积液可并发疝气，肠襻能通过未封闭的鞘膜滑入阴囊内。最为担心的是滑入阴囊内的肠子出现绞窄(详见第12章)。

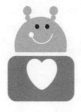

睾丸扭转

（出生～出生
后12个月）

 婴儿体内到底出了什么问题？

睾丸胀痛可能是由于睾丸扭转所致。睾丸被称为**睾丸鞘膜**的纤维囊包裹。鞘膜和睾丸一起被一索状结构悬挂于阴囊内，这索状结构称为**精索**。睾丸鞘膜附着于睾丸背面，以限制睾丸的活动。如果睾丸上鞘膜附着点过高，睾丸就可连同精索一起自由旋转。

精索内包存着通向睾丸的神经和血管。所以，当睾丸旋转时，精索及其包裹物一同旋转，如同用手拧去拖把中的水分一样。这样，通过精索进出的血流不能自由运行，就可造成睾丸的血流中断，而且还中断了氧和营养的提供。当睾丸发生扭转时，局部会出现红肿。最终，睾丸会失去血液供应而饥饿地死去，这个过程是非常疼痛的。

睾丸旋转的现象十分少见。大多数病例发生于青少年和成人。但是，仍然需要注意，这种疾病也可发生于幼小的男孩，甚至可以发生于小于1岁的男婴。

 父母应该做什么？

只要父母怀疑婴儿出现睾丸扭转，立即带着孩子前往医院。

 何时应向医生请教？

睾丸扭转是一种外科急症。睾丸扭转的症状包括：疼痛、阴囊红肿和呕吐。从诊断到手术的最长时间不能超过4～6小时。如果耽搁时间太长，睾丸的功能通常就无法挽回了。父母应该把睾丸扭转看成是那种"宁可错杀一千不可放过一个"的高度敏感的情况之一。只要怀疑，就应去见医生。

应进行怎样的检查?其结果能说明什么问题?

提睾反射是一种正常生理反射,当轻轻刺激大腿内侧的皮肤,就可见到同侧睾丸自动从阴囊内向骨盆处上提。当睾丸出现扭转时,此生理反射消失。所以,提睾反射是一个非常简单的测试,可以确定睾丸是否出现了扭转。

通常需要进行全血细胞计数的检测。睾丸扭转时,此项测定通常是正常的。

通过超声波检查也可见到睾丸。通过超声波多普勒探查睾丸的血流,以确定睾丸是否真的出现了扭转,血液供应是否真的中断。

如果诊断不能确定,睾丸**放射性核素扫描**也有利于早日诊断。此项检查可观察睾丸的结构和血液供应情况,其精确度达90%~100%。所以,如果发现患病侧睾丸的放射性核素吸收量低,说明同侧睾丸的血液供应减少或中断,就可确定睾丸扭转的诊断。

 有哪些治疗方法?

如果睾丸出现了扭转,父母或医生可试图将阴囊内的睾丸进行手法复位,此项措施称为**手法矫正术**。如果复位成功,问题即刻就得到解决。由于睾丸扭转非常疼痛,在实施手法复位前,先给婴儿服用止痛药。在睾丸解扭后,疼痛还会持续一段时间。一般手法矫正需要进行2~3次,才可保证睾丸扭转完全得到矫正。整个过程所需时间较长,所以要使用强有效的止痛药。此项操作的优点是避免了外科手术,但成功率只有30%~70%。

如果手法矫正没有成功,就只能实施外科手术了。手术过程中,除了解扭睾丸,还要观察睾丸的供血情况。待睾丸的血液供应正常后,再实施**睾丸固定术**。将睾丸固定于阴囊上,以避免再次出现睾丸扭转。由于引起睾丸扭转的原因是睾丸鞘膜附着点位置异常,一侧出现异常,另一侧也可能存在同样的问题,通常也需要同时实施睾丸固定术。所以，为了防止另一侧睾丸也出现扭转的问题，大多数外科医生会同时实施两侧睾丸固定手术。

 可能发生的并发症有哪些？

睾丸扭转的最严重的并发症就是睾丸坏死。当供应睾丸的血流中止时间过长，通常超过6小时，就可出现坏死的现象。如果睾丸出现了坏死，只能通过外科手术将其切除，以避免感染的可能。坏死的睾丸当然不会产生精子。所以，失去一侧睾丸的男性，患不孕症的概率将大大增加。

第17章

外阴

出生前，女性生殖器就可分化成熟，甚至可以说是达到充分分化的程度。从母体内获取的雌激素会使新生女婴的阴唇变得肿胀，如同成人的阴唇一般。几个星期后，随着来自于胎盘的雌激素水平逐渐降低，女婴的阴唇也就开始出现皱褶了。在婴儿体内雌激素水平降低的同时，有些女婴可能会排出一些如同成人月经的血性分泌物。

给女婴换尿布的同时，就可清理外阴了。我们经常可以发现阴唇内存有白色干酪样分泌物或大便。即使这样，也没必要进行彻底的清理。只是轻轻擦洗阴唇，去除脱落的碎渣即可。如果分泌物没有将阴唇粘住，就没有必要特意去清除。

外阴肿胀

(出生~出生
后2个月)

婴儿体内到底出了什么问题？

妈妈怀孕期间，生长中的胎儿会通过胎盘接触到妈妈的血液。妈妈的血液中含有一些保证孕期健康的重要激素。其中的一种即是**雌激素**。

在人体发育的历程中，雌激素会刺激阴道周围的外阴——**阴唇**，使之肿胀。这个过程应从青春期慢慢开始，从此，女性体内雌激素的水平就会逐渐升高。婴儿在子宫内发育过程中，也会受到妈妈的雌激素刺激，致使女婴的外阴同样出现肿胀。因此，所有足月的女婴都会存在肿大的外阴。

出生几个星期后，婴儿体内妈妈雌激素的水平会逐渐下降，外阴也会逐渐痿缩。一个月后，婴儿的外阴就呈现典型女婴状了。当发育到达青春期前后，体内雌激素水平升高时，外阴会再次肿胀。

父母应该做什么？

由于肿胀的外阴可于出生后几周内消退，父母不必为婴儿出生早期肿胀的外阴而担忧。

何时应向医生请教？

如果肿胀的外阴于出生后6~8周内消退，父母就没有必要就此问题请教医生。

应进行怎样的检查？其结果能说明什么问题？

不需进行任何检查。

有哪些治疗方法？

无须治疗，只需等待。当婴儿体内来自妈妈的雌激素水平消退后，肿胀的外阴即可瘪缩。

 可能发生的并发症有哪些？

这是一种正常现象，不会出现并发问题。

阴道分泌物 (出生～出生后3个月)

 婴儿体内到底出了什么问题？

阴道黏液，又称为**阴道分泌物**，是从新生女婴阴道排出的透明或白色的物质。胎儿发育期间，妈妈体内的激素，比如雌激素，会通过胎盘进入胎儿体内。出生头几个星期，婴儿体内来自于妈妈的激素可刺激婴儿阴道产生一定的分泌物。随着婴儿体内来自于妈妈的激素水平逐渐消退，分泌物会逐渐减少，最终消失。

有时分泌物呈现血性。当经胎盘传入的妈妈激素在婴儿体内逐渐消退时，有些女婴会出现阴道出血，这种现象可看作小月经。成年女性就是当体内激素水平降低到一定程度时，出现月经现象。同样的现象也可出现在新生女婴身上。妈妈怀孕过程中，婴儿接受了来自于妈妈的高水平激素，出生后几周内此激素水平会逐渐降低，即可出现类似月经周期样的出血。血液与黏液混合的分泌物可出现于出生至出生后6周中的任意时间。

父母应该做什么？

阴道黏性分泌物或血性分泌物都属于正常现象，父母不必为此做任何事情。在更换尿布期间，适当清理阴道即可。父母应该记住：清洁的顺序永远是从上至下进行。

 何时应向医生请教？

如果阴道分泌物呈现绿色或具有臭味，持续数周还未消退，就应与医生取得联系。透明、白色或黄色的分泌物属于正常现象。

淡淡的血性分泌物也是正常现象。如果淡淡的血性分泌物持续超过6~8周，就应请教医生了。如果出血呈现鲜红色，好似皮肤破口流出的鲜血，说明这已不是血性分泌物了，而是出血。一定要带婴儿去看医生。如果尿中混有血液也应去看医生。

如果父母怀疑婴儿阴道内有类似小玩具的异物，更应去看医生。异物可引起阴道感染和产生分泌物。有时家中的大孩子会往小婴儿阴道内放入东西。当小婴儿逐渐长大，能够灵活运动时，她自身也会将小物品放入阴道内。

 应进行怎样的检查？其结果能说明什么问题？

如果阴道分泌物呈现绿色或具有臭味，就应进行阴道分泌物培养，以确定引起异味的细菌种类。除此之外，没有其他必做的检查。

 有哪些治疗方法？

随着时间的推移，阴道分泌物会逐渐消失。当婴儿体内来自于妈妈的激素水平降低时，血性分泌物就会出现。如果血性分泌物持续存在，需要寻找出血的部位。根据持续出血的原因采用相应的治疗。

如果分泌物呈现绿色或具有臭味，说明存在感染，必须采用抗生素治疗这种分泌物。

如果存在阴道异物，需要尽快取出。取出后，需要使用一段时间的抗生素。

可能发生的并发症有哪些？

正常阴道分泌物，无论是血性，还是单纯的黏液，都不会出现长期并发问题。

阴道皮赘

(出生~出生后3个月)

婴儿体内到底出了什么问题？

阴道皮赘是从阴道突出的一小块皮样组织。有时局部皮肤红肿，有时局部皮肤看似正常。父母经常在为婴儿换尿布时突然发现，好像刚长出来的新组织一样。

阴道皮赘属于正常现象。胎儿发育期，婴儿皮肤经常对母体的激素比较敏感。所以，婴儿还在子宫内时，就可能出现快速增长的皮赘。婴儿出生后，体内来自于母体的激素会慢慢消退。随着激素水平的变化，皮赘可逐渐萎缩，直至完全消失。

父母应该做什么？

换尿布时，应常规清理女婴的外阴。皮赘本身不比女性生殖器的其他部位敏感，所以不需特别护理或清洗，与其他部位一同清理即可。

何时应向医生请教?

只有发现皮赘出血时，才需请教医生。虽然，皮赘出血很少见，但多发生于过度护理皮赘，导致皮赘受到损伤或刺激。

应进行怎样的检查?其结果能说明什么问题?

没必要就皮赘进行任何检查。

有哪些治疗方法?

大多数皮赘可随着时间自行消失。目前，没有药膏可以用于皮赘上，促进其快速萎缩。如果皮赘持续几年还未消失，为了美观因素，可采用外科切除的办法。

可能发生的并发症有哪些?

由于皮赘受到过度摩擦或过度清洁的刺激，可导致局部出血。只要停止过度清洁皮赘，很少会再次出血。

阴唇粘连

(出生~出生后12个月)

婴儿体内到底出了什么问题?

阴道的内外唇部统称为**阴唇**。胎儿发育时期，两个独立的部分分别形成。但于分娩前，其下部通常出现粘连。偶尔，其粘连的范围会较大。如果小阴唇粘连在一起，即可称为**阴唇粘连**。

大约有1/3~1/4的女婴出生时存在阴唇粘连。绝大多数粘连的范围小，只有1~2毫米。经常不会引起父母和医生的注意。大范围的粘连可从阴蒂一直到接近肛门的部位。

粘连通常由炎症或刺激引起。这些原因可造成阴唇黏膜黏着，并出现小瘢痕。新生女婴可出现阴唇粘连的现象，但最常见于出生后3个月~6岁的女童。

随着生长，大多数阴唇粘连的情况可自行消除。体内的激素，例如，雌激素有助于消除阴唇的粘连。到了青春期，可以发现粘连的阴唇已恢复正常。

♥ 父母应该做什么？

如果父母发现婴儿的阴唇存在粘连，就应带着婴儿去看医生。对于阴唇粘连，父母不应对此进行特别的护理。目前，很少使用促使粘连早日消除的药膏。

何时应向医生请教？

大多数的阴唇粘连不需接受医生的治疗。如果粘连范围大，覆盖了阴道开口的大部分，可增加感染和出血的机会。如果发现感染或出血，就要请教医生来解决问题。

应进行怎样的检查？其结果能说明什么问题？

如果怀疑尿液出现了感染，应采取相应的检查。大范围的阴唇粘连可在阴道内形成一储尿池，容易并发尿路感染。尿留置与其他液体留置一样，容易滋生感染。这种现象就好似公园内被绿藻覆盖的死水塘而不是清澈流动的溪水一样。

如果怀疑婴儿出现了尿路感染，医生就会建议进行尿常规和尿培养的检查。如果尿常规显示存在尿路感染，或尿培养发现了细菌，就可证实尿路感染的存在(内容和检测方法分别详见第15章、第22章)。尿道感染只有通过抗生素治疗才能得以控制。

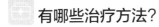 有哪些治疗方法？

阴唇粘连可用含雌激素的药膏治疗。由于激素可以消除粘连，局部应用不仅效果快，而且使用简便。如果粘连已消失，就应停用含雌激素的药膏。雌激素药膏只用于严重的阴道粘连具有潜在的出血和感染的时候。

可能发生的并发症有哪些？

使用一段时间激素药膏后，阴唇还可能再次出现粘连。反复应用雌激素药膏，可造成阴唇局部色素改变。由丁阴唇的特殊位置，即使出现色素脱失，也不认为出现了明显的副作用。

如果出现了尿路感染，感染自身可引起发热、排尿时烧灼痛、难闻的尿味和尿频现象等(详见第15章)。

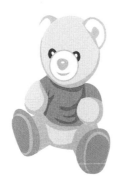

第18章

下背部和肛门

　　脊髓终止于下背和肛门间。孕第18天，胎儿脊髓开始形成；孕第35天，椎管封闭。当脊髓末端形成过程中出现了问题，就会在下背部向外凸出，甚至拱破皮肤，形成脊髓膨出或脑脊膜膨出。也就是我们常说的脊柱裂。

　　婴儿分娩前，产科医生可通过B超发现婴儿存在的明显畸形。直到出生后，一些细微问题才可能被发现。实际上，产科医生会很认真地检查下背部皮肤的细微异常，儿科医生也会注意到下背部皮肤的色素脱失、局部小窝形凹陷、毛发增生或纹理异常。脊髓末端上方的皮肤异常即可说明下面的脊髓出现了问题。

肛裂

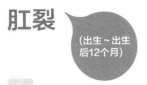

（出生～出生后12个月）

婴儿体内到底出了什么问题？

　　肛门周围的组织很容易被撑破，医学上称为**肛裂**。便秘引起的粗硬大便或大便后擦拭肛门周围用力过度都可导致肛裂。实际上，任何过度刺激肛门周围都可引起组织撕裂，形成皮肤上破溃的小口，流出少量鲜红的血液。从尿布中的大便或擦拭肛门时都可发现血液与大便分离，完全不相混合。超过80%的婴儿在1岁之内都会经历至少一次肛裂的折磨。引起肛裂非常常见的原因就是便秘(详见第13章)。

　　肛门周围皮肤撕裂可引起婴儿不适。肛门一旦被撕破，疼痛来自两个方面。首先，针刺或烧灼样疼痛由大便或尿液刺激撕裂的皮肤所致。用带有芳香的消毒纸巾擦拭肛门周围也可引起同样的疼痛。虽然，肛门周围皮肤愈合速度很快，但在完全愈合前，每次排尿、排便或更换尿布时孩子都会因疼痛而哭闹。

　　再者，疼痛来自于肛门部位肌肉的痉挛，肛门部位的肌肉称为**肛门括约肌**。当肛门受到刺激时，括约肌会痉挛；当肛门存在任何损伤时，肛门括约肌也会痉挛；当大便滞留于直肠时，肛门括约肌还会痉挛。括约肌痉挛引起的疼痛，可延缓大便的排出，导致更严重的便秘，形成恶性循环。所以，患有肛裂的儿童会持续便秘，而便秘又会再度引起肛门撕裂。只有大便变软才会减轻肛门皮肤的撕裂，从而促进已损伤的皮肤恢复正常。只有相对频繁地排便，才能持续保持软便状态。

父母应该做什么？

　　用手电筒照射婴儿肛门可以确定出血的部位。仔细观察将会发现肛门内部有一很小的皮肤撕裂口。有时，撕裂的局部会轻度发红，裂口处还可见到干血迹。

为了缓解肛裂的疼痛，可在肛门处涂上少许凡士林膏。这可润滑肛门周围的皮肤，以至下次排便时比较容易。肛裂经常是便秘的并发问题，治疗肛裂的同时必须治疗便秘才行(关于"便秘"的内容已在第13章中进行了介绍)。

何时应向医生请教？

如果没有找到出血的部位，或出血持续存在，已超过数滴，都应请教医生。如果持续出血或出血量增多，或大便中混有血液，也应咨询医生。即使父母还不能确定婴儿是否存在这样的问题，同样应该请教医生。

应进行怎样的检查？其结果能说明什么问题？

对于肛裂不需进行相应的检查。但是，如果血液不是覆盖于大便之上，也不是散落在大便旁，而是混于大便之中，则说明出血不是来自肛裂，很可能是来自深部的肠道。如果怀疑是肠道出血，应进行大便常规的检查，以确定感染、炎症或其他引起肠道出血的原因(这个主题已在第13章做了介绍)。

有哪些治疗方法？

有两种主要的办法治疗肛裂：肛门内涂擦润滑剂和积极治疗便秘。润滑剂可直接涂到出血的部位。当肛门局部被充分润滑后，大便就能比较轻易地滑出。任何无色、不含香料的润滑剂，包括凡士林和其他含有凡士林的油膏，都可使用。父母可用小拇指将润滑剂涂擦于肛门周围。切忌使用棉签和其他细窄的物品。每隔几小时或每次换尿布时都可使用，直到排大便时见不到出血为止。

其他治疗包括轻轻清洗肛门、避免使用含有香料的擦拭巾等。否则，会引起裂口刺痛。**坐浴**也可有一定帮助，使用含有一定药物的温水，有利于肛门周围皮肤损伤的修复。

如果便秘是引起肛裂的原因，必须积极治疗便秘才行(关于治疗肛裂的内容参见第13章)。

可能发生的并发症有哪些？

最令人担忧的并发症是**慢性肛裂**，这是一种很难治愈的现象，是由于在原有撕裂的伤口还未完全愈合前，又再次被撕裂所致。个别严重的病例需要接受外科治疗。无论肛裂后婴儿排便多么频繁，极少看见并发大量出血和继发感染的病例。

骶尾部小凹、小坑和多毛

（出生～出生后12个月）

婴儿体内到底出了什么问题？

骶尾部小凹，又称为**藏毛窝**，是位于脊柱下和臀部上骶尾部的一个小凹。比较浅的小凹称为骶尾部小坑，经常会有较密集的毛发聚集于此区域，这些通常是正常现象，仅是脊髓末端的一个标志。不论这些正常的标志，还是其他骶尾部异常的表现，都应经过医生检查才能确定。

在怀孕头3个月，胎儿的脊柱即已形成。随着脊柱的发育，皮肤也将逐渐覆盖胎儿的背部。所以，如果脊柱末端发育不够完善，覆盖于此部位的皮肤就会不平整。有时一小部分脊髓紧密地与生长中的皮肤相连，并用力向下拽皮肤。最极端的形式，就是将局部的皮肤拽至脊髓的终底部，因此，形成一小小的深凹。也有可能皮肤将脊髓拉出身体表面，形成**脊髓突出**或**脑脊膜膨出**，也可称为脊柱裂。很多时候都是脊髓尾端发育异常所致，因此，局部皮肤的变化就成了很好的标志。

仔细想想自己的家人和周围的朋友，很多人都有骶尾部多毛、小坑或色素沉着等现象。事实上，这是极常见的身体特殊部位的皮肤变异，完全属于正常现象。据统计，50个正常婴儿中就有一个会存在骶尾部小凹、小坑或局部皮肤不正常的情况。只有极个别时候，小凹、小坑或多毛区皮肤的下面伴有脊髓发育问题。所以，婴儿只是骶尾部出现小坑或多长一些毛发通常不能说明什么问题。

另外，脊髓与覆盖其上的皮肤相粘连，会在婴儿成长过程中及脊髓发育过程中，显现一些问题。问题在于脊柱与皮肤的粘连影响了身体下半身，包括下肢、双足、膀胱和肠道在内的神经发育。

深深的小凹也有可能出现继发感染。如果小凹很深，感染就可直接深入脊髓。

♥ 父母应该做什么？

除了带婴儿去看医生外，对于任何小凹、小坑或多毛现象，父母不需要做任何事情。但是要经常给婴儿洗澡，保持局部清洁。对于正常的小凹、小坑或多毛不需进行特别护理和关注。

🔖 何时应向医生请教？

如果轻轻扒开小凹周围的皮肤，可清楚见到下凹的基底，父母就不必担忧了。如果不能见到小凹的基底，或仅从小凹内生出毛发，而不是骶尾区域多毛的话，就应请教医生了。如果从骶尾部很小的区域上萌发了浓厚的毛发，或出现局部皮赘、皮肤肿胀或少见的皮肤痕迹，也应请教医生。

如果小凹或小坑发红、肿胀或存在压痛，通常说明局部出现了感染。小凹内流出清亮或发黄的液体可能是大脑和脊髓周围的脑脊液。

如果流出的白色液体呈现脓性，则说明出现了感染。如果婴儿存在任何一种这样的问题，都应去医院接受医生的检查和诊断。

绝大多数小凹、小坑和多毛区域刚好位于脊柱的尾部和臀纹之间，有些正好与臀纹重叠。如果发现小凹部位明显高于骶尾部，应请教医生。如果小凹不是位于人体中线，而是偏于一侧，或局部皮肤出现其他异常现象，也应请教医生进行检查和诊断。

最后，如果婴儿还存在其他明显的缺损，特别是沿着身体中线区域的缺损，就应带婴儿去看医生。人体中线是一条假想线，身体前部的人体中线是从肚脐到鼻尖的连线；身体后部是从头和颈背中线，一直下到臀纹中点。此线将人体分为左右两侧。人体每侧的解剖结构基本上是对称的，而且也应该是完整的。有时会出现**中线缺损**的现象，如腭裂和尿道下裂等。

应进行怎样的检查？其结果能说明什么问题？

大多数骶尾部小凹、小坑或多毛都是正常的现象，通常不需要接受检查。如果一定要做的话，首先应该进行超声波的检查。将超声波探头置于婴儿骶尾部，医生就可确定脊柱是否异常，以及皮肤与脊柱相连的形式等。如果超声波不能清楚显现局部结构，于婴儿出生后6~12个月，再进行核磁共振成像检查。

超声波或核磁共振成像检查可帮助了解皮肤与骶尾部是否直接相连，以及皮下的脊柱情况。核磁共振成像也能显现脊髓的结构。正常结果应显示脊柱和周围任何组织结构都不相连。

有哪些治疗方法？

如果骶尾部的小凹、小坑或多毛与其下面的脊髓相连，就应进行外科手术治疗。这种相连可限制脊髓的生长，损伤脊髓的神经。有时，也会引起脊髓感染，或脊髓周围的液体感染，形成**脑膜炎**。

如果小凹周围皮肤出现感染，通常需要使用抗生素治疗。只能口服，不能进行局部治疗。如果液体或脓较多，就应采用引流的方法治疗。如果脊髓或脊髓周围的液体出现感染，需要使用静脉抗生素治疗。

可能发生的并发症有哪些？

当局部发红或肿胀时，说明出现了感染。感染可能只涉及皮肤本身，也可能还会涉及深部的肌肉、神经、脊髓周围的液体，甚至大脑等组织。

小坑部位或周围区域出现积液的现象，称为**小凹囊肿**，经常需要外科引流治疗。

如果骶尾部小凹或多毛向下延伸到了脊髓，影响了神经，婴儿的肠道和膀胱功能将会受到损伤。最常见的表现是泌尿道感染。由于局部神经功能不良，致使膀胱内尿液不能充分排空，留置于膀胱内的尿液就可滋生感染。如果控制肠道的神经也受到累及，将会出现慢性便秘现象。

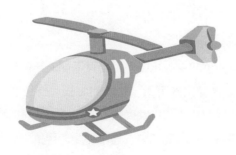

第**19**章

下肢

　　孕早期时，胎儿的下肢即已形成。孕16周时，通过B超就可清晰地看到下肢的骨骼。再过2个月，胎儿就可以蹬腿了。起初，很容易受到妈妈的忽视，再后来就能清楚辨别了。运动有助于肢体的形成。随着胎儿的生长，子宫内的空间越来越狭窄，下肢被挤压成扭曲的姿势，生长也受到了限制。

　　婴儿出生后，下肢还会继续生长、变化。刚出生时，大腿经常呈弓状弯曲。其实，C形弯曲的小腿是完全正常的。到了婴儿学走路的时候，腿部就逐渐开始变直。1岁后，一些婴儿的下肢就会变得非常直了，而有些则仍然略有弯曲。

　　刚出生时，双足如同搅泥板，见不到明显的脚弓。与腿部一样，双脚会根据人体的需要不断变化，承受体重并完成行走。有些婴儿双脚内旋，有些则外展。这些问题在婴儿出生后几个月至几年内能自行纠正。

罗圈腿
(出生～出生后12个月)

 婴儿体内到底出了什么问题？

如果2～3岁以内孩子的双腿呈弓状，好似刚骑过马一样，这纯属正常现象。出生后，经常可见婴儿的膝和脚踝之间的小腿骨呈现C形弯曲。绝大多数婴儿，在新生儿期，小腿弯曲最为明显。这种弯曲俗称为**罗圈腿**，医学上称为弓形腿或O形腿。这种自然的弯曲，不经治疗也可自行变直。

到孩子2～3岁时，相反的问题会经常出现。孩子喜欢保持膝外翻、双腿向里弯曲的姿势，称为外翻足或X形腿。孩子3岁时问题最为突出，一般可持续到7～8岁。上述整个过程都是正常的。造成这种现象的原因是内外侧膝部骨骼发育不同步所致。

 父母应该做什么？

对于罗圈腿，父母不需要采用任何方法进行纠正。

 何时应向医生请教？

如果父母发现婴儿的两条腿存在差异，比如一侧更为弯曲的话，就应带婴儿接受医生的检查。当婴儿逐渐长大，开始走路时，父母应重点观察婴儿的步态或控制平衡的能力。如果弯曲的小腿不但没有见好，而且越来越严重的话，还是要接受医生的检查。引起小腿弯曲程度持续加重的是布朗特病。这是由于小腿骨的生长板过快生长，导致小腿的胫骨自身出现了弯曲。

如果小腿弯曲严重影响了婴儿站立或行走，就应带着婴儿接受医生的检查。即使孩子已到3岁，在很大程度上，罗圈腿仍然可以自行矫正。如果不能自行矫正，可以请教专门的骨科医生。严重的罗圈腿经常会合并着其他骨骼问题。

应进行怎样的检查?其结果能说明什么问题?

对于正常罗圈腿现象，不需进行相关的检查。如果孩子2岁后，罗圈腿仍然十分明显，或者两条腿弯曲的程度明显不同，就可进行X线的检查。

 有哪些治疗方法?

过去，采用支具或石膏固定的方法治疗罗圈腿。现在不那么积极处理了。如果孩子存在严重的或持续加重的罗圈腿，需要密切观察小腿的变化，并每6个月接受一次骨科医生的检查。如果严重的罗圈腿影响了婴儿的行走(十分少见的现象)或出现了布朗特病，只能采用外科手术治疗了。

 可能发生的并发症有哪些?

正常的罗圈腿不会存在并发的问题。如果罗圈腿不能自行矫正，并且急剧加重，应考虑婴儿患有布朗特病或佝偻病。上面已谈及，不像正常的罗圈腿那样，随着婴儿的长大自行矫正，反而越来越严重，这就说明婴儿患有布朗特病。这种病使胫骨变得越来越弯曲。佝偻病是由于婴儿体内缺乏维生素D所致。除了表现出严重的罗圈腿外，还会存在全身其他骨骼的改变。

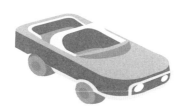

畸形脚

(出生)

🔬 婴儿体内到底出了什么问题？

出生1000个婴儿就有1个存在**畸形脚**，俗称为马蹄内翻足。存在此问题的婴儿，他的脚会轻度下垂，并向内旋曲。男婴的发生率常常高于女婴；而且具有家族史的婴儿，其发病率明显增高。

真性畸形脚在胎儿发育的早期即已开始，可能与胎儿在妈妈子宫内生长过程中，他的脚所处的位置有点关系。由于脚背部及内侧韧带和肌腱发育落后于其他的韧带和肌腱，最终形成特殊的脚形。如果畸形脚比较严重，脚内部的骨骼发育一般也会受到影响。

有时，畸形脚是胎儿在妈妈子宫内所处的特殊位置所致。这种通常不是真性畸形脚，而是**体位性畸形脚**。与真性畸形脚不同，由于脚的韧带和肌腱发育正常，儿科医生通过活动婴儿的脚即可轻易纠正体位性畸形脚。有一组问题我们称为**体位性畸形**，除了上面提及的体位性畸形脚外，还有包括足弓内收在内的可治疗的脚畸形、斜颈等等。子宫腔越狭窄，婴儿身体某些部位越容易出现轻度的体位性畸形。由于双胞胎和三胞胎共享狭窄的子宫空间，体位性畸形的发生要高于单胎的婴儿。

婴儿出生时，绝大多数的畸形脚即可确诊。儿科医生会试图轻轻地将婴儿的脚向上、向外转动，以测试韧带和肌腱是否已缩短。如果轻轻旋转，就可完全纠正脚的畸形，说明是体位性畸形脚；如果不能纠正到正常位置，则为真性畸形脚。

♥ 父母应该做什么？

如果婴儿存在真性畸形脚，父母应该尽快从骨科医生那里得到帮助，越早越好。如果是体位性畸形，比如，体位性畸形脚，父母可以学着轻轻抻拉婴儿脚部的韧带和肌肉，进行反复的锻炼，使脚的姿势尽快恢复正常。

 ### 何时应向医生请教？

如果父母不能轻易将婴儿畸形的脚恢复到正常位置，就应请教骨科医生了。

 ### 应进行怎样的检查？其结果能说明什么问题？

通常不需检查即可诊断畸形脚。有时通过产前的超声波检查就可发现这样的问题。如果出生后就进行X线检查，其目的在于可观察脚踝和脚骨的形态是否异常。

 ### 有哪些治疗方法？

真性畸形脚需要接受石膏的固定治疗，以逐渐拉长已缩短的肌腱和韧带。每周都要更换石膏，并重新固定，直到缩短的韧带已被拉长，脚能自然地处于正常位置为止。整个治疗过程称为**序列石膏固定法**。接受石膏固定治疗的初期，需要进行脚的X线检查，以确定脚是否被固定于适当的位置上。

将近一半的畸形脚可通过序列石膏固定法得到矫正，而另一半的病人只能接受外科手术了。先进行序列石膏固定法的治疗，待婴儿出生3~6个月的时候，外科医生会决定是否需要实施外科手术。即使出生时非常严重的畸形脚，也要先接受一段时间的序列石膏固定法的治疗。对于少数严重的病例，医生会等到婴儿长到8~12个月大小时，才实施手术。外科手术就是切开已缩短的韧带和延长肌腱的过程。手术后，患侧脚和小腿会用石膏固定6~12周。然后换用塑料支具继续固定数周或数月。

由于固定的石膏限定了肌肉和韧带的运动，所以接受石膏固定期间，婴儿还应同时接受物理治疗。否则，长时间治疗下来，脚和腿部的肌肉就会萎缩，韧带就会变硬。

可能发生的并发症有哪些？

如果畸形脚没有及早地接受石膏固定治疗，或畸形脚非常严重，那么只能接受手术治疗。未接受畸形脚治疗的婴儿，今后走路时，会出现脚外侧皮肤的磨损。长时间后，会出现脚骨的损伤。

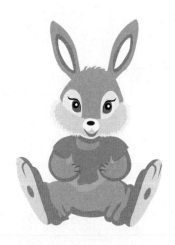

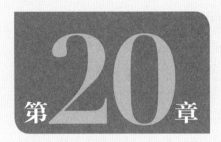

第20章

神经系统

神经系统包括大脑、脊髓及所有传导至肌肉和器官的神经束。神经系统如同一错综复杂的网络，在1毫秒内就可将信号传至全身。

到婴儿出生时，神经系统已基本成熟，只是很多神经纤维还处于裸露状态。缺少绝缘层的裸露神经纤维会影响信号传导的有效性和传导速度。这就是为什么婴儿对某些刺激特别敏感的原因。一个受到惊吓的婴儿刚开始时，可能出现喘息和尖叫，接着就会伸展四肢并剧烈抖动，最后号啕大哭。这说明婴儿身体内每根神经相继都受到了刺激。

婴儿出生几个月，神经就覆盖上了被膜——髓磷脂。这时，父母就会发现婴儿比较容易合作，也能很好地控制身体的运动了，还能记住大人的脸和居住场所。

阵挛性发作和惊厥 （出生~出生后12个月）

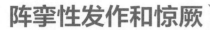 婴儿体内到底出了什么问题？

婴儿刚出生时，大脑和全身的神经纤维间绝缘层发育还不完善，就如同一捆无绝缘的电线一样。所以，一根神经受到刺激，不论刺激大如巨声，还是小如刺痒，都会引起临近的神经一同出现反应。有时，婴儿会出现伸胳膊、踢腿、哭闹等混杂的异样反应；有时，会引起相应部位的可重复出现的肌肉运动——**反射**。无论是哪种形式，缺少绝缘的神经都会使出生后几周至几个月内的婴儿由舒适安静的状态，突然变成伸胳膊、踢腿，并开始哭闹。婴儿经常会于即将睡醒的时候，出现这样的动作。

反射是婴儿对外界某一刺激出现的本能的反应。婴儿出生时具有的一系列反射，随着生长，大约于出生后几个月后，这些反射就会逐渐退化。这些反射包括：吸吮、拥抱、握持、强颈、踏步、觅食、爬行和降落伞反射。所有这些反射都是对触摸、声音或动作的反应。除了爬行和降落伞反射出现于出生后几周外，其他反射都可在婴儿出生时引出。随着婴儿的成熟，这些反射都将退化消失。如果反射不能引出，或持续时间比预期的长，都是神经系统异常的表现。

新生儿生理反射

吸吮反射： 只要任何东西接触到口周皮肤或口腔黏膜，婴儿就会出现吸吮动作。

拥抱反射： 婴儿可握住测试者的手指。测试者可轻松地将婴儿上半身拉离床面，并可进行小幅度的摇摆。当测试者将手指从婴儿掌中撤出后，婴儿会因重力作用跌落回床面。这时，他会大幅度伸展四肢，然后迅速缩回，全身呈蜷曲状，并伴有哭闹。

握持反射： 当物体碰到婴儿手掌时，他会抓住此物体；当物体刺激婴儿脚掌时，他会用力屈曲脚趾。

> **强颈反射：** 婴儿仰卧时，如果将头转向一侧，同侧的胳膊就会伸直，而另一侧胳膊仍处于屈曲状。此反射也称为击剑手反应，因为婴儿的姿势酷似一名运动场上的搏击手。当头转向另一方向时，胳膊的动作会随之交替。
>
> **踏步反射：** 拖住婴儿的胸部，将婴儿竖直于平面上。当脚掌接触到平面时，就会有一只脚抬起，仿佛要迈步。
>
> **觅食反射：** 轻敲面颊，婴儿会将头转向敲击侧，并试图吸吮。
>
> **爬行反射：** 将婴儿放置于俯卧位时，他有试图向前爬的动作。
>
> **降落伞反射：** 抱住婴儿，待其安静后，做出突然落空的动作。这时婴儿会伸展双臂，仿佛降落伞一样，阻止跌落。

　　有时父母不易分清婴儿的动作属于正常反射，还是脑神经的异常发作表现——惊厥。特别是不能确定拥抱反射的真实性。虽然真正的惊厥可有不同的表现形式，但婴儿期惊厥的表现常常十分典型，非常容易确定。典型的表现是强直性肌肉收缩后，出现的**阵挛性发作**。阵挛性发作是指四肢的某一肌肉群出现交替性的、具有节奏性的肌肉收缩和舒张的系列动作。惊厥的阵挛性发作通常仅持续1~2分钟，少数病例可持续超过5分钟。

　　惊厥期间，婴儿会出现呼吸困难，甚至呼吸暂停。惊厥一旦停止，婴儿就会开始正常呼吸，但常处于极度嗜睡状态。

　　出生后6个月~6岁的儿童出现惊厥的最主要的原因是高热或体温增长过快。这类惊厥称为**热性惊厥**。2%~5%的6岁以下的儿童至少出现过一次高热惊厥。

父母应该做什么？

　　对于婴儿反射，父母在家不需做任何事情。

　　当婴儿出现第一次惊厥时，立即呼叫120或999急救中心。如果婴儿已发作多次，父母应该知道如何快速制止惊厥，并知道何时应请教医生，何时呼叫120急救中心。

当婴儿惊厥时，不要向婴儿嘴内放任何东西。虽然，您会预感到婴儿会在惊厥期咬伤他的舌头，但是放入口腔内预防咬伤的物品可能会带来更多的并发问题。如果婴儿出现惊厥，尽快从婴儿手中去除尖锐或钝性的物品。清除婴儿周围的物品，确保婴儿躺于安全区域，例如，地板上或婴儿床内，同时呼叫120或999急救中心。

如果发热引起了惊厥，惊厥一旦停止，立即给婴儿服用退热药物。可选用对乙酰氨基酚(泰诺)或6个月以上婴儿可以服用的布洛芬(美林)。切忌给婴幼儿和儿童服用阿司匹林。

何时应向医生请教？

如果正常新生儿反射持续存在超过了数月或根本就不能引出，都要带婴儿去看医生。每次带婴儿进行常规查体时，医生通常都会检查这些反射。

婴儿第一次出现惊厥时，立即呼叫120或999急救中心，将婴儿送往附近的急救室。如果婴儿似乎要出现惊厥时，应带婴儿去看医生。

应进行怎样的检查？其结果能说明什么问题？

如果婴儿反射不正常——持续时间太长或根本不能引出，就应对婴儿的发育进行相关检查。对婴儿进行神经发育评估可以确定婴儿是否正常。

如果婴儿出现惊厥，医生首先会寻找引起惊厥的原因。检测的主要目的是为了寻找最常见的原因，项目包括：全血细胞计数、血培养、血清电解质、尿常规、尿培养和脑脊液检查(详见第22章)。

有过惊厥的婴儿需要接受大脑CT和核磁共振成像的检查，以探查大脑本身是否异常，确定引起惊厥的原因。**脑电图**(一种测定脑电活动的测定方法)也应用于惊厥的检测。很多电极会无痛地粘于婴儿的头皮上，同步记录婴儿脑电活动。有时脑电图可以显示引起惊厥发作的大脑异常的部位，为寻找惊厥原因，提供线索。

由于高热是6个月至6岁儿童惊厥发作的最常见原因，应该对惊厥的婴儿进行直肠温度的测定。给婴儿服用退热药物，并密切观察婴儿的体温，防止热性惊厥再次出现。

有哪些治疗方法？

因为正常新生儿反射纯属正常现象，不需任何治疗。

惊厥的治疗依赖于引起惊厥的原因。如果婴儿存在细菌感染，就应使用抗生素治疗。如果发热引起了惊厥，首先应该控制体温。如果CT扫描、核磁共振成像或脑电图异常，就应采取针对特别问题的特殊治疗。

可能发生的并发症有哪些？

如果正常新生儿反射不能引出或持续时间过长，可能会存在中枢神经系统的损伤，应尽快评估。

惊厥最主要的并发症是呼吸暂停。惊厥时，大量神经受到影响，许多肌肉群立即同步受到刺激，像呼吸这样的许多正常功能就会受到抑制。惊厥时，婴儿会出现全身发青，但那时又不能进行心肺复苏和口对口的呼吸，只有惊厥停止时，才可进行。但此时呼吸往往已恢复。

惊厥期间出现呕吐时，婴儿可将一些呕吐物咽下，也可将一些呕吐物吸入气管，出现哽噎或窒息。当出现呕吐时，应轻轻将婴儿头转向一侧，减少吞咽和误吸呕吐物的机会。记住，婴儿惊厥时，不要往婴儿嘴中放任何东西。

第21章

全身问题

　　绝大多数婴儿的健康问题已在前面各章节中通过介绍身体各部位时进行了讲解，本章将介绍涉及婴儿全身整体的几个问题。这些都是婴儿1岁之内发生在每个家庭中的常见问题。这些引起新父母最常担心的问题包括：发热、哭闹不止、脱水、睡眠问题及皮肤发青等。

　　由于没有一个问题会单独存在，没有一个症状具有特异性，因此认清这些问题还是比较困难的。由于婴儿间存在个体差异，解决问题时就会遇到非常复杂的事情。另外，还要考虑到有些医疗问题与婴儿的病情有关。

　　还好，解决这些问题还是有些简单、合理的方法：发热时，能测定体温，还能控制体温；哭闹不止的原因常常也能被找到；脱水能够得到预防，至少能够得到确诊；睡眠方式的改变会随着时间的推移逐渐恢复正常；只要父母掌握了心肺复苏的方法，遇到婴儿皮肤发青时，绝大多数父母就不会特别惊慌了。

发热

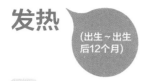
(出生~出生后12个月)

🔬 婴儿体内到底出了什么问题?

一天内人体温度出现小幅度的变化是正常现象。比如,穿着过厚、气候炎热和运动锻炼都可使体温轻度增高。**发热**的概念意味着体温增高的程度已超过日间体温正常波动的幅度。人体正常的平均温度为37℃(98.6°F)。通常将超过38℃(100.5°F)的体温定义为发热。

一个刚出生的小婴儿好似蛇一样不能调节自身的温度。当外界变冷时,体温就降低;包裹几层毯子并戴上帽子后,体温又可能过高。出生后几个星期,婴儿调节自身温度的能力就越来越强了。在此之前,温暖的环境可使婴儿感到暖和,但环境温度过于"温暖"也会导致婴儿"发热"。所以,遇到小婴儿出现发热时,首先将包裹婴儿的毯子松解开,待10分钟后再进行体温的测定。如果体温还是偏高,就认为是真性发热。

从婴儿到成人,发热时人体经历的过程非常一致:发热时,人体会出现心跳加速、血管扩张,引起皮肤发红、变暖。这个过程是为了更多血液能流经皮肤,达到有效散热、降低体温的效果。大多数的发热对人体无害,是人体对抗疾病的自然过程。

如果体温徘徊于37.2~38.0℃(99~100.5°F)之间,人体会感到温热,此时不必惊慌。如果温度超过40℃或40.5℃(104°F或105°F)时,我们称为高热。高热可能会带来的问题,本节接下来会做详细的介绍。

当出生后4~6周之内的婴儿出现了发热,而且体温超过38℃(100.5°F)时,儿科医生一般还是非常紧张的。因为此年龄的婴儿自身免疫系统几乎为空白状态。机体没有能力产生任何抗体,没有能力保护机体的任何部位。一旦受到病毒或细菌的侵袭,病情会快速加重。而此时,婴儿还不能向父母表述自己的难受程度。所以,对于小于4~6周婴儿的发热，我们要特别关注。

感染可来自多种途径。出生前的胎盘和羊水，分娩过程经过的妈妈的产道，都可能是新生儿感染的途径。有时，感染菌可滞后发作，多达6周之久。由于空气可传播别人通过咳嗽、喷嚏散发的病菌，所以婴儿和年长儿可通过空气获得感染。其实，唾液也携带着许多种病菌。亲吻婴儿、共享食物、争咬玩具都可传播感染。

♥ 父母应该做什么？

父母应该做的最重要的事情就是给发热的婴儿测定体温。有许多测定体温的方式。过去常用水银柱的体温计测量婴儿的体温，现在主要使用数字式体温计了。

经肛门测定**直肠温度**是一种非常准确的方法。将数字式体温计插进肛门内大约1~1.5厘米深时，进行温度测定。插入温度计时婴儿会有异样的感觉，但不会引起刺痛。还可将体温计放置于婴儿腋 下进行测温。体温计头部必须放于腋窝内，并使婴儿同侧上臂紧贴于身体侧面，使腋窝内的空气不能流通。这样才能测到准确的体温。即使这样，通常认为腋下温度比实际体温低0.2~0.3℃(约0.5°F)。

耳道温度、口腔温度和前额温度的准确性都较差，与实际体温可相差0.5℃(1.0°F)以上。耳道体温计测定的是鼓膜的温度。如果婴儿耳道狭窄，测定时体温计不能将外耳道全部阻塞，外界的空气就会影响测定结果，所以儿童或成人用此方式比较精确。因不能让婴儿完成将体温计头端置于舌下并闭嘴数十秒这样的动作，所以测定口腔温度对婴儿来说是件非常困难的事情。条纸样温度计很容易粘于前额，但测定的精确度太差，现已不再使用。

如何测定婴儿的直肠温度

因为害怕温度计插入过深引起婴儿疼痛，在进行直肠温度测定时父母会十分紧张。可是，父母应该理解直肠温度最能精确地反映出婴儿的真实体温。如果温度计放置深度不够，测定出的温度会偏低。测量电极被银帽覆盖，位于温度计的顶端。使用前，用肥皂水或酒精液清洗温度计头端，再用凉水冲洗干净。记住，千万不要用热水冲洗温度计，这样可毁坏温度计，也可影响测量结果。使用时，先套上专用的电极套或涂上少许凡士林等润滑剂。将婴儿双腿屈曲趴在床上或地板上，再轻轻地将电极插进肛门约1.5厘米深。如果插入过程比较困难，千万不要用力过大，应终止进行。插入成功后，手持温度计进行体温的测量。当体温测量完成时，数字式温度计会发出"哔哔"声。若使用老式水银式温度计，就应保持至少2～3分钟，才能获得精确的读数。测量完成后，还要清洗温度计，才可放置保存。

如果大于6周的婴儿出现发热，父母可做主给婴儿服用解热镇痛剂。药物在服用15~20分钟后开始发挥作用。给婴儿服用药物后，再与医生取得联系。如果小于6周的婴儿，体温超过了38℃(100.5°F)，不要擅自给予解热镇痛剂，应立即请教医生。根据医生的指导，合理使用解热镇痛剂。

何时应向医生请教？

如果小于6周的婴儿出现了38℃(100.5°F)以上的发热,应立即请教医生。如果大于6周的婴儿体温超过了40℃(104°F),才需要向医生请教。

如果婴儿在发热的同时还有其他症状，比如，过多睡眠、反复呕吐、出现皮疹或发生惊厥等，无论婴儿的年龄大小，都应该立即到医院就诊。

应进行怎样的检查?其结果能说明什么问题?

对于小于4～6周的婴儿来说，虽然出现了发热，但不伴有流涕、咳嗽、腹泻等其他症状时，所需检测的项目就是为了寻找发热的原因。可进行全血细胞计数、血培养、尿常规、尿培养及脑脊液检查。有时也可进行X线检查。所有这些检查都将在第22章中进行讲述。此外，婴儿还应住院接受静脉输注抗生素的治疗，其目的就是治疗可能引起发热的潜在细菌感染。抗生素需至少使用48小时，直到所有检查结果均为正常。虽然这种方法显得过于激进，但小于4~6周的婴儿自身免疫系统尚未发育，一旦出现感染，会很快地加重。这种处理方式是防止感染扩散到身体其他部位的最佳选择。

如果婴儿超过了4~6周，医生就不会太紧张了。如果婴儿吃奶、睡眠好，玩耍也好，说明婴儿病情较轻。如果出现高热或发热持续了好几天，医生会询问可能引起发热的其他征象，包括流涕、咳嗽、耳痛、腹泻等等。如果发现婴儿嗓子红肿，受到了感染，医生就会进行咽部分泌物培养，确定婴儿是否患有链球菌性咽炎。如果处于流感季节，婴儿的症状可能由**流感病毒**或**呼吸道合胞病毒**引起。从鼻腔内获得的黏液可以证实感染的原因。如果找不到发热的来源，婴儿还存在高热、持续发热，或持续高热时，应进行全血细胞计数、血培养、尿常规和尿培养的检测。对于4~6周以上病情很重的婴儿，还要进行脑脊液检测，并需要住院治疗。

引起感染的常见病菌

念珠菌 是鹅口疮的病因。也可引起尿布疹、会阴感染等。念珠菌有很多种类型，最常见到的是白色念珠菌。

柯萨奇病毒 可引起手、足、口病。手上、脚上、口周及口腔内出现小疱样的皮疹。柯萨奇病毒主要侵犯幼儿，尤其是可通过家人将病毒传染给婴儿。

大肠杆菌 此细菌常寄存于肠道内，不会引起肠道问题。如果细菌通过大便排出后，附着于阴茎、阴道上，进而侵入泌尿道，那么可引起泌尿道感染。

肺炎球菌 作为链球菌的一个类型，是引起老年人肺炎的常见原因。对年幼的儿童，肺炎球菌能引起耳部感染、肺炎、血液感染或脑膜炎。现在已有预防此种细菌感染的疫苗了。但此疫苗投放市场时间较短，还没有广泛推广*。

轮状病毒　是引起胃肠炎最常见的病毒，可导致呕吐和腹泻。婴儿可排出大量的水样便，大便具有十分难闻的气味。

呼吸道合胞病毒　此病毒可引起肺内细小支气管发炎——毛细支气管炎。患有毛细支气管炎的婴儿气道内会分泌出很多稠厚的黏液，从而导致咳嗽，还可引起呼吸困难。早产儿在出生后的第一个冬天，特别容易受到呼吸道合胞病毒的感染。1岁以上的幼儿即使受到了呼吸道合胞病毒感染，病情也不会多严重，只是表现为流涕和咳嗽，很少出现肺内感染。

葡萄球菌　此菌是皮肤上两种常见的寄生菌之一。它不会引起皮肤表面出现问题，但进入皮下或人体内就会出现大问题。葡萄球菌有很多类型，其中一些毒力较强。最有代表性的要数金黄色葡萄球菌了。

链球菌　是皮肤上另一种常见寄生菌，通常不会引起皮肤问题。此菌一旦进到皮下或钻到身体内，就会引起感染。A型链球菌科主要引起喉咙发炎。一种特别亚型的A型链球菌可引起个别病例出现食肉性链球菌感染——坏死型筋膜炎。B型链球菌经常寄存于阴道内。当胎儿通过产道分娩时，就可遭受感染。出生后头几个星期内，婴儿会出现严重的感染。为了减少胎儿在分娩过程中被感染的可能性，对阴道内存有B型链球菌的妈妈要进行产前抗生素治疗。

水痘病毒　此病毒可引起婴儿出现水痘，以及今后的带状疱疹。进行疫苗接种可预防水痘病毒的感染。

有哪些治疗方法？

最常应用的两种非处方的退热剂包括：对乙酰氨基酚和布洛芬。对婴儿来说，可以使用滴剂；对儿童来说，可以选择液体。对乙酰氨基酚还有直肠栓剂。

对乙酰氨基酚适用于任何年龄，每次服用剂量要根据婴儿的体重来决定，10~15毫克／(千克·次)。一定要计算出合适的剂量，过量

---

*：现已广泛使用。

可引起中毒。很多非处方治疗咳嗽和感冒的药物中也含有对乙酰氨基酚。使用前，父母要阅读药物的标签，了解对乙酰氨基酚的含量。不要同时使用几种含有对乙酰氨基酚的药物。一般来说，非处方的治疗咳嗽和感冒的药物不适于6个月以下的婴儿服用。

布洛芬只适于6个月以上的婴儿，也要根据婴儿的体重计算药量，10毫克／(千克·次)。药物的剂量通常印在药盒上。如果有任何不清楚的问题，都应请教医生。

对高热来说，对乙酰氨基酚和布洛芬可联合应用，也可交替应用。如何将两种药物混合使用，应听取医生的意见。

儿童阿司匹林是适用于十几岁以上的病人，不能给婴儿服用。阿司匹林可导致儿童患上**瑞氏综合征**。只有在医生的指导监督下，才可使用阿司匹林。

发热的来源一经确定，就可开始进行药物治疗。细菌感染时，选用抗生素。针对细菌的类型可选用针对性强的特殊抗生素。病毒感染时，没有针对性的药物可以应用，只能使用解热镇痛剂，等待病情自愈。只有疱疹家族的病毒感染是个例外，比如单纯疱疹和水痘带状疱疹病毒感染，可选用有效的抗病毒药物。

可能发生的并发症有哪些？

发热主要的并发症是**热性惊厥**。当体温非常高或体温上升非常快时，容易发生(热性惊厥详见第20章)。

发热的并发症主要与病因有关。细菌感染可扩散到身体其他部位，引起相应的继发问题。这就是为什么要积极处理发热的原因。特别是小于4~6个月的婴儿，很容易出现感染的扩散。

哭闹不止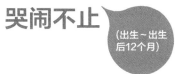
（出生～出生后12个月）

 婴儿体内到底出了什么问题？

哭闹不止指的是婴儿在不停地哭闹。无论将婴儿抱起还是放下，无论是抱着婴儿摇摆还是静止不动，无论是喂养还是吸吮安抚奶嘴，婴儿总是不停地哭闹。父母只有带着孩子去看急诊，否则别无办法。在去医院看医生之前，父母应该先注意以下几点：

哭闹不止的第一个原因是**细丝缠绕**。头发等细丝缠绕住手指或脚趾。有些男婴的阴茎也会被细丝缠绕。缠绕后几分钟，供应远端组织的血液循环即被中断。缺乏血液供应就会引起剧烈的疼痛。所以，要先检查哭闹不止的婴儿手指、脚趾，还应包括男婴的阴茎。

哭闹不止的第二个原因是**角膜擦伤**。覆盖眼球的外膜被擦伤可引起流泪和疼痛。即使父母发现婴儿角膜出现了擦伤，还是要带婴儿去看医生。提早证实这个问题，父母可明确婴儿哭闹的原因(参见第6章关于角膜擦伤的介绍)。

哭闹不止的第三个原因应该是发热。当体温超过38℃(100.5℉)，说明婴儿出现了真性发热。感染应该是发热的原因，也应该是引起哭闹的原因。

腹部疼痛应该也是哭闹不止的另一原因。婴儿出现呕吐、腹泻、便秘、反流或排气过多等症状都可引起腹痛，这些都已在第13章不同的节段中做了介绍。**肠绞痛**不同于常提及的腹痛，也可引起婴儿哭闹不止。有很多理论可以说明肠绞痛形成的原因。一般来说，婴儿一旦出现哭闹，很难轻易地平静下来。患有肠绞痛的婴儿，其哭闹常起始于傍晚，歇斯底里的哭闹可持续数小时。只有持续抱着婴儿、不停摇晃婴儿、不断安抚婴儿才能获得短暂的平静。即使这样，有些婴儿仍然不停地哭闹。

🩵 父母应该做什么?

　　父母先对引起婴儿哭闹的常见原因——细丝缠绕、发热和角膜擦伤等,进行初步排查。如果确定存在头发等细丝缠绕时,小心翼翼地去除头发。如果局部皮肤肿胀,不切开皮肤已经不能去除头发时,就要带婴儿到医院接受医生的治疗。

　　像上一章节介绍的那样,使用退热药物控制发热。如果婴儿还不满6周,或退热药物仍然不能控制发热的话,就应带婴儿到医院接受医生的检查和治疗。

　　即使父母确定婴儿出现了角膜擦伤,也应带婴儿去看医生。

　　根据不同原因,采用不同方法治疗腹痛。呕吐和腹泻可引起腹部绞痛。肠胀气可能是婴儿对食物敏感所致。如果婴儿对配方奶或母乳内所含的妈妈饮食中某些成分敏感,首先表现为肠胀气。婴儿在喂养或哭闹的时候,吞咽过多的气体,也可引起肠胀气现象。协助婴儿打嗝常可减少胃内积气;按摩腹部协助排便可以减少肠内积气。如果是食物引起的婴儿胃部不适,就应停止喂养这种食物。包括甘菊在内的口服滴剂也可以协助缓解肠胀气(所有关于胃肠的主题都已在第13章内做了介绍)。

　　现在有一些治疗肠绞痛的办法。使用高声震动性的噪声可以安抚肠绞痛的婴儿。发动汽车、打开吹风机、启用吸尘器或运转洗碗机,都可起到缓解肠绞痛的作用。这时,父母还要同时抱紧婴儿不停地摇晃才行。

🍼 何时应向医生请教?

　　如果父母不能断定婴儿哭闹不止的原因,应向医生请教,有时即使明确了原因,如细丝缠绕,但父母不能自行解决问题,婴儿也不能自行安静下来的话,就要带婴儿去看医生。

　　婴儿出现角膜擦伤时,一定要接受医生的检查。

如果发热引起婴儿哭闹不止，而且婴儿还不满6周的话，必须带婴儿去看医生。

持续呕吐和腹泻的婴儿出现腹痛和哭闹不止，同样应该去看医生。

如果还不能明确或发现引起哭闹不止的原因，可向医生请教。

应进行怎样的检查？其结果能说明什么问题？

根据哭闹不止的原因，选择相应的检测项目。对于细丝缠绕，不需要进行任何检查。

角膜擦伤可用含有荧光素的特殊滴眼剂证实。这是一种无痛技术，将滴眼剂滴到眼内可显示出受损角膜的确切部位。

如果婴儿出现发热，就需要接受包括脑脊髓液、血液和尿液在内的一系列的相关检测。

腹痛伴有严重呕吐或腹泻时，应该接受进一步的检查。首先进行腹部的物理检查。腹部X线检查可用于观察胃肠道的大体轮廓。如果怀疑婴儿患有阑尾炎，可采用超声波检查。只是婴儿极少患有阑尾炎。如果X线和超声波检查都不能明确诊断，可选用CT扫描。如果怀疑肠道感染，可进行大便的检查(相关内容都已在第13章并将在第22章内介绍)。

有哪些治疗方法？

根据哭闹不止的原因，采用相应的治疗方法。角膜擦伤后，需要使用抗生素眼膏，还要将受伤眼睛遮盖(参见第6章)。

如果发现细丝缠绕现象，必须尽快解决，可用小剪刀剪断。如果是头发缠绕，剪刀又很难将其剪断时，可使用脱毛剂溶解头发。

根据发热的原因，采用相应的治疗。抗生素用于治疗细菌感染引起的发热，但对大多数的病毒感染是无效的。如果出现高热，可使用对乙酰氨基酚和布洛芬等退热药物。具体使用原则参见本章关于发热的节段。

腹痛的治疗更要基于原因才能选定(引起腹痛的各种原因和相应的治疗在第13章已详述)。

可能发生的并发症有哪些?

婴儿哭闹不止所带来的最为令人担忧的并发问题,就是父母或看护者的烦躁情绪。父母和看护者出现情绪烦躁时,就会不断摇晃婴儿,希望他能快速安静下来。结果婴儿不仅没有安静下来,反而会因频繁和剧烈的摇晃,发生大脑内出血和脑神经损伤。其结果引起严重的神经受损,甚至死亡。父母遇到婴儿哭闹时,一定要稳定自己的情绪。如果父母情绪暂时不能稳定下来,就先将婴儿放在安全地带或交给其他人员暂管一下。待短暂休息和调整后,再继续护理婴儿。

脱水 (出生~出生
后12个月)

婴儿体内到底出了什么问题?

根据重量计算,人体内水分约占60%。人类主要通过饮水来保证体液充足,主要通过出汗、流泪、唾液、排尿和呕吐丢失体液。还有少量体液通过呼吸,以水蒸气的形式丢失。**脱水**的字面含义就是体液过少。

血液在人体内动静脉中流动。当体液水平正常时,人体内血流速度稳定,并且有足够的多余水分形成眼泪、唾液、尿液和粪便。脱水的病人体液减少,水分缺乏。这时,病人会出现哭时无泪、口腔干燥、砂纸样的舌面、尿色深黄。由于体液较正常时候减少,尿液浓缩,而且一天总尿量也会减少。严重者,出现心跳加速、血压变化。

导致婴儿出现脱水最常见的原因是**胃肠炎**(腹型感冒)和液体摄入过少。呕吐和腹泻引起的体液丢失是胃肠炎导致脱水的常见原因之一。由于胃、肠受到损伤，每次试图饮水都会引起呕吐或腹泻。所以，在呕吐、腹泻停止之前，体液不可能得到完全的补充。另外，呕吐导致脱水的原因还可能包括肠功能不良、食物过敏和严重的反流(参见第13章)。

导致脱水的另一常见原因是液体摄入过少。异常的解剖结构引起的喂养困难，例如，腭裂；口咽疼痛引起的吞咽困难，例如，真菌感染引起的鹅口疮，病毒感染引起的手足口病及细菌感染引起的链球菌性咽喉炎等。婴幼儿为了避免疼痛而拒绝饮水，最终出现脱水。有时候，配方粉与水混合的比例不当——配方粉中所加水量过少，也可引起婴儿出现脱水。所以，配方粉的配置应根据标签上的说明进行。再有，母乳喂养的妈妈本身处于脱水状态，所产的乳汁量极少，也可造成婴儿脱水。

通常将脱水分为轻、中、重3个程度。由于人体的大部分重量是体液，临床上根据体重的丢失量粗略估计脱水的程度。下表是粗略估计脱水程度的方法。

分类	体重丢失
轻度	3%~5%
中度	6%~10%
重度	>10%

详细估计脱水程度的方法是依据症状表现。轻度脱水时，婴儿的口唇干燥，但口腔内湿润。排尿次数与正常差别不大，哭时也可见到眼泪，前囟(见第5章)平软。中度脱水时，婴儿不仅嘴唇干燥，而且唾液也明显减少。排尿次数较正常时减少，24小时排尿可达3次以上，婴儿哭时还可见到眼泪，其前囟通常软，但略有下陷。重度脱水的婴儿看起来非常危重。嘴唇及口腔都非常干燥。哭时无泪，尿量极

少。24小时排尿只有1次，甚至无尿。眼窝凹陷、精神极弱。皮肤弹性极差，形成皱褶，如同小帐篷，也称为隆起征。婴儿的前囟也明显凹陷。

脱水的体征

脱水分为轻、中、重三度。下表帮助我们认识不同程度的特点。

	轻度	中度	重度
体重丢失的百分比	3%~5%	6%~10%	>10%
嘴唇	干燥	干燥	干燥
口腔内部	湿润	湿润，但唾液少	干燥
产生眼泪的能力	有	有	消失
前囟	平软	软，轻度下陷	凹陷
皮肤	弹性好	弹性好	隆起征
排尿次数	正常	减少，但可维持每24小时3次以上	每24小时少于3次

♥ 父母应该做什么？

尽早认识脱水非常重要。无论何时怀疑婴儿存在中至重度脱水，都应该立即与医生联系。如果婴儿不能耐受口服液体，就应实施静脉输液。

对轻度脱水来说，可采用口服补充液体的方式。很多超市和药店都可以买到补液的饮料。饮料所含的电解质可以补充因呕吐或腹泻造成的水分丢失。但要注意，饮料开封后24小时，其安全性就不再有保障了。再说，这类饮料味道极差。年长儿童也许能够耐受纯净的液体、稀释的果汁、纯粹的苏打水和米汤等含淀粉的液体(详见第13章)。婴儿多不能耐受这些液体，只能接受母乳或配方粉。这时，必须请教儿科医生。

补充液体的关键是均匀慢速。呕吐所致的轻度脱水的婴儿往往非常渴。如果一次饮用液体太多，会增加再次呕吐的机会。因此要给婴儿少量慢慢服用。有时为了调整饮用液体的速度，会将液体浸到毛巾内，再让婴儿吸吮毛巾。大于1岁的幼儿也可采用吸吮冰棍的方式。

患有严重水样腹泻的婴儿很容易丢失水分，即使口服补充的液体也可能很快排出肠道，特别是服用牛奶或奶制品更是如此。对婴儿来说，出现了进退两难的局面：一方面，配方粉和母乳对纠正脱水非常安全；另一方面，它们延长了腹泻的时间。所以，母乳喂养的妈妈应该避免食用奶制品，以减少母乳中可刺激肠道的蛋白质含量。

如果严重的口咽感染引起的疼痛导致了脱水，使用止痛剂可以协助增加口服入量。最常用的止痛剂是对乙酰氨基酚，即泰诺。大于6个月的婴儿可使用布洛芬，即美林。两者都是非常有效的止痛剂。其中布洛芬可能会刺激胃部，特别是胃部已受损的前提下，更会引起胃部不适。适当采用抗真菌药或抗生素治疗口腔感染也可减少口腔疼痛，顺利治疗续发的问题。

何时应向医生请教？

如果婴儿的精神状态极差，立即与医生联系。如果婴儿已不能被唤醒，立即呼叫120或999急救中心。

一旦怀疑婴儿存在中、重度脱水，都要立即与医生联系。这时你会发现婴儿口腔干燥、唾液极少、哭时无泪、尿量罕有。这些表现与严重的呕吐或腹泻有关，也可能与婴儿拒绝经口补液有关。

如果腹泻已持续数日，婴儿的精神状态仍然很好，吃喝充足，没有脱水表现，父母大可不必担忧。但是，如果腹泻持续超过两周，仍然需要请教医生。

应进行怎样的检查？其结果能说明什么问题？

首先，测定婴儿的体重。体重可以帮助我们确定脱水的程度，但是我们往往不知道病前近期的婴儿体重。所以，现在的体重只能作为基线，以了解从现在开始整个疾病期间脱水是否加重。

根据脱水的过程，也需进行其他的检查。如果怀疑胃肠感染，医生会建议检查大便，并做大便细菌培养。如果有指征表明感染已扩散入血，还要进行全血细胞计数和血培养的检查。对于严重呕吐或腹泻的婴儿，应进行电解质的监测，以了解疾病是否影响了血液的正常平衡。胸部X线检查可以确诊是否存在肺炎，因为肺炎患者也可出现呕吐。尿液分析和尿培养等尿液相关检查可以了解呕吐是否由泌尿系统感染所致(关于检查详见第22章)。

 ## 有哪些治疗方法？

治疗脱水的最好方法是补充液体纠正脱水，可采用不同的方式。根据婴儿的接受能力，少量多次口服补液是最好的方式。有时使用像**异丙嗪**这样的能经肛门的栓剂可以帮助控制呕吐。无论婴儿是否还存在呕吐，都应开始补液治疗。有时您会感到惊奇。难道每次5毫升(一茶匙)，每5~10分钟一次的少量喂养可以起到作用吗?的确，这样已足以控制事态的恶化了。

当婴儿不能耐受口服补液，并存在中或重度脱水时，就应开始**静脉补液**。首先放置静脉导管，这样液体才能直接进入静脉。静脉补液可以很快使婴儿见好。当婴儿已能经口摄入足够的液体，而且不再呕吐时，就可以停止静脉补液了。根据需求控制静脉输液的时间长短。对中度脱水的婴儿，可能需要几个小时的静脉补液；而对重度脱水的婴儿，可能就需要几天的静脉补液了。

如果婴儿患有感染，必须接受适当的治疗。最常选用的是抗生素。如果肠道不能很好地工作，特别是存在梗阻时，就需要外科介入，进行修复。

可能发生的并发症有哪些？

未经治疗的严重脱水会危及生命。血容量严重不足可导致休克；

脑血流减少或体内电解质紊乱可导致惊厥。对非常严重的病例来说，脱水可导致死亡。

睡眠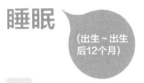

婴儿体内到底出了什么问题？

　　有许多技巧可以帮助婴儿进行整夜的睡眠，每个家庭可根据自己的情况选择自身合适的方法。本节不是在讨论睡眠的训练，而是解释婴儿体内的生物钟是如何工作的，根据父母的想法如何帮助不同年龄的婴儿建立良好的睡眠习惯。可是，每个人的睡眠习惯都存在很大的差异，有些婴儿的睡眠就是比其他婴儿长。在此，重点是理解影响婴儿睡眠的因素，只有这样才能保证婴儿获得最长的睡眠时间。这里叙述的是足月婴儿通常的睡眠方式。

　　虽然婴儿自身感觉不到，但他每天大部分时间都是在睡觉。新生儿每24小时的平均睡眠时间为16~18小时，但每隔2~3小时会醒来吃奶。这种方式会造成父母睡眠的缺乏，但却可以保证婴儿的充足睡眠。

　　有些新生儿是个大懒虫。一次睡眠可坚持2个多小时，然后醒来、吃奶，又继续睡眠。而有些只是个瞌睡虫，每次睡眠只能坚持15~20分钟，醒后即睁开双眼，到处乱转，有时哭闹是为了吃奶，有时就是为了引起大人的注意。睡眠之间清醒时间较长。这些婴儿已经获得了足够的睡眠，而我们很难预测到多长时间的睡眠对婴儿来说才算充足。

　　到了出生第3周，婴儿两餐之间的间隔时间就会长起来。起初为每2个小时喂养一次，逐渐变成每3~4小时吃一次奶了。这是因为他们的进食能力大大提高，每餐可以食入比较多的奶液。足够的奶液可以保证长时间的睡眠。2个月以下的婴儿，每天需要喂养7～12次，喂养次数在逐渐地减少，睡眠时间在增加。

喂养和睡眠息息相关。一次婴儿能够进食较多的奶液，就可与下次喂养间隔较长的时间。影响婴儿进食量的因素包括胃内容量、每次喂奶量或母乳产量、吸吮的积极性等等。所以，一旦婴儿一次能够进食较多的奶量，就可拉开与下次喂养间的时间，一次睡眠也就可以保持得长些。

睡眠持续时间是一件事情，睡眠规律性又是另外一件事情。当婴儿长到大约4～6周的时候，绝大多数婴儿在上半夜会有较长一段时间的睡眠。经常从晚上7~8点睡起，直到午夜时分。醒后，婴儿会疯狂地吃奶。有时，父母不得不让他中间停下来，适当休息一下。婴儿的生物钟与他在子宫内生活的规律有关。怀孕的妈妈会发现一整天劳累后，刚躺在床上，肚子里的胎儿就开始剧烈地运动。许多妈妈诉说，深夜时婴儿的踢腿和运动会达到最高点。所以，婴儿需要调整出生后的生物钟，使自身预置的生物钟提前。多数6周之内的婴儿从午夜时分开始进入最高潮的活动时期。

与睡眠规律结合起来，就可看出喂养的重要性和实用性了。奶瓶喂养的婴儿每次食物量基本相同，而母乳喂养的婴儿每次进食量会有一定的变化。大多数妈妈到分娩后1个月时，每日清晨产奶量最多，可持续到午后。然后，产奶量逐渐减少。夜间达到一天中最少的时刻。所以，父母就会发现婴儿半夜时分特别饥饿，每次喂养的间隔也会缩短。这就得出了喂养和睡眠息息相关的基本结论。

有些婴儿也不能坚持长时间的睡眠，但他们最终都能获得自身的充足睡眠。有些出生后1～2个月以上的婴儿，会像时钟一样，每睡2个小时后就醒来。

什么是"无精打采"

要谨慎使用这个词。父母经常用"无精打采"这个词形容那些缺乏活力的婴儿。其实，"无精打采"要比"缺乏活力"严重得多。"无精打采"指的是昏昏欲睡的婴儿很难真正清醒过来，而且全身松软如同布娃娃的样子。无精打采的婴儿没有吃喝的欲望，整天就想睡觉。即使采用弹脚底这样的刺激，也不会引起婴儿烦躁和不安。当父母向儿科医生叙述自己孩子的精神状况时，不要依赖"无精打采"这种词语，要仔细选择能表现婴儿状况的合适词语。

父母应该做什么？

婴儿出生后头2周内，父母不必试图改变婴儿的生活习惯，而是努力观察婴儿的喂养和睡眠的习惯和方式。所有新生儿每天要接受至少8次的喂养，有些可多达10~12次。

即使新生儿睡得十分安生，若一次持续超过4~5小时，也应把婴儿弄醒，进行喂养。当婴儿长到4~6周的时候，他就能耐受比较长的喂养间隔了。如果还不到满月的婴儿，一次睡眠持续超过了5小时，他就不可能在一天内的其他时段，把应该所需的喂养补上，长此以往，婴儿就会出现体重增长缓慢。有些婴儿必须被频繁叫醒，才能获得足够的喂养。一般，医生都会告诉父母间隔多长时间就应叫醒婴儿接受喂养。

无论父母将婴儿放在何处睡觉，比如，婴儿自己的小床、摇篮，或在大人床旁、床上，这是父母的选择，但同时一定要注意安全问题。应该让婴儿仰卧位睡眠。俯卧位睡眠可增加婴儿猝死综合征的发生率。如果婴儿喜欢侧卧睡，就用一楔状或卷成圆筒的毯子挡住婴儿的后背，并要低于婴儿的肩部。即使婴儿还不会翻身，也会扭动和蠕动，千万不要将物品置于口鼻周围。否则，也会增加婴儿猝死综合征的发生率。婴儿睡觉时，小床上不能存在软垫、松动的毯子、多余的枕头和填制的玩具。

 ### 何时应向医生请教？

如果父母发现婴儿太容易困倦影响了喂养，或每次睡眠经常超过4~5小时，就应该请教医生。如果父母发现婴儿喂养过于频繁，连续24小时间歇时间经常不足2小时，也要请教医生。如果父母想了解更多的关于睡眠安全或婴儿猝死综合征的问题，可请教医生。

 ### 应进行怎样的检查？其结果能说明什么问题？

如果婴儿太贪睡，不能保证喂养次数，父母就应频繁称量婴儿的体重。如果看起来还算健康的婴儿，但没有得到足够的能量满足自身的需要，就应改变喂养策略，而不需进行特别的监测。

非常偶然性地明显地增加了睡眠的时间，应是感染的一个体征。如果也得到医生的怀疑，就要对婴儿进行血尿监测。监测包括全血细胞计数、血培养、尿常规和尿培养以及对代谢性疾病进行检测。如果婴儿看起来病了，又存在喂养不良，就应接受腰穿的检查。

 ### 有哪些治疗方法？

睡眠方式会随婴儿的生长而变化。如果婴儿频繁醒来，说明婴儿处于饥饿状态，医生会强烈要求父母改变喂养程序。这样可以增加婴儿的睡眠。如果婴儿喂养和生长都好，只是过于兴奋不能很好睡觉的话，也没有药物或其他治疗的方法，唯一可以做的即是等待。现在有许多书籍可以提供很多的策略，帮助婴儿增加睡眠时间。

 ### 可能发生的并发症有哪些？

睡眠太多的唯一并发症就是体重增长缓慢。睡眠太少，夜间清醒时间太长，唯一的并发症就是造成父母情绪急躁，最终导致婴儿情绪急躁。

皮肤发青

（出生~出生后12个月）

婴儿体内到底出了什么问题？

红细胞是血液中能携带氧气的一种细胞，也是正常人粉红色皮肤的物质基础。当红细胞暴露于氧气中时，血液即变成红色。当氧气不足时，红细胞就变成蓝色。所以，如果血液中没有充分的氧气，婴儿皮肤就会变青，这就是发绀。有很多原因可以导致刚出生几周的婴儿出现**发绀**，有些是正常现象，有些则令人担忧。

有时，婴儿身体某些部位发青，却没有医学危险存在。实际上，刚出生时，所有婴儿的手脚都是发青的。手脚处于外周循环的部位，外周循环是动脉系统结束的标志，在此，血液将逆转通过静脉回流到心脏，再流到肺脏进行重新氧合。外周循环在维持人体正常功能方面起着重要的作用。当婴儿出现寒冷时，手脚的血管就会收缩，以至热量能够保存于身体内部。有时手脚发青可见明显有趣的界限，好似婴儿戴上手套及穿上袜子一样。口周也属于外周循环的部位，所以经常可以看到婴儿口周有些发青。正常保护机制引起的部分部位的皮肤发青通常没有理由令人担忧。

无论父母的肤色如何，大多数婴儿出生时皮肤都发白。皮肤的正常色素会于出生后几个小时，或者几天后沉积于皮肤上。对于刚出生的婴儿，通常很容易观察到皮肤颜色是苍白还是发青。但是，几个小时后，对于黑人婴儿，父母就很难观察孩子皮肤是否发青了。这时，最容易观察的部位应该是手掌和脚掌，以及口腔内的黏膜。请记住，手脚发青可能是正常现象，但牙龈及口腔内黏膜发青就一定是异常现象了。

如果婴儿全身发青，活动减少，拒绝吃奶，甚至没有哭闹，说明这种发青是异常现象。其主要的原因是心脏和肺部出现了问题。为了弄清为什么会出现这种现象，首先要了解血液在体内是如何流动的。

249

血液在身体内流动，氧气从红细胞中释放出来；血液就会由鲜红色变成蓝色。氧气作为器官(包括大脑)、肌肉和组织的燃料来源。血液流回到肺脏，进行氧合后，再流向全身，释放氧气。心脏作为驱动泵维持从全身到肺脏的循环。

人类心脏分成左右两侧：一侧将来自身体并已释放完氧气的蓝色血液泵入肺脏；另一侧将来自肺脏并已补充了氧气的红色血液泵到全身。如果心脏两侧间连接异常，比如，两侧连接的组织上存在一个小洞，蓝色和红色的血液就可能出现混合。当混合后的血液流经人体时，皮肤就会呈现蓝色。

肺脏在皮肤发青方面起着重要的作用。如果婴儿肺脏不能很好地工作，就不能向血液提供足够的氧。如果肺部出现感染、萎陷、结构异常，或者连接肺部的气管出现阻塞，或者婴儿停止呼吸，都会影响到肺脏的功能。这时，即使血液能够沿着正常途径流动，也没有足够的氧经肺脏流入全身。致使由心脏泵到全身的血液仍然为蓝色，同样可以导致皮肤发青。

还有许多致使皮肤发青的潜在因素。有些婴儿出现屏气时，几秒钟后皮肤就会发青。这种情况称为**呼吸屏气发作**。如果婴儿发生惊厥时，就不能有效呼吸，皮肤就会发青。如果婴儿误服了毒物，毒素可直接黏附于红细胞上使其变形，或间接减慢呼吸动作，都可引起婴儿的皮肤发青。

婴儿猝死综合征

SIDS是"婴儿猝死综合征"的英文缩写，指的是不满1岁的健康婴儿因不明原因出现的突然死亡。有时对婴儿进行尸体检查，也不能明确死亡的真正原因。这些病例中绝大多数都是来自父母的报告——他们发现睡眠中的婴儿不知何时已经死亡。其实，所谓的不明原因中有些是我们目前还不能弄清楚的原因，比如，窒息、传染病、虐待儿童等等。因此，婴儿猝死综合征就被分类为不明原因的死亡。

表面上看，婴儿猝死综合征主要发病于1岁之内的婴儿。大多数猝死者为6个月以下的婴儿，特别集中在2~4个月龄间。在美国，每年有3000~6000个婴儿死于婴儿猝死综合征。自从儿科医生推荐婴儿采用平卧的睡眠姿势后，此征的发生率有了明显的下降(注：过去绝大多数美国父母喜欢让婴儿采用俯卧的睡眠姿势)。据研究，有些危险因素可以增加婴儿猝死综合征的发生。与母亲相关的因素包括怀孕期间吸烟、没有很好地进行孕期保健、体重增长缓慢、贫血、吸毒或滥用药物、存在性传播疾病史等等。与婴儿相关的因素目前还不清楚。

♥ 父母应该做什么？

首先，确定婴儿是否存在呼吸。如果婴儿停止呼吸，就不会见到胸廓和腹部的运动，鼻翼也不会翕动，婴儿也会变得异常安静。停止呼吸后很短时间，也就是几秒钟，婴儿就会全身发青。如果婴儿没有呼吸，即刻开始心肺复苏，并同时呼叫120或999急救中心。

不到2个月的婴儿主要通过鼻子进行呼吸——嘴负责进食，鼻子负责呼吸。呼吸时，婴儿的腹部会上下运动。当婴儿鼻腔出现轻微肿胀时，就会发出非常嘈杂的呼吸音。

当外周循环的血管收缩时，特别是当口周发青时，很难确定婴儿是否存在缺氧。如果婴儿嘴唇发青，核对身体内氧气水平的最好办法是打开口腔。如果牙龈为粉红色，通常提示身体内有大量的氧，否则，就应立即呼叫120或999急救中心。

🏥 何时应向医生请教？

如果父母认为婴儿皮肤颜色不正常，就应呼叫120或999急救中心。如果发现婴儿停止了呼吸，立即呼叫120或999急救中心，并开始实施心肺复苏。无论何时怀疑婴儿出现异常都要立即寻求帮助。

应进行怎样的检查?其结果能说明什么问题?

当发青的婴儿送到医院后,医务人员首先做的是核查血液中氧气的水平。测定装置称为脉搏血氧饱和度仪。这是一种通过红外线测定血流中氧气水平的装置。此装置还可同时测量婴儿脉搏的次数。测量结果有助于确定人体是否正在努力工作,以求获得更多的氧气。测定装置是通过胶带粘于婴儿手指上进行测定的。

直接检测血液可以获得身体内精确的血氧水平。取血检测确实可以比脉搏血氧饱和度仪获得更精确的结果,但需要一定时间才能拿到报告,所以首先使用脉搏血氧饱和度仪进行测定(关于脉搏血氧饱和度仪和血氧水平的测定详见第22章)。

如果婴儿血氧水平低,就要给婴儿提供额外的氧气。提供氧气的方法很多。可将面罩扣于婴儿口鼻上;还可将细的鼻导管置于鼻孔下,供给额外的氧气。对于较严重的病例,可采用称为气管插管的呼吸管,从口腔,经声带直接插入肺内。接口连着管道会与控制呼吸的呼吸机相连。这样氧气可以直接被泵入到肺内。呼吸机就将替代肺部执行正常呼吸的工作。婴儿接受额外氧气供应期间,会接受反复的血中氧气水平的测定,以观察血氧水平是否能不断上升,是否可以继续维持同样浓度的氧气,并可详细地分析引起问题的原因。

根据皮肤发青的原因,选择相应的检测项目。如果问题来自于心脏,就需对心脏的大小、形态和功能进行检测;如果问题来自于气管或肺脏,就要进行X线检查,确定肺部的形态是否正常,气道是否被异物阻塞、是否存在感染等等。血液检查可以帮助确定感染的类型(相关的血液检查包括全血细胞计数、血液培养等等参见第22章)。

 有哪些治疗方法?

当氧气水平低时,婴儿必须直接接受氧气的治疗。有时需要通过面罩或鼻导管提供，有时则需要通过气管插管由机器泵入氧气才行。

　　根据低氧和皮肤发青的原因，采用相应的治疗。如果肺部出现感染，形成肺炎，就需使用抗生素治疗。对于4～6周以上的婴儿，可采用口服的方式；而对于4～6周以下的婴儿，特别是新生儿，只有接受静脉内直接注射的方式。为了确定感染的精确原因，必须进行全血细胞计数和血培养的检查。当婴儿第一次患有肺炎时，应开始使用非常强有力的广谱抗生素。一旦确定了感染的细菌种类，就可选择更为有效的抗生素了。细菌引起的肺部感染可以使用抗生素治疗，而病毒引起的肺部感染就很少可以通过有效的药物治疗了，因为传统的抗生素只能杀灭细菌，不能杀灭病毒。所以，当病毒成为肺部感染的原因时，治疗的办法通常包括氧气的提供和密切观察。一段时间后，病毒一定会自行消失。

　　还有其他原因引起肺功能不良需要接受特殊的治疗。必须重新复张萎陷的肺脏。有很多治疗办法可以治疗由于解剖的变异引起的肺功能不良，其中最常用的是手术疗法。如果进入肺脏的气道被阻塞，要根据阻塞的原因采用适当的治疗。有时是异物，比如玩具或食物颗粒进入了气道，就需要由专科医生进行异物清除。有时感染或过敏引起了气道肿胀，就需要接受药物治疗(详细内容参见第10章和第11章)。

　　如果心脏不能很好地将血泵到全身而引起的皮肤发青，需要请心脏病专家进行诊治。除了通过面罩、鼻导管或呼吸管提供氧气外，有些药物也可改变流经心脏的血流方向，从而解决问题。有时，还需要接受外科手术治疗。

可能发生的并发症有哪些？

　　低氧造成的最严重的并发症是重要生命器官进入严重缺氧状态。大脑是控制许多器官功能的统筹器官。如果大脑出现缺氧，就不能执行正常的工作，人体最基础的，包括呼吸在内的生命功能就受到了破坏。这

就是为什么人体会提供大量的血液进入大脑的原因。大脑接受的血液，
也就是氧气，要比身体内其他器官都多。所以，即使血氧水平较低时，
大脑内的氧气水平通常还是较高的。对于许多严重的病例来说，低氧可
导致器官衰竭，甚至死亡。

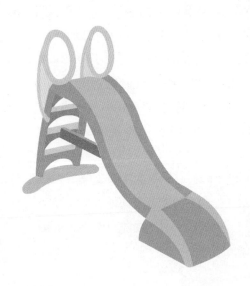

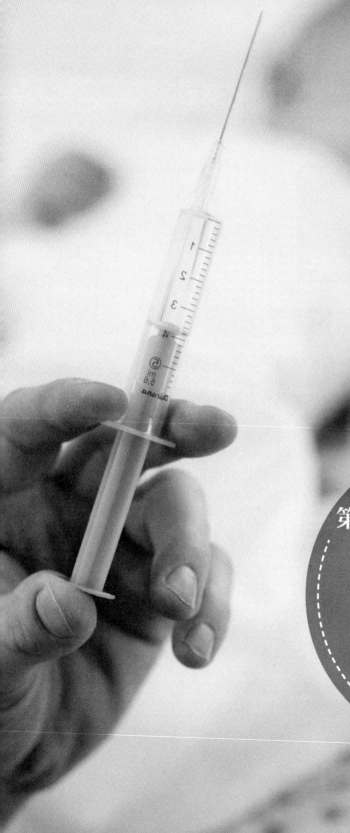

第 **3** 部分

常见检查
和疫苗
接种

第22章

化验和X线检查

　　常见的婴幼儿化验项目包括胆红素测定、血培养、血气分析、全血细胞计数、电解质测定、血糖检测、超声波检查、尿常规、尿培养等内容。通常测定体内胆红素的水平，要从静脉取血，获得检测的血样。血培养与其他血液检查不同，事前需认真清洁婴儿皮肤，如此抽取的血样才能避免被皮肤上正常寄存的细菌污染。……不同化验项目的内容及目的不尽相同，此时，家长唯一能做的就是帮助医生稳定自己的孩子，让其能很好地配合检查。

　　X线是射线的一种形式。它可穿透人体组织，而拍摄出人体内部结构的照片。根据人体内不同组织和器官的密度，X线可以完全穿透、部分穿透和根本不穿透。当婴儿接受X线检查时，父母可以陪伴在身旁，但必须穿上铅衣，以防止不必要的射线照射。

胆红素的测定

正如"黄染（黄疸）"一节中介绍的那样，大约一半的婴儿在出生后头1个星期内会出现皮肤发黄的现象。皮肤发黄是由于体内胆红素水平增高所致。当血液中胆红素水平增高时，皮肤就可被染成黄色。这种现象称为**黄疸**。

胆红素是一种机体产生的黄色正常代谢产物。如果体内红细胞破坏速度增快或肝脏、胆道功能不良，都可引起人体内胆红素水平的增高。

为了测定体内胆红素的水平，通常需要从静脉取血，获得检测的血样。先用酒精或其他消毒剂清洗穿刺部位，再于穿刺点上方用止血带结扎婴儿相应的肢体。结扎肢体产生的压力会限制静脉血回流，引起静脉充盈。取血针刺入静脉后，就可将获取的血样收集于针管或做实验用的试管内。血液收集完毕，就可松解止血带，拔除穿刺针，用纱布或绷带压迫穿刺点，达到止血的效果。

很多时候，可以通过足跟穿刺的方法，从皮肤破口处收集所需的血液标本。穿刺前，先用酒精或其他消毒剂清洗穿刺点，然后在足跟处刺出很小的皮肤破口。血液会缓慢地从破口处流出。适当挤压足跟可以加速血液标本的收集，但有时会造成足跟小小的擦伤。无论采用静脉取血还是足跟取血，所取出的血液标本都要尽快送到实验室接受检测。

将胆红素测定值与新生儿出生的时间相结合，才能确定治疗的方法。光线疗法(简称光疗)可以治疗黄疸，具体何时应该开始使用光疗，可参见下表。

婴儿的年龄	考虑光线疗法的指征 （胆红素水平）	开始光线疗法的指征 （胆红素水平）
出生后<24小时	可肉眼看出的黄疸*	
出生25~48小时	≥12毫克／分升	≥15毫克／分升
出生49~72小时	≥15毫克／分升	≥18毫克／分升
出生后>72小时	≥17毫克／分升	≥20毫克／分升

*出生后24小时内，根本不需借鉴胆红素的水平，只要见到黄疸就属于不正常现象。

当胆红素水平增高到考虑使用光疗或已开始使用光疗时，每隔24~48小时就应复查一次胆红素水平。复查胆红素的目的不仅在于观察胆红素水平是否正在降低，而且决定停止光疗的时机。每次复查胆红素都要重新取血，并送到化验室进行检测。

血培养

血培养是为了证实血液是否受到感染，以及感染的细菌类别。与其他血液检查不同，只有认真清洁皮肤后，抽取的血样才能避免被皮肤上正常寄存的细菌污染。首先，选择取血的肢体，用止血带从取血点的上部扎紧肢体。止血带的压力可阻断静脉血流，形成静脉充血。当针头插入静脉时，就可用针管或试管收集血液标本。取血完成，去除止血带后，才能拔出针头，并用纱布或绷带压迫并覆盖穿刺点。

血液标本被放置于不同的培养环境中，有些环境中有氧气，有些却没有；还要将标本保存于温热的环境中48~72小时，甚至会更长些。通过细菌和其他致病菌在培养环境中的生长形式和外观特征，进行鉴别。细菌、病毒或酵母菌都可以进行培养。将抗生素种植于细菌菌落上，可以确定病菌敏感的抗生素种类。

有时，血培养需进行一次以上。这是因为多次血液培养可以比较精确地确定感染原因。多次血液培养应在不同时间进行，也就意味着每次血液培养都需要使用不同针头进行重新穿刺获得血液样本。

由于取血进行血液培养时，需要非常特别的取血操作，其目的是能够获得没有受到污染的血样。如果想同时获得其他不需严格无菌的血样，倒是可以一同抽取。比如，为了同时获得进行全血细胞计数检测的血样，可以通过一次穿刺获得血液样本。但是必须先获取血培养的血样后，剩余样本才能进行全血细胞计数的检测。血液样本获取的顺序绝不能相反。如果不久前在某一部位上刚取过一般的血液标本，再需要获取血培养标本时，必须重新消毒穿刺部位的皮肤，才能再次抽取血液样本。

血气分析

血气分析可测定血液中氧和二氧化碳的含量，以及血液酸碱的程度。

血气分析经常通过动脉血样进行测定。因为动脉位置较深，不像静脉可通过皮肤看出其轮廓和走形，所以穿刺动脉是比较困难的一项操作。新生儿的脐带含有两根动脉和一根静脉。当脐带被剪断时，就可容易看清动脉和静脉的残端。如果需要进行血气分析，就能直接从脐血管中抽取血液。

正常血氧水平应大于85毫米汞柱(1毫米汞柱=0.133千帕)；如果吸入额外提供的氧气后，血氧水平会更高。当心肺出现故障时，如果血氧水平降低一点，身体内还可维持正常的氧合水平；如果血氧水平低于55~60毫米汞柱，就需要通过鼻导管、氧帐或气管插管提供额外的氧气，身体才能维持正常的氧合水平。当血氧水平太低时，心肺会越来越努力工作，试图获得更多的氧气。

如果首次血气分析结果异常或使用额外氧气供给后，就应进行血气分析的测定。

有时，利用脉搏血氧饱和度代替血气分析。由于脉搏血氧饱和度只能测定结合氧气的红细胞比例，所以提供了非常有限的信息，可参见本章关于脉搏血氧饱和度的相关章节。

全血细胞计数

全血细胞计数是检测血液中基本细胞成分的一种方法，可检测出携氧能力的**红细胞**数量——用红细胞压积(血细胞比容)表示，抵御感染的**白细胞**数量和协助血液凝固的**血小板**数量等。全血细胞计数是一项非常全面的筛查实验，可提示很多种疾病情况，比如，贫血、感染、出血问题和血癌等。

全血细胞计数必须通过采集动脉或静脉血液获得，不能通过足跟穿刺取血获取。穿刺部位必须先经过酒精或其他消毒剂清洁，然后用止血带扎紧穿刺点上部。待压力限制局部静脉血流，迫使静脉充盈时，针刺静脉，并用针管或试管获取所需血样。取血完成后，先松解止血带，再拔出针头，并用纱布或绷带压迫覆盖穿刺点。

尽快将获取血样送往实验室，否则化验结果会出现偏差或血样出现凝固。如果血样凝固，就只能再次抽取血样。对于婴儿，只需少许血样，所以不太容易出现凝固的现象。

红细胞压积可测定全血中红细胞所占的比例，换句话说，就是测定血液循环中大致有多少个红细胞。另一种关于红细胞的测定是血红蛋白。红细胞压积与血红蛋白呈倍数关系，都可反映循环中的血液含量。简单讲，红细胞压积是非常有意义的指标。

贫血是由于低红细胞压积所致。红细胞压积的正常值与年龄有关。一般来说，足月新生儿的红细胞压积最高，出生后8周，红细胞数量急剧下降，红细胞压积也非常低。出生后4~6个月，婴儿的红细胞压积就接近成人水平了。正常红细胞压积与年龄的关系见下表：

年龄	红细胞压积/%
出生时	45~65
出生后2个月	27~33
出生后6个月	33~42

白细胞是人体免疫系统的组成部分，当身体出现感染或炎症时，白细胞通常会增高。有时应激也可使白细胞增高，比如，婴儿刚刚出生的时候。也有一些时候白细胞数量比平时要低，这主要见于病毒感染、使用一些药物后、骨髓出现问题、癌症或免疫系统疾病时。正常白细胞的数量是每毫升血液含5000~11000个白细胞。

白细胞由几类不同的细胞组成，每种细胞都有各自的用途。白细胞的分类如下：

中性白细胞，也称为多形核白细胞。当细菌感染时，其数量会增多。另外，还有一些其他因素可致中性白细胞增高。

杆状核细胞是白细胞不成熟阶段的表现。当明显增高时，说明机体存在细菌感染。

淋巴细胞是机体抵御病毒感染的细胞形式。所以病毒感染期间，淋巴细胞的数量会明显增高。

不同类型的感染都可导致**单核细胞**增高。

当机体出现炎症或过敏时，**嗜酸粒细胞**可以增高。

有些特殊疾病可导致**嗜碱粒细胞**增高。

血小板起到凝固血液的作用。正常血小板的范围是每毫升血液中含有150000~450000个血小板。当数目降低时，皮肤会出现瘀斑、鼻出血、大便带血或内脏出血。当数目增高时，可出现高凝血状态。

除了红细胞压积、白细胞和血小板计数外，血液中的一些其他特性也可通过全血细胞计数获得。

计算机X线体层扫描

计算机X线体层扫描也称为**CT扫描**，是通过可旋转的机器进行摄像的检查方法。旋转器可围绕婴儿旋转，以至X线能从不同角度摄像，并通过计算机的整合，形成人体横断面图像。所以，CT成像显示的是人体横断面的结构图形。本检测采用的仍然是X线的基本技术，但显示的是不同角度和方位的图像。

CT扫描可用于显示身体某一部位的图像。特别是当儿童坠下或碰着头后，CT可以显示整个大脑的图像。当然，怀疑内脏器官出现疾病时，CT也可显示胃肠器官的状况，如阑尾、肝脏、脾脏等。任何年龄的婴儿都可接受CT扫描的检查。

与长筒状的核磁共振扫描器不同，CT扫描器如同巨大的"多纳圈"。病人躺在窄床上，接受机器逐层的扫描。由于扫描器没有形成一个密闭的空间，所以不会引起病人出现恐惧感。扫描器只能对进入扫描区的身体部位进行扫描。

老式扫描器需要很长时间才能完成X线扫描，而新型扫描器只需几秒即可完成扫描。扫描速度对婴儿和幼儿来说非常重要，过去接受CT扫描前必须服镇静剂，而现今只要婴儿能静卧或吸吮奶瓶坚持30~120秒即可完成整个图像拍摄。

有时，进行CT扫描前需要为婴儿建立静脉通路。如果需要的话，扫描前将一种称为对比剂的液体通过静脉推入体内，可以清晰显示某一部位的内部结构。有些婴儿也可在CT扫描前口服对比剂。有时，应用对比剂后即可接受CT扫描；有时则需使用后2~4小时才可接受CT扫描。专门从事放射影像的放射科医生会决定是否需要应用对比剂，应用什么类型的对比剂，以及应用后多长时间才能进行CT扫描。

有些婴儿会对对比剂出现过敏反应，轻为荨麻疹，重则呼吸衰竭或过敏性休克。对于本身对碘或贝壳过敏的儿童接受对比剂时，会增加对比剂过敏的危险性。

身体的任何部位都可进行CT扫描成像的检查。此操作没有疼痛，但可接受少量放射线。如果按正常人每天日常生活所接触到的放射线量来计算，一次X线的胸片检查所接触到的放射线量相当于一个人在地球上行走两天半时间内所能接触到的放射线总量。由于一次CT扫描可进行多次X线摄像，根据所检查部位不同，一次CT扫描相当于正常人240~1200天日常生活中所接触到的放射线总量。乘飞机飞行也可使乘客暴露于高水平放射线辐射中。从洛杉矶往返纽约5趟就可接触到相当于一次胸片的射线总量。

库姆斯试验

库姆斯试验可测定红细胞表面的抗体。当妈妈的血型与胎儿血型不同时，或妈妈的血型与胎儿间存在微小差别时，妈妈体内就可能形成这种抗体。当妈妈体内的抗体在怀孕期间或分娩时进入胎儿血液，而且妈妈和胎儿的血型又是完全相反的形式时，来自于母体的抗体就会附着于胎儿红细胞上，引起红细胞破溃死亡。其结果可造成婴儿出生后很快就出现贫血和黄疸。

婴儿出生时即可采取脐带血进行库姆斯试验的检测。由于分娩过程中就可获得血液样本，因此不需通过足跟或静脉穿刺获取血液。如果新生儿出生后，医生才打算进行库姆斯试验，就只能通过静脉取血获取血样了。

库姆斯试验正常的结果用阴性表示，这意味着妈妈没有产生对抗婴儿红细胞的抗体或没有产生引起反应的足够抗体。库姆斯试验异常的结果用阳性表示，说明妈妈产生了足够的抗体。显微镜下可见到这种轻微反应，表明妈妈产生了一些对抗婴儿红细胞的抗体。

如果妈妈的血型提示有可能产生抗体的话，很多医院都会自动进行库姆斯试验。如果妈妈的血型为O-阴性、O-阳性、B-阴性或AB-阴性，就应该对婴儿进行库姆斯试验的检测。如果可能的话，对任何血型的妈妈所生的婴儿都要进行库姆斯试验测定。

电解质测定

电解质就是血液中的盐分，也是组织内的矿物质。这些电解质可维持机体内的总体平衡，通过调节体内酸碱和水分的平衡，可协助体内废物的排出。所能测定的电解质包括：钠、钾、氯和碳酸盐等。机体内的水平衡受到钠水平的影响，而机体内酸碱状态却受到碳酸盐的影响。

通过动脉或静脉取血可以测定电解质，而通过足跟取血不能进行此项测定。穿刺点先用酒精或其他消毒剂清洗后，用止血带扎紧穿刺点的上方。止血带的压力可约束静脉中的血流，迫使静脉充盈。当针刺入静脉后，就可利用针管或试管收集血样了。取血完毕后，先放开止血带，再拔出穿刺针，并用纱布或绷带加压覆盖。

取血后，尽快将血样送到化验室，否则测定结果可能会出现偏差。有时，血样通过细小的针管流出，破坏了血球细胞，造成测定结果偏差。血球细胞遭到破坏主要影响血钾测定值的真实性。如果出现这种情况，必须重新取血再次测定。

当人体出现心肾等大器官功能异常或体液平衡出现问题时，都会经常检测血中电解质的水平。脱水的婴儿也要进行电解质水平的检测。电解质可通过我们的饮食进行补充，通过体内的激素进行调整。如果人体内电解质水平太低，也可通过家中口服或医院内静脉输液进行补充。

血糖检测

葡萄糖是食糖中的一种，是人体主要的能量来源。葡萄糖在人体血液中循环往复，饮食后血中水平会有所升高，然后就会逐渐降低直至下次进餐时。**低血糖症**意味着血液中葡萄糖处于低水平状态；**高血糖症**意味血液中葡萄糖处于高水平状态。

为了测定血液葡萄糖水平，可通过动脉或静脉取血，也可通过足跟、指尖针刺取血，进行测定。如果想从静脉获取血液样本，首先用酒精或其他消毒剂清洁穿刺点，然后用止血带扎紧穿刺点上部。待压力限制局部静脉血流，迫使静脉充盈时，针刺静脉即可用针管或试管获取所需血样。取血完毕后，先移去止血带，再拔出针头，并用纱布或绷带压迫覆盖穿刺点，以防继续出血。

使用针刺足跟或指尖取血时，先用酒精或其他消毒剂消毒穿刺点，再用小针刺破皮肤。皮肤破口处可见血液慢慢流出。适当挤压皮肤破口处，可加速血液标本的收集过程。无论是通过静脉取血，还是通过足跟或指尖取血，所获得的血样都应尽快送到化验室或使用血糖测定仪进行检测。

血糖的正常范围在60~120毫克／分升(毫克／分升×0.0555为mmol／L血糖)。对于新生儿来说，正常血糖值可能会低些，足月新生儿可低到40毫克／分升。对于较大的婴儿、儿童和成人来说，如果血糖水平低于60毫克／分升，就可诊断为低血糖症了。严重低血糖症的诊断标准是血糖水平低于40毫克／分升；对新生儿的标准是血糖水平低于30毫克／分升。如果不是进食后即刻就测定血糖的话，血糖水平高于120毫克／分升就可诊断为高血糖症。新生儿很少出现高血糖症；如果发现，可能是进食后很快测定血糖造成的假象。如果发现新生儿高血糖症，应进行认真的复查，不要轻易下结论。

严重或快速进展的低血糖症或高血糖症都有生命危险。新生儿出现低血糖症可能与下列因素有关：母亲患妊娠糖尿病；婴儿存在喂养困难等。体内蔓延的感染可引起婴儿出现低血糖症或高血糖症。血糖水平过低或过高能导致机体器官损伤，可引起大脑损伤、惊厥、昏迷，甚至死亡。

核磁共振成像

核磁共振成像(MRI)是利用磁和无线电波代替X线进行人体内结构成像的一种检查方法。其图像不仅与CT扫描相似，可显示人体的横截面图像，而且显示的图像信息更加清晰，更加详细。

虽然机器的物理性能非常复杂，但与CT扫描、X线检查和其他技术相比，却是一种相当安全、有效的图像检查法。此项操作过程中不产生任何射线。

可是，核磁共振成像检查会使许多人产生幽闭恐惧。核磁共振的机器实际上就是一个被强磁场包绕的细长管道。人需要静静地躺在里面，等待一系列的成像。整个成像过程需要一个小时甚至更长的时间。由于机器本身的结构形态，以及需要花费较长的时间进行成像操作，扫描期间病人通常需要镇静。特别是婴儿和幼儿，进行此项检查需要花费更长的时间。现在新型的开放式扫描可能会减轻病人的幽闭恐惧。

与CT扫描相同，核磁共振成像检查过程中也需要通过静脉注射一些造影剂以增强图像的质量。造影剂有助于显现体内特殊结构形态。放射科医生会决定整个扫描过程中是否需要使用造影剂。核磁共振期间使用的造影剂与CT扫描期间使用的不同，可能出现过敏反应的危险性较低。

脉搏血氧饱和度

脉搏血氧饱和度仪用来监测红细胞内血红蛋白被氧合的百分比。简而言之，就是通过快速、无痛的方法告诉医生婴儿体内是否含有足够的氧气。

监测探头可置于病人的手指或耳垂上，有时也可置于小婴儿的足跟上。长长的电线将探头与小型计算机相连，就可显示出血红蛋白被氧合的百分比，以及心率和可听的脉搏波动的信号。当血氧水平或脉搏次数出现大幅度变化时，机器就会发出报警铃声。

此设备是通过红光照射到测试者的皮肤上，同时测定光线被吸收的百分比。只有测定部位有血流通过时，才能进行有效的测定。脉搏血氧饱和度不能测定出血氧的精确水平。还有，如果某些疾病或血液中存有某些毒素，也可降低脉搏血氧饱和度测定的精确水平。

测定值显示为100%，意味着红细胞内100%的血红蛋白都被氧合了，血液携带了足够的氧气。测定值小于100%，说明血液中没有携带足够的氧气。一名清醒儿童的正常血氧饱和度应该是95%~100%，睡眠时可能会低些。一般认为，清醒时血氧饱和度小于95%就说明身体处于低氧合状态。

脑脊液穿刺检查

脑脊液穿刺，也简称为腰穿，是一种检测大脑和脊髓周围液体的一种方法。医学上将这些液体称为脑脊液。如果医生怀疑婴儿大脑内或大脑周围出现感染时，就应进行此项检查。正如第21章中形容的那样，如果婴儿出现高热，但没有发现其他症状，为了确定发热的原因是否为脑膜炎时，应该进行脑脊液检查。

先将婴儿保持侧卧位；下肢蜷曲，膝盖顶在腹部；下颌尽可能地贴向胸部，维持成出生前胎儿的姿势。助手负责维持这种姿势，以利于操作者进行操作。操作者用抗菌剂消毒穿刺部位的皮肤，然后用无菌巾遮盖腰部的脊柱部位。有时可先注射一点局部麻醉药。一个特制的针头从两块脊柱骨间进入。待脑脊液采集完毕后，拔出针头，用纱布或绷带加压穿刺部位。

正常脑脊液是清亮、微黄色。浑浊的液体提示存在感染。如果操作过程中，穿刺针刺破了局部的静脉，所收集的液体会呈现血性。如果脑脊液本身就含有血液，液体的外观也会呈现血性。

脑脊液收集后，就要进行一些项目的检测。检测其中红细胞和白细胞的数量，可以作为评判感染的指标。正常脑脊液中不含红细胞，只有极少量的白细胞。另外，还可检测脑脊液中蛋白质和葡萄糖的含量。这些本是脑脊液中的正常成分，如果出现疾病时，可比正常状态下的测定值增高或降低。脑脊液也可通过培养技术，与血、尿一样，进行细菌培养。在一些医疗中心，可通过聚合酶链反应的方法检测脑脊液中是否含有病毒或其他病原菌。

正常脑脊液中所含成分，如下表：

红细胞	0个／每高倍显微镜视野
白细胞	0~5个／每高倍显微镜视野
葡萄糖	40~80毫克／分升*
蛋白质	<45毫克／分升**

*葡萄糖毫克／分升×0.0555为葡萄糖毫摩尔／升(mmol／L)
**蛋白质毫克／分升×10为蛋白质毫克／升

超声波检查

超声波检查是利用一种能发出高频声波的机器观察人体内结构的检查方法。这种检查不会产生射线。父母应非常熟悉这种检查方法，因为妈妈怀孕期间就是通过这种检查来了解肚子里胎儿的发育情况的。

检测时，病人应当平躺。医生会在需要检查部位的皮肤上涂抹一些电极膏，这种电极膏能够传导机器发出的声波。医生同样会根据检查的目的选择大小不同的检查探头。探头大至高尔夫球，小至画笔刷。将探头放在电极膏上，轻轻移动或转动就可在屏幕上观察到身体内相应的结构照片。此项操作无痛，只是电极膏可使局部皮肤有些发凉而已。

有些超声波机器可进行多普勒的检查。多普勒可探测血流，确定局部区域血流的多少和血流的方向。

超声波也可进入人体内进行检查。这时，探头可插入到口腔、阴道或直肠内检查人体的特殊部位。一般儿童很少接受体内超声波的检查。操作前，专门进行影像学检查的放射科医生会向父母介绍准备实施超声波检查的相关情况。

尿常规

尿常规是检测尿的一种方法。正常情况下，体内废物通过小便和大便排出体外。当体内产生的废物还属于正常时，尿中就可能包含了一些异常的成分。尿常规有助于证实这些异常的成分(尿道和异常尿的产生原因详见第15章)。

尿液可以通过两种方式收集。最简单的非创伤的方法就是将收集袋粘贴包绕阴道或阴茎。粘贴前，先清洗局部，待婴儿排尿时就可以收集到尿液了。还有一种方法，就是用一根细小的塑料导管通过尿道插到膀胱内。同样，操作前应该清洗局部，然后进行尿液收集。虽然粘贴尿袋收集尿液没有创伤和痛苦，但有时需要等待很长时间才可能收集到尿液，容易出现尿液的污染。尿管的插入可能会造成一定的创伤，但收集尿液快，而且又能保证不受到污染，因此测定结果才能更为精确。

尿常规是对尿中所含的物质进行测定的方法。通过pH值显示尿液的酸碱度，正常范围应该在4.5~8.0之间。还可进行尿比重的测定，反映尿液被浓缩和稀释的情况，正常范围是1.005~1.025。另外，还要对尿液中白细胞、红细胞、葡萄糖和其他物质，如蛋白质、胆汁和酮体进行测定。任何一种物质被检测出来，都说明人体存在代谢疾病，或肾脏疾病、感染、其他问题等等。正常尿常规中不应检测出任何一种这样的物质。

尿培养

尿培养就是为了寻找引起尿路感染的细菌种类。正常情况下，尿是无菌的，也就是尿中没有细菌生长。尿路感染的原因已于第15章中进行了介绍。

尿能通过两种方式收集。最简单的方法是将收集袋粘贴包绕阴道或阴茎上。在粘贴收集袋之前，必须先用消毒液清洗婴儿的外阴区。这样当婴儿排尿时，就可收集到尿液标本。不过，即使做了清洁，正常皮肤上的细菌还是会很容易污染尿袋中的尿样标本。所以，尿袋收集的标本比较适于进行尿常规检查，不适于进行尿液培养。

比较准确，但具有创伤的收集尿液的方法是通过导管进行尿液收集。有时，可将一根细长的塑料导管从外阴插入，经过尿道，直到膀胱。这是一种相对无菌的收集尿液的方法。这种收集尿液的方法不太容易受到皮肤上正常细菌的污染。

尿培养经常只需要几滴尿液。如果需要同时进行尿常规和尿培养检测，在获取标本后，立即放一些到无菌瓶内，进行培养；将剩余部分放入非无菌瓶内，进行尿常规检测。请记住，没有受到污染的尿才可进行培养检查，整个尿液收集过程必须是无菌的。所以，非无菌操作所收集的尿液，比如收集前没有进行事先消毒清洗，或收集袋不是无菌的，都不可进行尿液培养。

为培养所收集的尿液可放到培养皿上，然后放入保温箱内。24~48小时后，如果尿中存有细菌，就可见到培养皿中有细菌生长。将各种抗生素加到培养皿内，可以确定哪种药物能更有效地清除感染。

尿常规是提示感染的早期指标。如果尿常规显示出感染的征象，如发现白细胞，就只有依靠尿培养促使细菌生长，以确定诊断。

X线检查

　　X线是射线的一种形式。X线机器可以聚焦于婴儿身体的某一部位，进行照相。X线可穿透人体组织，而拍摄出人体内部结构的照片。根据人体内不同组织和器官的密度，X线可以完全穿透、部分穿透和根本不穿透。根据这个原理，形成了特殊的照片。致密的组织，如骨骼，在X线下呈现白色；而空气则呈现黑色。

　　只有技术员和放射科医生可以操作X线机器。真实的图片在1~2秒内即可形成，但是病人必须保持不动的姿势才能获得清晰的照片。当婴儿接受X线检查时，父母可以陪伴在身旁，但必须穿上铅衣，以防止不必要的射线照射。

　　有时病人会吞服一种称为对照剂的液体，对照剂在X线下呈现白色。其目的是能显示出某些人体结构的轮廓。

　　正如上面提到的那样，X线可显示出人体的部分结构。这是一种无痛操作，但放射性辐照有一点危险。一次X线检查只具有极少量的射线。实际上，我们每天都暴露于射线之中。仅仅一次胸部X线检查所接触的射线相当于日常2天半所接触的射线。一次CT扫描可拍摄多幅图片，所接触的射线相当于日常生活240~1200天所接触的射线。飞机飞行中也将乘客暴露于高于正常的射线环境中。从洛杉矶到纽约来回5趟，一名乘客所接触到的射线相当于一次胸部X线检查的射线。

第23章

婴儿出生后就需接受的
检测和治疗

无论是强制性检测还是选择性扩展检测，对每个新生儿进行身体筛查与检测，目的是能够及时及早地诊断出一些危及新生儿生命的疾病。有时，在疾病显现症状之前就给予药物等治疗，虽不能根治疾病本身，却能预防慢性、具有破坏性后遗症问题的出现。婴儿出生后，接受这些筛查越早，今后成为健康儿童、成人的机会就越大。

新生儿听力筛查会进行2个项目的检测——脑干听觉诱发反应 (BEARs) 和耳声发射 (OAE) 。这些检测不会使婴儿出现疼痛，但都需要在婴儿睡眠状态时进行。如果婴儿一只耳或双耳没有通过检测，就必须接受重新检测。第二次检测可以在婴儿回家之前进行，也可根据医生的要求几周后再回医院进行。

强制性检测

在美国，每个州都有自己制订的一套新生儿血液检测方案，以筛查一些新生儿疾病。每个州制订新生儿筛查方案就是为了能够早期诊断出一些危及婴儿生命的疾病。有时，在疾病显现症状之前就给予药物等治疗，这样虽然不能根治疾病本身，却能预防慢性、具有破坏性后遗症问题的出现。婴儿出生后，接受这些筛查越早，今后成为健康儿童、成人的机会就越大。

在婴儿出生后离开医院回家前，护士或技术员可以通过足跟进行新生儿血液筛查样本的留取。与很多血液检查不同，新生儿筛查所需血液不需从静脉抽取。将血滴到特制的卡片上，送到当地的筛查中心即可。卡片上留取的血液就可以接受所有项目的检查。血液不能于出生后24小时内获取，否则结果不可靠。通常1~2周后，可以知道检查结果*。

父母有权利拒绝接受新生儿筛查。由于能够筛查的这些疾病对人类生存质量影响极大，父母应该同意让婴儿接受这些检查。再者，不同地区筛查的项目不同，是基于此地区特殊疾病发病情况而定的。以下就常做筛查的疾病进行简单的介绍。筛查得到的正常结果称为阴性；不正常的结果称为阳性。阳性结果需要再取血进行复查验证。如果结果果真为阳性，就意味着需要接受更详尽的检测和治疗了。治疗方法可见下面的介绍。如果第一次筛查超过检测极限，就要再次取血复查。如果再次为阳性，虽然发生机会很小，但必须尽快，最好在3周内接受更精确的测定。

1.**苯丙酮尿症**，指的是机体缺乏代谢苯丙氨酸的能力，苯丙氨酸存在于很多食物中。堆积在体内的苯丙氨酸，就可进入大脑，从而影

---

*：中国政府规定，新生儿疾病筛查的血样必须在婴儿吃奶后72小时后才可获取。血样由各个城市专门的新生儿疾病筛查中心进行测定。只有异常的筛查结果才会通知给父母和接生的医院。

响大脑功能，造成智力低下。每出生1万个婴儿就有1个可能存在苯丙酮尿症。如果筛查出现问题，父母就可避免给婴儿服用含有苯丙氨酸的食物，就可预防今后问题的出现。否则，没有得到早期筛查，长大后婴儿必然会出现智力低下。这就意味着给婴儿服用的必须是特殊的配方粉，今后的食品也要进行特别挑选才行。

2.**镰状细胞贫血，**常见于美国黑人中，每出生600个婴儿就有1个患有此病。红细胞会携带氧气，并输送到人体的肌肉和器官。绝大多数人的红细胞是圆形的，但患有镰状细胞贫血病人的红细胞非常脆弱，而且形态也不圆。当婴儿患病时，如存有感染或脱水时，不正常的红细胞就会变成镰状，酷似迷你香蕉，因此得名。变成镰状的红细胞在身体内特别容易受到碰撞，造成破坏。

由于疾病或应激状态才可引起红细胞变成镰状，所以只有在婴儿得病时，才能得到镰状细胞贫血的诊断。这也提示我们应该避免红细胞镰状化，避免贫血的发生。个别患有严重镰状细胞贫血的病人，可以接受输血的治疗或实施骨髓移植，这样就可用正常人的红细胞代替不正常的细胞，避免了红细胞在血循环中出问题的可能性。

3.**半乳糖血症，**是指婴儿不能代谢被称为半乳糖的糖类。半乳糖存在于包括母乳和牛奶在内的许多食品中。当半乳糖不能在体内代谢时，就会积聚于血中，导致机体严重损伤，出现智力低下、白内障、肝脏和肾脏疾病等。如果存在这种疾病的婴儿食用不含半乳糖的食品，就可避免这些问题的出现。与苯丙酮尿症一样，诊断后的婴儿应该服用特殊的配方粉。长大后的食品，也必须经过特殊挑选才行。一般4万个新生儿中可见1名半乳糖血症的婴儿。

4.**甲状腺功能低下，**也是一种比较严重的代谢性疾病。甲状腺位于人体的颈部，负责食物的代谢和热量的消耗。甲状腺所产生的激素对婴儿的大脑和身体的生长起着非常重要的作用。如果出现甲状腺功能不良的话，体内热量就会被无效地燃烧，从而影响了体内能量的水平、体温的调节、体重的增长和包括大脑在内的各个大器官的功能。

通过口服药物可以替代甲状腺产生的甲状腺激素。对于甲状腺功能低下的病例来说，越早使用药物替代疗法，越容易维持婴儿正常的生长和发育。大约4万个新生儿中可有1名甲状腺功能低下的婴儿出现。

选择性扩展检测

上面已谈及，对新生儿出生后进行的疾病筛查项目，在美国不同地区会有所不同。其中只有几项是比较公共的。现今，随着新技术的出现，许多疾病也可于出生时得到诊断。如果不及早发现这些疾病，同样会引起很严重的后果，甚至引起婴儿早期死亡。随着临床诊断科学的发展，很多公司会提供一些收费的扩展检查项目。这些项目的检测与标准筛查一样，也只需要几滴血即可。目前扩展项目可达50余种，其发病率比标准筛查疾病的还低。但是同样可以进行早期预防或治疗。这些项目中主要包括：生物素酶缺乏症、先天性肾上腺发育不良、纤维囊性变、枫糖尿症和高胱氨酸尿症等。

在过去的几年间，美国一些地区提供免费的扩展项目检测。工作人员向父母介绍情况，若父母同意，就可在同意书上签名。这样，在进行标准筛查时一同取血就可进行扩展项目的检测了。每个地区提供的扩展检查的项目不同，最多可达50余种。与标准筛查的思路相同，每个地区所选定的扩展筛查项目也是根据本地区情况而定的。现在，标准筛查项目也在不断更新，父母与当地健康部门联系即可获得相关信息。其实，父母不需选择是否接受扩展项目的检测。只要父母想为婴儿进行疾病的筛查，就应接受全部项目的检测。

听力筛查

　　新生儿出生后2～3个月时，才会将头转向声音发出的方向。对于刚出生几天的婴儿来说，即使在他耳边制造出震天的巨响，他也不会跳起来。那么，怎样才能知道婴儿的听力是否正常呢？

　　现今，在新生儿离开医院回家之前，许多医院都会对新生儿进行听力的筛查。个别地区，儿科医生会决定婴儿是否需要接受听力筛查的检测。父母应记住在接婴儿回家之前，与儿科医生核对一下是否已做听力筛查，其结果如何。因为，很多地区是在婴儿出院前才进行听力的筛查，如果父母不核对一下，可能会漏掉听力筛查的检测。

　　新生儿筛查进行两个项目的检测——脑干听觉诱发反应(BEARs)和耳声发射(OAE)。这些检测不会使婴儿出现疼痛，但都需要在婴儿睡眠状态时进行。进行脑干听觉诱发反应检测时，将线圈套在婴儿的头上，通过特殊的机器接受脑电波形。如果向耳部发出不同声响，机器能够记录到相应的脑电波形，说明试验结果正常，否则就为异常。耳声发射检测时，先将小耳塞堵住外耳道，位于耳塞中的探头会刺激和探测来自于中耳的声音。不正常的试验结果意味着没有探测到来自婴儿中耳的声音。

　　如果婴儿一只耳或双耳没有通过检测，就必须接受重新检测。第二次检测可以在婴儿回家之前进行，也可根据医生的要求几周后再回医院进行。复查的检测也可能是免费的。如果复查仍为异常，婴儿就只能接受更详细的检查了。这些详细的检查应由耳鼻喉科医生来完成。

　　由于婴儿语言的发育依赖于听力，所以对耳聋的早期诊断特别重要。如果没能及早发现婴儿听力缺失，就可能影响婴儿认知和社会心理方面的发育。越早发现听力问题，就能越早使用助听装置。对于婴儿耳聋的筛查应在出生后1个月内完成。如果不进行筛查，诊断儿童耳聋的平均年龄将推迟到2~3岁。

婴儿出生后头几个月还有可能发生其他形式的听力损伤。一旦父母发现或怀疑婴儿听力存在问题，都应立即与儿科医生取得联系。由于大婴儿与医生合作的问题，进行听力检查有些困难，但还是应该尽早地确定婴儿是否存在听力缺失。

注射维生素K

维生素不仅仅是可以在药店里买到的营养品，它们还存在于正常饮食中，能在人体内生成。维生素在维持人体正常功能方面起着特别重要的作用。维生素K就是其中的一种。它由胃肠道产生，参与肝脏对凝血物质的产生。

由于怀孕期间妈妈没有向胎儿提供足够的维生素K，致使胎儿体内含量较低。刚出生的婴儿还不能产生自身所需的维生素K。所以，婴儿出生1周内，血流中含有极少的止血物质。如果遇到体内出血，就没有办法止住，从而造成严重的问题。

对于不能控制出血的情况，医学上称为新生儿出血。有些严重的病例，可出现大脑内出血。体内维生素K不足，出血就会持续，造成大脑严重的损伤，甚至死亡。

出生后，为婴儿提供额外的维生素K，可以预防新生儿出血症的发生。最容易提供的途径就是大腿肌肉注射。所注射的维生素K可以维持几周，换句话说，可以维持到婴儿开始自身产生维生素K的时候。肌肉注射维生素K是相当安全的，主要并发症是注射部位出血。其实，这种出血的发生率极低。有个别文章报道维生素K的注射与后续疾病的关系，但目前还没有证据支持这些观点。

　　如果父母要求，也可通过口服的方式提供维生素K，但是不能保证效果。由于口服维生素K在胃肠内难于吸收，所以必须接受几次的口服才行。口服维生素K还可引起呕吐。一旦出现呕吐，就很难确定维生素K到底吃进了多少。如果婴儿出现腹泻，口服的维生素K就可能快速经过胃肠道而被排泄掉，影响吸收。所以，口服维生素K后体内水平的维持远远低于肌肉注射方式，又很难确定该怎样给予才能获得满意的效果。现在常用的口服维生素K推荐法是出生时、出生后3～7天和出生后4周各1次。如果服用维生素K1个小时内出现呕吐，就应再补充1次。对于早产儿来说，由于出生时存在一些疾病或妈妈怀孕期间服用了一些药物，因此绝对不能接受口服维生素K。关于口服维生素K更多的信息，可与医生进行进一步的交谈。

　　任何时候，对于不能解释的婴儿出现的擦伤或出血，或3周以上婴儿突然出现的皮肤黄染，都应该带着孩子接受医生的诊查。如果婴儿没有注射过维生素K，这些就是新生儿出血症的征象。

抗生素眼膏的应用

　　当婴儿从子宫内来到外部世界的过程中，在妈妈的阴道内就遇到了生活在此的很多细菌。虽然，很多细菌粘在婴儿的眼睛上也不会引起任何问题，但有些引起淋病或衣原体的性传播疾病的病菌就可引起眼睛的问题。这些感染进展很快，严重时可引起眼睛失明。

　　所以，婴儿出生后都要常规进行抗生素眼膏的预防性治疗，以避免眼部感染并发症的出现。过去，常选用**硝酸银滴眼液**。硝酸银滴眼液确实可以清除眼内的病菌，但同时对眼睛也可造成一定的刺激。针对此原因，现在常用的是**红霉素**。婴儿对这种抗生素耐受极好，在有效清除病菌的同时只是存在极轻的眼部刺激。由于眼部直接使用抗生素软膏，因而吸收到体内的药物量极其微小。婴儿对红霉素的耐受很好，所以至今仍被广大医生强力推荐使用。

在许多父母之间，对所有新生儿都使用抗生素眼药膏存在争议。分娩过程中，婴儿的确会与阴道内很多细菌接触。如果妈妈不存在性传播疾病的话，婴儿的视力不会造成损伤，只是眼睛出现少许分泌物而已。同样，如果婴儿经过剖宫产出生，又没有事先暴露于阴道环境中，妈妈的孕期护理良好，性传播疾病的筛查也提示阴性，就有理由不给新生儿进行抗生素眼膏的治疗。

但医生会强调抗生素眼膏非常安全，几乎不被婴儿吸收，对眼睛的刺激又很小。可是，从另外一点上看，失明将可能伴随终身。希望父母能慎重决定。

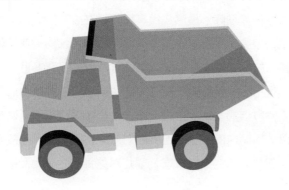

第**24**章

疫苗

疫苗接种，又称为免疫接种，是为了增强婴儿预防特殊感染的能力，使婴儿免受严重感染性疾病，有时是致命性疾病的侵袭。

疫苗分为很多种类。有些是实验室内人造的细菌或病毒部分结构的复制品，称为重组疫苗。有些是黏附于细菌上的蛋白质，称为结合疫苗。还有少数疫苗就是完整的细菌和病毒，但是这些细菌和病毒已通过加热处理，其中的蛋白质已变性，成为无活性和无害的物质。将这类疫苗称为灭活疫苗或死疫苗。再有，一些疫苗就是从活病毒制备而来。病毒通过减弱毒性的处理，形成疫苗。这种疫苗不会引起完整的疾病过程，称为减毒活疫苗。

所有疫苗都会"诱骗"婴儿的免疫系统，使其误认为婴儿真的暴露于细菌或病毒之中。免疫系统就会产生相应的抗体，用来击败这种特定的感染。这样，今后婴儿真正暴露于病毒或细菌面前时，身体已事先做好了充分的准备，免疫系统已拥有的抗体就会将其杀灭。

过去几十年间，美国疾病控制中心和美国儿科学会推荐的疫苗种类明显增多了。疫苗也被列成了免疫接种程序，而且在不断修订。许多学校接收新生的条件之一就是入学前必须完成规定的免疫接种程序。当然，这些疫苗是被社会强力推荐给父母的，而不是通过法律强加给他们。

许多父母担心疫苗对婴儿的健康和发育有着长期的影响。他们担心的问题很多，从噻汞撒（一种含汞化合物作为防腐剂）到一次多种疫苗同时注射等等。有时，权衡疫苗的危险和益处是件非常复杂的事情。不像过去，只通过简单的签字就可解决问题。本章就是想对婴儿生后1～2年内可能接触到疫苗的基本信息进行概括说明。如果父母还想了解更多的研究结果，可通过本章后面提供的推荐网站了解这些特殊的水剂。虽然，下面叙述的有些疫苗不是给1岁以内婴儿提供的，说明这些相关的疾病与新生儿和婴儿的健康关系不大。这里之所以进行介绍，是为了让父母对婴幼儿的免疫接种有较全面的了解。

　　最近，疫苗中使用噻汞撒作为防腐剂，已得到人们的充分重视。1999年美国儿科学会就率先建议将噻汞撒这种含汞的防腐剂从儿童常规疫苗中去除。到了2001年，儿童免疫程序中所涉及的疫苗都是不含噻汞撒的制剂了。虽然，还有些疫苗至今仍使用噻汞撒作为防腐剂，但是儿童接受的所有疫苗已不再含有噻汞撒了。对于含有噻汞撒的疫苗，会在相应的章节中进行说明、提示。

白喉、破伤风、百日咳联合疫苗

顾名思义，白喉、破伤风、百日咳联合疫苗是针对白喉、破伤风和百日咳3种疾病的。现在，推荐接种5次，程序是出生后2个月、4个月、6个月、12~18个月和4~6岁间的加强接种。

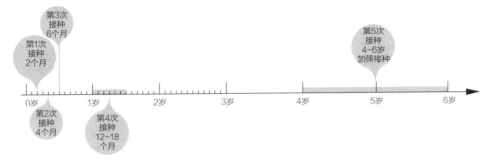

白喉、破伤风、百日咳联合疫苗接种时间

虽然，**白喉**可以导致人体其他部位感染，但最主要还是喉部。可引起喉部黏膜肿胀，使黏膜变薄，变得更加脆弱。感染和引起气道阻塞，或扩散入血，影响心脏、神经和大脑。目前，在美国虽然很少见到白喉的病人，但仍然隐藏着暴发的危险。在发展中国家，白喉的发生还是比较常见的，所以出国旅行前，还应特别强调接种这种疫苗。

破伤风是一种众所周知的疾病。如果不小心踩上了生锈的钉子或被脏物割伤，携有破伤风毒素的细菌就可引起肌肉痉挛。有些严重病例可影响到全身的肌肉，使人体变成僵直状态。牙关紧闭是典型破伤风的表现。呼吸肌也可受到累及，出现痉挛，引起潜在致命性的并发症。

百日咳则是以喘息样咳嗽为主要特征的常见疾病，所以也称为喘息样咳嗽。对于年长儿、青少年和成人来说，百日咳可引起长时间持续"断奏"样咳嗽，以致被感染者出现严重的气喘和喘息。这就是百日咳的"喘息"现象。对于婴儿,特别是小于6个月的婴儿来说,在出现咳嗽之前就可能出现突然的呼吸停止——呼吸暂停。如果患有百日咳的婴儿没有得到急诊治疗,就可以完全停止呼吸而死亡。有些研究表明,60%成人患者会持续咳嗽超过3周。为什么百日咳会如此流行呢?这是因为预防接种5~10年后体内就失去了免疫的效果。由于青少年和成人只常规接种白喉和破伤风,不再接种百日咳,因此任何超过10~12岁的人都是这种细菌感染的易感者。虽然,很少见到患有百日咳的年长儿和成人病情十分严重,但是他们被感染对婴儿构成了极大的威胁。

1996年以后,白喉、破伤风和去细胞的百日咳联合疫苗(英文简称为DTaP)被广泛使用。在此之前,使用的是白喉、破伤风、百日咳联合疫苗(英文简称为DTP)。DTP所含的是整细胞的百日咳细菌,而现在是去细胞的。老式的DTP可引起较多的副作用,包括超过40℃的超高热在内。超高热可引起一些婴儿出现热性惊厥。有些婴儿接受老式DTP后可出现休克,甚至死亡。当百日咳疫苗形式发生变化后,严重副作用的发生就明显减少了。目前,美国已不再使用老式DTP的疫苗了。

接种DTaP后最常见的副作用包括注射部位疼痛(5%)、低热(5%)和注射部位及周围肿胀(8%)。只有1/3000的婴儿可能出现高热。其他副作用还包括:婴儿持续尖叫或哭闹超过3小时(1/2000)、惊厥(6/10000)和对某一种成分的过敏现象。

许多父母希望为婴儿分开接种白喉、破伤风和百日咳。有些国家

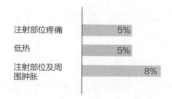

接种DTaP后最常见的副作用

也许有单独的百日咳制剂，但在美国既不生产也不建议使用。接种百日咳疫苗的唯一方法就是使用DTaP疫苗。对于破伤风来说，有单独的疫苗，还有破伤风和白喉联合疫苗。可是，无论破伤风单独疫苗，还是破伤风、白喉联合疫苗，只建议应用于7岁以上的儿童。

　　DTaP疫苗没有采用噻汞撒作为防腐剂。可是，破伤风单独疫苗和破伤风、白喉联合疫苗却仍含有这种汞类物质。

B型嗜血流感杆菌疫苗

　　现在建议**B型嗜血流感杆菌**(英文简称HiB)疫苗应连续接种3~4次：出生后2个月、4个月、12~18个月，并根据生产厂家的提示，可于4~6岁间加强接种1次。

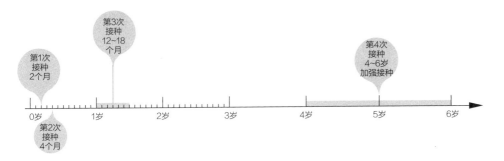

B型嗜血流感杆菌疫苗接种时间

　　在20年前疫苗还未诞生的时候，B型嗜血流感杆菌，也称为H流感，每年会引发1万~2万的人群患上脑膜炎，会导致500人死亡。虽然，B型嗜血流感杆菌只是引起脑膜炎众多原因中的一种，但却是婴儿和幼儿脑膜炎最主要的原因。直到疫苗产生后，这种情况才得到改变。B型嗜血流感杆菌不仅可以引起脑膜炎，还可引起气道开口处的会厌炎。一旦出现会厌炎，气道开口处就会明显肿胀，影响气体进入肺脏。另外，还可引起关节的感染——败血症性关节炎，肺部感染——肺炎，骨骼内感染——骨髓炎和血液感染——菌血症。

B型嗜血流感杆菌疫苗于1985年起正式使用。现今，每年只能见到大约100例的B型嗜血流感杆菌脑膜炎。有些只接种过一次或未完成整个接种程序的儿童也有可能患上B型嗜血流感杆菌脑膜炎。

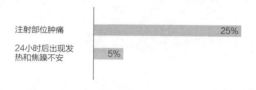

接种HiB后最常见的副作用

有25%的儿童接种B型嗜血流感杆菌疫苗后，出现注射部位的肿痛。大约5%的儿童于接种后24小时后出现发热和烦躁不安。所有这些症状将于注射后3天全部消退。

现有单独的B型嗜血流感杆菌疫苗，也有与其他联合的疫苗，比如，B型嗜血流感杆菌和乙肝病毒联合疫苗、B型嗜血流感杆菌与白喉、破伤风、百日咳联合的疫苗等。

甲型肝炎疫苗

2岁以后的儿童才可接种甲型肝炎疫苗。一般只需接种2剂，首次接种后的6~12个月后再接种第2剂。2岁以上的任何年龄的人群都可接种，包括儿童、青少年和成人在内。

肝炎是发生于肝脏的炎症，经常由病毒感染所致。引起肝炎的病毒按传统中文数字排列，从甲型、乙型、丙型，一直到庚型肝炎，

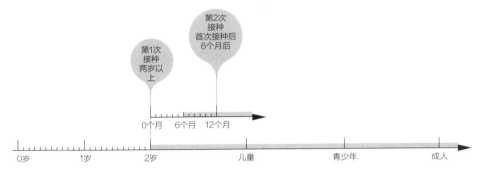

甲型肝炎疫苗接种时间

以后还会证实更多的肝炎病毒，还会继续往后排列。由于乙型和丙型肝炎可以导致长期的肝脏损害，所以目前最为人们所关注。其实，甲型肝炎最为常见，但是比较容易诊断和治疗，而且本身也并不十分严重。

甲型肝炎感染后可出现呕吐、腹泻，病程可持续6个月以上。很多儿童患有甲型肝炎，感染后完全没有任何症状。实际上，成年人是这种病毒感染的易感人群。虽然少见，甲型感染也可造成肝功能衰竭。甲型肝炎病毒经粪便排到我们生活的环境中，再通过手一口传入人体。所以，在群居环境中特别容易暴发流行，主要见于幼儿园、住宿学校等地方。这些地方的工作人员可能会清理尿布、厕所，还可能为孩子们准备饭菜。所以，在准备饭菜前一定要清理鼻腔，否则偶尔擦拭自己的鼻子后就有可能将病毒播散到饭菜中，引起感染流行。甲型感染还可通过水源传播；贝壳类海鲜是此病毒的栖息地。

在美国，并未建议每个儿童都必须接种甲型肝炎疫苗，只是强调发病率较高的西南地区儿童应该进行接种。由于世界各地都存有这种病毒，所以对旅行者来说，非常有必要接种这种疫苗。

宝贝健康从头到脚

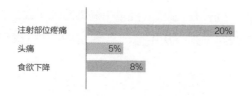

接种甲型肝炎疫苗后最常见的副作用

　　甲型肝炎疫苗的副作用非常常见，但却极其轻微。副作用包括注射部位疼痛(20%)、头痛(5%)、食欲下降(8%)等。所有的副作用在注射后几天内都会自行好转。极个别人在接种疫苗后可能会出现皮疹。

乙型肝炎疫苗

　　乙型肝炎疫苗需要接种3剂。这是唯一的出生后就可立即接种，而且就可起效的疫苗。现在推荐的接种程序是出生后、出生后1个月

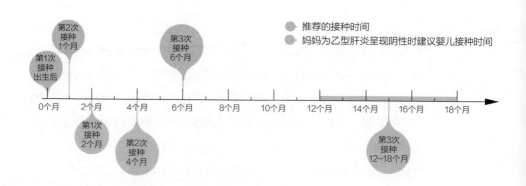

乙型肝炎疫苗接种时间

和6个月。如果妈妈过去和现在都没有乙型肝炎感染的征象，也就是说乙型肝炎呈现阴性，对于婴儿的接种程序就可以灵活掌握了。所以，很多医生建议乙型肝炎疫苗可与其他疫苗同时接种，可选择出生后2个月、4个月和12～18个月。

乙型肝炎病毒感染可引起终身性疾病。肝炎意味着肝脏的炎症，是由病毒所致。引起肝炎的病毒有很多种，按顺序从甲型、乙型、丙型，一直排到庚型。当然，今后还会发现更多种类。乙型肝炎可通过性交、共用注射器和输血传播。怀孕的妈妈可于怀孕期间和分娩过程中将病毒传播给婴儿。

慢性乙型肝炎病毒感染是个世界性问题。据估计可有2亿~3亿的患者，主要分布于非洲和亚洲。95%乙型肝炎病毒感染患者最终可痊愈，但剩余的5%可发展为肝癌或肝硬化，以致肝功能衰竭。即使已经康复的病人，血液内经常还存有病毒，因此还有可能继续将病毒传染给他人。

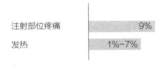

注射部位疼痛	9%
发热	1%~7%

接种乙型肝炎疫苗后最常见的副作用

乙型肝炎疫苗可带来极轻的不良反应，包括注射部位疼痛(9%)、发热(1%～7%)和对某种成分的过敏反应。还有一些报道，接种乙肝疫苗后出现了风湿性关节炎、糖尿病和多发性硬化症等，但是还没有具体研究能够证实这些。

有些厂家使用含汞的物质作为防腐剂，但目前也有不含防腐剂的疫苗了。询问当地的儿科医生可以了解疫苗的情况。乙型肝炎疫苗有单独制剂，也有与其他疫苗的联合制剂。联合制剂是乙型肝炎和嗜血流感杆菌B的联合，以及乙型肝炎、白喉、百日咳、破伤风和脊髓灰质炎的联合。

流感疫苗

　　流感疫苗属于可选择接种的疫苗，每年都要接种1次，每年接种的时间是流感季节开始之前，大约10~12月份的时候。流感疫苗虽然也作为儿童常规疫苗程序中的一种，但不作为儿童入学前必须完成的项目。不满6个月的婴儿不能接受流感疫苗的接种。不满9岁的儿童在首次接种流感疫苗时，需要连续接种2剂，2剂之间间隔4周。如果首次接种流感疫苗时，年龄已超过10岁，只接种1剂就可以了。

　　流感是病毒引起的一种严重的感冒。每年引起流感的病毒类型会有轻微的变化，所以每年冬季流行于世界范围内的流感病毒株也会有所不同。

　　流感的典型表现包括高热、咳嗽和流涕等在内的上呼吸道症状，还可能会影响站立或行走的肌肉疼痛等。流感更容易在年长儿和成人中流行播散，而小婴儿受感染的机会相对较少。但是，一旦受到感染，对非常年幼的婴儿和非常年长的老人来说，病情将十分严重。对于婴儿来说，特别是有些冬季，流感是呼吸窘迫和住院最常见的原因。据记载，流感的流行已剥夺了数百万人的生命。

　　儿童一旦患上流感特别容易发展为呼吸衰竭，需要住院治疗，而且死亡率也较高。对于有早产、哮喘、纤维囊性变、慢性心肺疾患、镰状细胞贫血、慢性肾脏疾病和艾滋病等免疫系统疾病病史的儿童来说，情况更为严重。如果怀孕妇女在流感季节来临时正好处于孕中、晚期，就应接种流感疫苗，以防母婴受到流感的影响。

　　由于每年流感的菌株都有变化，流感疫苗的成分也会相应改变，所以每年都应重复接种一次疫苗。流感疫苗的有效性是来自于科学家对来年冬季流感菌株的预测，因此流感疫苗只对近一两年会有一定的效果。

　　流感疫苗有两种形式：注射型的灭活死疫苗或滴鼻剂的减毒活疫

苗。滴鼻剂是一种新的形式，不能用于5岁以下的儿童。流感疫苗的副作用就是在接种疫苗12小时内出现的轻度流感的表现。主要的表现包括发热和肌肉痛，另外还有注射部位红肿。由于流感疫苗是从鸡胚中制备而成，所以对于鸡蛋严重过敏的人群不能接种此疫苗。如果注射了流感疫苗，很可能出现严重的过敏反应，甚至过敏性休克。许多对鸡蛋轻、中度过敏的儿童接种流感疫苗后还是非常安全的。有少数病例接种流感疫苗后可引起机体的炎症反应，甚至出现暂时性瘫痪——格林—巴利综合征。

　　许多流感疫苗的制剂中都存在含汞的防腐剂，所以一定为儿童选用不含汞的疫苗制剂。在给儿童接种疫苗之前，应该向医生请教这个问题。

麻疹、腮腺炎、风疹联合疫苗

　　麻疹、腮腺炎、风疹联合疫苗需要接种两次：出生后12~18个月及4~6岁期间。疫苗可预防麻疹、腮腺炎和风疹(也称为德国麻疹)这3种由病毒引起的疾病。在美国，每种疾病都曾在儿童中暴发流行过，有时还呈现周期性暴发。每次都可波及上百万儿童。自从广泛使用这种疫苗后，这些严重疾病的流行就此消失了。

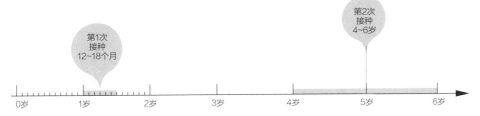

麻疹、腮腺炎、风疹联合疫苗接种时间

麻疹可引起全身鲜红的点状皮疹，先从发际开始，逐渐波及面部，再延至全身。患有麻疹的儿童经常会出现咳嗽、流鼻涕、口腔痛和眼睛感染(结膜炎)。发热会使病儿出现烦躁不安或嗜睡现象。虽然大多数麻疹患者只出现少量问题，但每1000名患者中就会有1名因为严重并发症而住院。最危险的并发症就是大脑感染——脑炎。这是十分危险的疾病，经常可危及生命。

腮腺炎可引起体内器官的炎症和肿胀。可引起唾液腺肿胀，致使儿童腮部明显突出、隆起。胰腺、女性的卵巢和大脑周围区域(也就是脑膜)也会肿胀。还有一侧或两侧男性睾丸也会肿胀，出现睾丸炎，发生率可达25%。但很少见到因睾丸炎导致不育的实例。与麻疹一样，腮腺炎的儿童可患有高热，会出现烦躁不安的现象。

风疹是一种比较轻的疾病，有时根本不会出现症状。有些婴儿就如同患感冒一样，只是伴有淋巴结肿大和皮疹。可是，怀孕期间的妇女患有此病，可传染给腹内的胎儿，胎儿就会发生先天性风疹综合征。如果发育到足月，这些婴儿会出现智力低下、耳聋和失明。许多胎儿都会停止生长，最终出现流产。

麻疹、腮腺炎、风疹联合疫苗的前身是3种独立的疫苗。虽然，1979年将3种疫苗合并为一了，但之后的很多年间仍然分开使用疫苗。由于国家疫苗短缺，目前美国只推荐使用麻疹、腮腺炎、风疹联合疫苗。

麻疹、腮腺炎、风疹联合疫苗是免疫程序中出现的少有的几种减毒活疫苗之一，另外两种是水痘和流感疫苗。

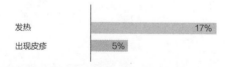

发热	17%
出现皮疹	5%

接种麻疹、腮腺炎、风疹联合疫苗后最常见的副作用

接种麻疹、腮腺炎、风疹联合疫苗后的最常见的副作用较轻：17%的儿童会有发热，5%的儿童会出现皮疹，极少数儿童可表现颈部淋巴结肿大。另外，疫苗也可并发惊厥(1:3000)和暂时性血小板减少引起的瘀血或出血(1:30000)。少数儿童可能会对其中一种成分过敏。由于麻疹、腮腺炎、风疹联合疫苗制备于鸡胚中的液体，对于严重鸡蛋过敏的儿童，不能接种这种疫苗。一旦接种，就可能出现严重的过敏反应。对于大多数轻至中度鸡蛋过敏的儿童来说，接受此疫苗接种还是安全的。

目前存在的比较大的争论就是麻疹、腮腺炎、风疹联合疫苗接种与日益增长的孤僻症发病率之间的因果关系问题。近年来的众多研究表明，麻疹、腮腺炎、风疹联合疫苗与孤僻症之间没有关系。但是，争论仍在继续。

肺炎球菌结合疫苗

肺炎球菌结合疫苗，其英文名是Prevnar，要进行4次接种：出生后2个月、4个月、6个月和出生后12～18个月。对于没有进行常规

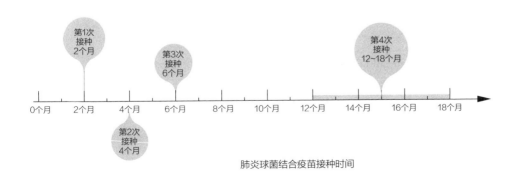

肺炎球菌结合疫苗接种时间

接种的婴儿来说，可实施补救程序。如果婴儿已满12个月，就需补种2剂；如果婴儿已满24个月，则只需补种1剂。

肺炎球菌结合疫苗可保护婴儿免受肺炎链球菌(或称肺炎球菌)的侵袭。链球菌是一类细菌的家族名称，家族中含有众多的家庭，每个家庭中的细菌可引起人类发生不同的疾病，比如，链球菌感染性咽炎等。2000年经(美国)食品及药物管理局批准，肺炎球菌结合疫苗进入了常规儿童预防免疫程序，是目前儿童预防接种程序中最新的一种。

肺炎链球菌可引起肺部感染——肺炎；血液感染——菌血症；大脑周围液体感染——脑膜炎；以及每年众多的耳部感染——中耳炎，等等。肺炎链球菌这个家庭中含有很多成员，其中只有几种可引起人类疾病，但引起的却是极为严重的疾病。目前，肺炎球菌结合疫苗只针对此家庭中的7名危险成员，所以，也将疫苗称为7价肺炎球菌疫苗。

肺炎链球菌可以感染任何年龄的人群，其中最为危险的即是6~18个月的婴儿。肺炎链球菌是此年龄段的婴儿出现菌血症和耳部感染的主要细菌，也是细菌性脑膜炎的常见原因。

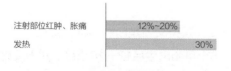

接种肺炎球菌结合疫苗后最常见的副作用

对于肺炎球菌结合疫苗的短期副作用进行了很好的研究，包括注射部位的红肿、胀痛(12%~20%)和发热(30%)。由于此疫苗是新近才列入免疫程序内的，对于长期的副作用还缺乏事实资料。

肺炎球菌结合疫苗不含汞类防腐剂。但是，专门为2岁至成人研制的肺炎球菌结合疫苗中却含有汞类防腐剂。如果想给超过2岁的儿童接种肺炎球菌疫苗，应事先向医生进行咨询。

脊髓灰质炎疫苗

直到最近，脊髓灰质炎疫苗才具有2种制剂形式：减毒活疫苗，一种口服的水剂，称为OPV；死疫苗，一种注射制剂，称为IPV。从2000年起，在美国只允许使用注射形式的脊髓灰质炎死疫苗。一共需要接种4次：出生后2个月、4个月、12~18个月及4~6岁的加强针。

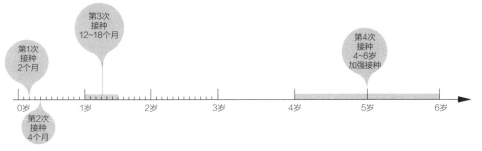

脊髓灰质炎疫苗接种时间

脊髓灰质炎是一种由病毒引起的感染，它可破坏脊髓和大脑的神经细胞。1955年以前，还未发明出脊髓灰质炎疫苗的时候，成千上万的婴儿因患此病而变成瘫痪。有些患病婴儿还可出现呼吸肌麻痹，导致窒息，甚至死亡。在美国，最后一例自然野毒株脊髓灰质炎病毒感染的病例发生于1979年。1980~1994年间，美国报告了125例因服用口服疫苗而出现脊髓灰质炎的疫苗相关性病例。这些病例中，大多为成人，因为他们当时存在免疫系统的问题，比如当时正在接受化学药物治疗或存在艾滋病病毒的感染等。少数是儿童，因为他们也存在免疫系统缺陷，只是当时没有得到事先诊断。由于口服脊髓灰质炎疫苗有可能造成疫苗相关性脊髓灰质炎的发生，所以现在不再使用了。

从世界范围来讲，野毒株型脊髓灰质炎仍然是一个值得关注的问题。虽然，很多地区都会有脊髓灰质炎的暴发流行，但这种病主要发生于东南亚、非洲和地中海地区。由于这种病毒还存在于全球内的一些地区，现在仍然建议旅游者接种这种疫苗。世界卫生组织有决心在全球范围内根除这种疾病。为了达到这一宏伟的目标，世界上绝大多数人群都必须接种这种疫苗。

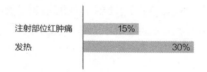

接种注射型脊髓灰质炎疫苗后最常见的副作用

接种注射型脊髓灰质炎死疫苗也会出现一些不良反应。报告的不良反应包括：注射部位红肿痛(15%)和发热(30%)。目前还未接到严重不良反应的报告。

水痘疫苗

水痘疫苗是一种为1岁以后任意年龄儿童接种的单次剂量疫苗。但是，如果儿童超过11岁，就需接种2次才行。

水痘是最常见的儿童期疾病之一。大多数自然感染上水痘的儿童会出现发热、痒感的水疱样皮疹，整个病程只持续几天。这种自然界中的水痘病毒也可称为野毒株型或水痘—带状疱疹病毒。据估计，2000名患病儿童中有1位会出现严重的并发症。剧烈抓挠水疱能引起皮肤破溃，导致皮肤感染和结疤。最严重的皮肤感染可由链球菌所致，这种链球菌称为食肉性链球菌。水痘病毒也可扩散入血液中，进入肺脏，引起肺炎；进入肝脏，引起肝炎；进入大脑引起脑膜炎或脑炎。这些严重并发症的发生率随着年龄的增加而增高。据估计，成人患有野毒株水痘病毒感染后，有20%的患者可并发肺炎；患病后的死亡率也比儿童高25倍。

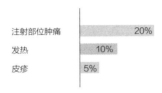

接种水痘疫苗后最常见的副作用

　　水痘疫苗是列入免疫程序中少有的减毒活疫苗中的一种，其他还有麻疹、腮腺炎、风疹联合疫苗和流感疫苗。接种后的副作用包括注射部位肿痛(20%)、发热(10%)和皮疹(5%)等。接种后所出的皮疹酷似水痘，也会从小红肿块转为水疱，然后干燥结痂。不像野毒株水痘病毒感染那样，全身会起上百个水痘，而是在口腔、食管或外阴部出现数量不多的、不具痒感的水疱。典型的皮疹于疫苗接种后7~10天消失，但也有报告说皮疹可持续超过1个月。

　　据统计，已接种过水痘疫苗的儿童中，约有1／10可于接种后数月或数年后再次患有水痘。可是，所起皮疹的情况会明显减轻。身上可见不多的水疱，不伴痒感，很少伴有发热。水疱也会在1~2天之内完全消退。与未接种过水痘疫苗的儿童形成鲜明的比较，这些儿童全身可见上百个水疱，常伴有高热，整个病程可持续7~10天，或者更长些。

　　未接种过水痘疫苗的儿童与患病的儿童进行了接触后72小时之内，尽快进行水痘疫苗补种，可将水痘疾病程度降至最低。但这种补种疫苗对人体的保护程度远不如数周、数月，甚至数年前就接种过疫苗的效果好。现今，儿童接触公共场所的机会越来越多，父母很难知道，也很难预料，哪些儿童有可能出现水痘或其他疾病。

　　由于不能证实疫苗对1岁以下婴儿有效，所以接种的最小年龄是1

岁。如果1岁以下婴儿患上了水痘，父母能够做的就是根据需要给孩子服用退热药物、进行麦片浴使婴儿感到舒适，以及口服抗组胺药物缓解痒感等。同时要注意，将婴儿的指甲剪短，将皮肤的破损和抓痕减小到最轻。

相关资料

图书

American Academy of Pediatrics.2000 Red Book: *Pepon of the Committee of Infectious Diseases*, 25 th ed.Elk Grove Village, IL: *American Academy of Pedi-attics*, 2000.

Antoon, Alia Y., and Denise M.Tompkins.*The Quick Reference Guide to Your Cbild's Healtb*.Los Angeles: Lowell House, 2000.

Behrman, R.E., R.M.Kliegman, and H.B.Jenson, eds. *Nelson's Text-book of Pediatrics.Philadelphia*: W.B.Saunders Company, 2000.

Shelov, Steven P.*Your Baby's First Year*.New York: Bantam Books.1998.

Speck, Benjamin, and Steven J.Parker.Dr.Speck's *Baby and Child Care*.New York: Pocket Books, 1998.

网站

http://www.aap.org

http://www.aboutnewbornscreening.com

http://www.acog.org

http://www.caps.ca

http://www.cdc.gov

http://www.choc.eom

http://www.cincinnatichildrens.org

http://www.clevelandclinic.org

http://www.fda.gov

http://www.immunofacts.con

http: //www.infantheating.org

http: //info.med.yale.edu

http: //www.labtestsonline.org

http: //www.mca.gov.uk

http: //www.medem.com

http: //www.nei.nih.gov

http: //www.nelsonpediatrics.oom

http: //www.nlm.nih.gov/medlineplus/encyclopedia.html

http: //www.orthoseek.com

http: //www.packardchildrenshospital.org

http: //www.pedisurg.com

http: //www.racp.edu.an

http: //www.ucsf.edu

http: //www.umich.edu

http: //www.uuhsc.utah.edu

http: //webl.tch.harvard.edu

http: //www.who.int

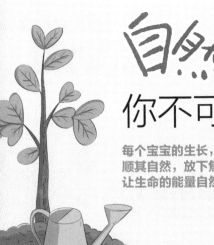

自然养育
你不可不知的生长奥秘

每个宝宝的生长，都是属于他自己独一无二的奇妙旅行。
顺其自然，放下焦虑，充分尊重孩子，身心同成长，做到自然养育！
让生命的能量自然绽放，这才是生长的真正奥秘！

崔玉涛
超人气儿科医生
科学育儿的微博达人
千万妈妈心中的育儿男神

他的人文精神和科学普及情怀，
令自然养育变得不！再！神！秘！

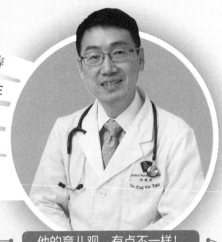

他的育儿观，有点不一样！

医学不仅是科学，也是艺术。如何用科学＋艺术的医学思维，让发育过程中的儿童获得身心健康，是现代儿童工作者的努力方向。
——崔玉涛

孩子应该这样养

科学 ＋ 艺术

生长曲线是宝宝给父母无声的语言，不仅要科学解读看得见的生长态势，把握成长发育的规律，还要了解宝贝的心理变化，真正读懂宝贝内心的声音。

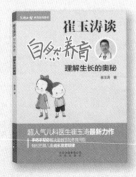

自然 ＋ 个性

生长是一个自然而然的过程，绝不是在无数对比、纠结中不断积累。自然养育，第一步就是放下自己，尊重孩子的个性化成长。孩子的生长没有快速通道，让他以自然地姿态成长吧。

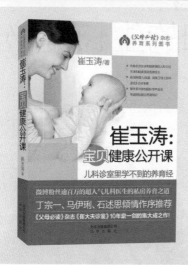

《崔玉涛：宝贝健康公开课》

儿科诊室里学不到的育儿经

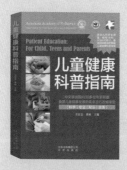

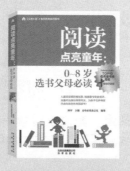

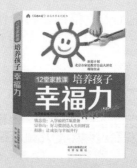

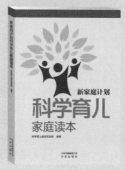

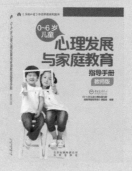

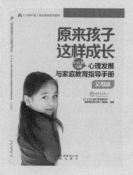